B. M. Henz · T. Zuberbier · J. Grabbe (Hrsg.)   Urtikaria

Springer
*Berlin
Heidelberg
New York
Barcelona
Budapest
Hongkong
London
Mailand
Paris
Santa Clara
Singapur
Tokio*

B. M. Henz · T. Zuberbier · J. Grabbe (Hrsg.)

Urtikaria

Klinik, Diagnostik, Therapie

2., vollständig überarbeitete Auflage

Mit 39 Abbildungen und 36 Tabellen

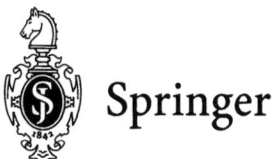

Springer

Professor Dr. med. BEATE M. HENZ
Dr. med. TORSTEN ZUBERBIER
Privatdozent Dr. med. JÜRGEN GRABBE
Virchow-Klinikum, Hautklinik
Hautpoliklinik und Asthmapoliklinik
Augustenburger Platz 1
13344 Berlin

ISBN-13:978-3-642-85242-8

1. Auflage: B. M. Czarnetzki, J. Grabbe (Hrsg.) Urtikaria 1993
ISBN-13:978-3-642-85242-8

Die Deutsche Bibliothek – CIP-Einheitsaufnahme
Urtikaria: Klinik, Diagnostik, Therapie; mit 36 Tabellen/B. M. Henz...(Hrsg.). – 2., vollst. überarb. Aufl.
– Berlin: Heidelberg; New York; Barcelona; Budapest; Hongkong; London; Mailand; Paris; Santa Clara; Singapur; Tokio: Springer, 1996
    ISBN-13:978-3-642-85242-8   e-ISBN-13:978-3-642-85241-1
    DOI: 10.1007/978-3-642-85241-1

NE: Henz, Beate M. [Hrsg.]

Dieses Werk ist urheberrechtlich geschützt. Die dadurch begründeten Rechte, insbesondere die der Übersetzung, des Nachdrucks, des Vortrags, der Entnahme von Abbildungen und Tabellen, der Funksendung, der Mikroverfilmung oder der Vervielfältigung auf anderen Wegen oder Speicherung in Datenverarbeitungsanlagen, bleiben, auch bei nur auszugsweiser Verwertung, vorbehalten. Eine Vervielfältigung dieses Werkes oder von Teilen dieses Werkes ist auch im Einzelfall nur in den Grenzen der gesetzlichen Bestimmungen des Urheberrechtsgesetzes der Bundesrepublik Deutschland vom 9. September 1965 in der Fassung vom 24. Juni 1985 zulässig. Sie ist grundsätzlich vergütungspflichtig. Zuwiderhandlungen unterliegen den Strafbestimmungen des Urheberrechtsgesetzes.

© Springer-Verlag · Heidelberg 1996
Softcover reprint of the hardcover 2nd edition 1996

Die Wiedergabe von Gebrauchsnamen, Handelsnamen, Warenbezeichnungen usw. in diesem Werk berechtigt auch ohne besondere Kennzeichnung nicht zu der Annahme, daß solche Namen im Sinne der Warenzeichen- und Markenschutz-Gesetzgebung als frei zu betrachten wären und daher von jedermann benutzt werden dürften.

Produkthaftung: Für Angaben über Dosierungsanweisungen und Applikationsformen kann vom Verlag keine Gewähr übernommen werden. Derartige Angaben müssen vom jeweiligen Anwender im Einzelfall anhand anderer Literaturstellen auf ihre Richtigkeit überprüft werden.

Herstellung: Dora Oelschläger, Heidelberg
Satz: Konrad Triltsch GmbH, Würzburg
23/3134 – 5 4 3 2 1 0 – Gedruckt auf säurefreiem Papier

Autorenverzeichnis

R. Brehler*

S. Chantraine-Hess

B. Cremer

I. Ehlers

J. Grabbe

N. Haas

B. M. Henz

S. Jeep

S. Krüger-Krasagakes

A. Möller

P. Möller

W. Nürnberg

C. Pfrommer

T. Rosenbach

T. Zuberbier

Adresse der Autoren: Virchow-Klinikum, Humboldt Universität, Hautklinik, Hautpoliklinik und Asthmapoliklinik, Augustenburger Platz 1, 13344 Berlin
* Hautklinik, Westfälische Wilhelms Universität, v. Esmarchstr. 56, 48149 Münster

Vorwort zur 2. Auflage

Die 1. Auflage dieses Buches war erfreulicherweise schnell vergriffen, so daß sich die Herausgeber zusammen mit dem Springer-Verlag schon jetzt zu der hier vorliegenden Überarbeitung entschlossen haben. Die Herausgeber, zu denen sich als dritter im Bunde Dr. T. Zuberbier gesellt hat, haben diese Gelegenheit genutzt, eine Reihe neuerer Erkenntnisse der letzten Jahre zum Thema Urtikaria in den revidierten Text einzubringen. Dies bezieht sich insbesondere auf die positiven Erfahrungen an der Hautklinik des Virchow-Klinikums mit dem Einsatz einer pseudoallergenarmen Diät, auf die in den neuen Kapiteln zur Diagnostik und Therapie (10 und 11) sowie im Anhang mit genauen Anleitungen einschließlich Kochrezeptideen einer Ökotrophologin eingegangen wird. Weitere Neuerungen sind die getrennte Behandlung der akuten und chronischen Urtikaria (Kap. 3) sowie ein Abschnitt (7.9) zur problematischen, inzwischen aber gut untersuchten Latexallergie. Zu fast allen Formen der Urtikaria sind zudem neuere Erkenntnisse in den Text eingearbeitet und ausführlicher mit Literaturangaben belegt worden. Auch ältere Originalliteratur und neuere Übersichten sind zu allen Themen hinzugefügt worden, da die 1986 erschienene englische Monographie zu dem Thema inzwischen ebenfalls vergriffen ist und wahrscheinlich vielen Lesern nicht mehr leicht zugängig ist. Für die jetzt eingefügten Literaturangaben stellen die Herausgeber und Autoren allerdings nicht den Anspruch der Vollständigkeit, da aus Platzgründen für diesen praktischen Leitfaden auf ausgedehnte Zitierung der Originalliteratur verzichtet werden mußte. Für den Fall, daß jedoch über dieses Buch hinausgehende Fragen auftauchen, stehen die Autoren jederzeit gern für persönliche Auskünfte zur Verfügung. Die Herausgeber und Autoren hoffen, daß auch diese 2. Auflage des Buches sowohl dem Spezialisten wie auch dem Allgemeinpraktiker helfen wird, die oft verzwickten ätiologischen Zusammenhänge bei der Urtikaria aufzudecken und erfolgreich zu behandeln.

Berlin, im Oktober 1995
BEATE M. HENZ (geb. CZARNETZKI)
TORSTEN ZUBERBIER
JÜRGEN GRABBE

Vorwort zur 1. Auflage

Die Urtikaria gehört zu den häufigeren Erkrankungen der Haut und wird von Hautärzten, Allgemeinärzten und Klinikärzten gleich oft und auch gleich ungern gesehen; es handelt sich nämlich dabei um ein komplexes Krankheitsbild, dessen Diagnose und Therapie viel Zeit und Geduld verlangt und die Sherlock Holmschen Fähigkeiten in jedem Arzt herausfordert. Die Bewältigung dieser Aufgabe setzt ein detailliertes Wissen voraus, das über das hinausgeht, das während der medizinischen und fachärztlichen Ausbildung gewöhnlich vermittelt wird.

Aus diesem Grunde wohl ist seit Erscheinen der englischsprachigen Monographie „Urticaria" im Springer-Verlag im Jahre 1986 immer wieder die Frage nach einem deutschsprachigen Buch zu diesem Thema laut geworden. Darauf soll der vorliegende Band eine Antwort sein.

Das Buch ist vorwiegend für die klinische Praxis geschrieben und unterscheidet sich von dem älteren englischsprachigen Werk durch das Fehlen ausführlicher pathogenetischer und histopathologischer Erwägungen, zu denen in den letzten Jahren auch nicht viel Neues hinzugekommen ist. Der interessierte, forschungsorientierte Leser kann für diese Aspekte und für detaillierte ältere Literaturangaben auf das englischsprachige Werk zurückgreifen. Im vorliegenden Buch sind zusätzliche, neuere diagnostische und therapeutische Perspektiven eingearbeitet worden. Einschlägige weiterführende Literatur der letzten Jahre ist am Ende eines jeden Abschnitts aufgeführt.

Das deutschsprachige Buch unterscheidet sich von der älteren Version auch dadurch, daß es keine Monographie ist, sondern das Gemeinschaftswerk mehrerer wissenschaftlicher Mitarbeiter der Hautklinik der Freien Universität am Klinikum Rudolf Virchow in Berlin. Die Herausgeber haben sich bemüht, die Nachteile der Multiautorenschaft durch stilistische Harmonisierung so weit wie möglich auszumerzen. Die Vorteile dieser Schreibart bleiben dabei erhalten, nämlich eine gründlichere Auseinandersetzung der einzelnen Autoren mit der jeweiligen Materie, wobei die besondere Expertise und die Interessen der einzelnen eingeflossen sind. Ein weiterer Vorteil ist die Aktualität des Buches; denn eine Monographie wäre unmöglich in 6 Monaten fertig geworden, wie dies dank der vielen Mitarbeiter und ihrem enthusiastischem Einsatz bewerkstelligt worden ist. Dafür sei allen an dieser Stelle von den Herausgebern herzlich gedankt. Ein Wort des Dankes gilt auch dem Springer-Verlag, der die Publikation des Buches möglich gemacht hat.

Die Autoren und Herausgeber hoffen, daß der vorliegende Band vielen Kollegen eine Hilfe bei der exakten und effizienten Diagnose und der spezifischen, wirksamen Therapie ihrer Patienten mit Urtikaria sein wird.

Berlin, im Oktober 1992   BEATE M. CZARNETZKI
JÜRGEN GRABBE

Inhaltsverzeichnis

1	**Das Spektrum der Urtikaria**	1
	B. M. Henz	
1.1	Geschichtliches	1
1.2	Definition und Klassifikation	2
1.3	Pathogenese	4
1.4	Epidemiologie	8
1.5	Klinik	9
1.5.1	Hautmanifestationen	9
1.5.2	Extrakutane Symptome	12
1.5.3	Anaphylaxie	14
1.5.4	Serumkrankheit	14
1.6	Intoleranzreaktionen	15
2	**Ursachen der Urtikaria**	19
	B. M. Henz und T. Zuberbier	
2.1	Die allergisch bedingte Urtikaria	19
2.1.1	Pathomechanismen	19
2.1.2	Auslösungswege	20
2.1.3	Arzneimittel	21
2.1.4	Inhalationsallergene	23
2.1.5	Nahrungsmittel	24
2.2	Pseudoallergien	26
2.2.1	Definitionen	26
2.2.2	Klassifikation und Häufigkeit	26
2.2.3	Epidemiologie	28
2.3	Infektionen	29
2.4	Parasitäre Infestationen	30
2.5	Innere Krankheiten	31
2.6	Hormone und hormonelle Störungen	32
2.7	Neurologische und psychische Faktoren	33
2.8	Stechende Insekten und Pflanzen	34

3	**Akute und chronische Urtikaria**	37
	C. Pfrommer und S. Chantraine-Hess	
3.1	Definition	37
3.2	Allgemeines	37
3.3	Epidemiologie	37
3.4	Akute Urtikaria	38
3.4.1	Klinik und Diagnostik	38
3.4.2	Therapie	39
3.5	Chronische Urtikaria	39
3.5.1	Klinik und Diagnostik	39
3.5.2	Therapie	40
4	**Angioödeme**	43
	P. Möller	
4.1	Definition	43
4.2	Epidemiologie	44
4.3	Klinische Manifestationen	44
4.3.1	Kutane Symptome	44
4.3.2	Extrakutane Symptome	46
4.4	Verlauf und Prognose	46
4.5	Diagnostik	47
4.6	Differentialdiagnosen	48
4.7	Therapie	49
5	**Physikalische Urtikaria**	53
	B. M. Henz	
5.1	Allgemeines	53
5.1.1	Definition und Klassifikation	53
5.1.2	Epidemiologie	54
5.1.3	Klinik	55
5.1.4	Diagnostik	57
5.1.5	Therapie	57
5.2	Urticaria factitia	58
	S. Jeep	
5.2.1	Definition	58
5.2.2	Epidemiologie	58
5.2.3	Klinik	59
5.2.4	Diagnostik und Differentialdiagnosen	59
5.2.5	Assoziierte Symptome und/oder Erkrankungen	61
5.2.6	Therapie	61

5.3	Verzögerte Druckurtikaria	62
	S. Krüger-Krasagakes	
5.3.1	Definition	62
5.3.2	Epidemiologie	62
5.3.3	Klinik	63
5.3.4	Assoziierte Erkrankungen	64
5.3.5	Diagnostik	65
5.3.6	Differentialdiagnosen	66
5.3.7	Therapie	66
5.4	Kälteurtikaria	67
	A. Möller	
5.4.1	Definition und Klassifikation	67
5.4.2	Epidemiologie	68
5.4.3	Klinik	69
5.4.4	Assoziierte Krankheiten	71
5.4.5	Diagnostik	73
5.4.6	Differentialdiagnosen	75
5.4.7	Therapie	76
5.5	Wärmeurtikaria	78
	B. Cremer	
5.5.1	Definition und Ursachen	78
5.5.2	Allgemeine Aspekte	78
5.5.3	Klinik	78
5.5.4	Assoziierte Erkrankungen	79
5.5.5	Diagnostik	79
5.5.6	Differentialdiagnosen	80
5.5.7	Prognose	80
5.5.8	Therapie	80
5.6	Lichtinduzierte Urtikaria	81
	T. Rosenbach	
5.6.1	Allgemeine Aspekte	81
5.6.2	Klinik	81
5.6.3	Diagnostik	82
5.6.4	Differentialdiagnosen	84
5.6.5	Therapie	84
6	**Cholinergische Urtikaria**	**89**
	T. Zuberbier	
6.1	Definition	89
6.2	Epidemiologie	89

6.3	Klinik	90
6.4	Assoziierte Erkrankungen	92
6.5	Diagnostik	92
6.6	Differentialdiagnosen	93
6.7	Verwandte Krankheitsbilder	94
6.8	Therapie	94

7 Kontakturtikaria 95
J. GRABBE

7.1	Definition	95
7.2	Epidemiologie	96
7.3	Klinik	97
7.4	Formen der Kontakturtikaria	98
7.4.1	Allergische Kontakturtikaria	98
7.4.2	Nichtallergische Kontakturtikaria	100
7.4.3	Substanzen mit unbekanntem Auslösemechanismus	102
7.5	Diagnostik	103
7.6	Differentialdiagnosen	104
7.7	Assoziierte Erkrankungen	104
7.8	Therapie	105
7.9	Latexallergie	105

R. BREHLER

7.9.1	Verwendung von Latex	105
7.9.2	Epidemiologie	106
7.9.3	Klinik	107
7.9.4	Prädisponierende Faktoren	107
7.9.5	Allergencharakterisierung	108
7.9.6	Diagnostik	108
7.9.7	Kreuzreaktionen	109
7.9.8	Therapie	109
7.10	Aquagene Urtikaria	110

J. GRABBE

8 Urtikaria-Vaskulitis-Syndrom 115
W. NÜRNBERG

8.1	Einleitung	115
8.2	Epidemiologie	115
8.3	Klinik	116

8.4	Diagnostik	117
8.5	Assoziierte Erkrankungen	120
8.6	Differentialdiagnosen	121
8.7	Therapie	121

9 Mastozytose (Urticaria pigmentosa) 123
N. HAAS

9.1	Definition	123
9.2	Epidemiologie	123
9.3	Klinik	124
9.3.1	Kutane Mastozytose	124
9.3.2	Systemische Mastozytose	126
9.4	Symptomatik	127
9.5	Histologie	129
9.6	Laborbefunde	130
9.7	Diagnostik	131
9.8	Therapie	132
9.9	Prognose	133

10 Diagnostik der Urtikaria 137
T. ZUBERBIER und B. M. HENZ

10.1	Praktische Vorgehensweise	137
10.2	Allergiediagnostik	141
10.2.1	Allgemeines	141
10.2.2	Hauttestungen bei Typ-I-Allergien	142
10.2.3	Provokationstestungen bei Typ-I-Allergien	146
10.2.4	Laboruntersuchungen bei Typ-I-Allergien	148
10.3	Diagnostik der Intoleranzreaktionen	149
10.4	Andere Laboruntersuchungen	154
10.5	Differentialdiagnosen	154

11 Therapie der Urtikaria 157
B. M. HENZ und T. ZUBERBIER

11.1	Therapeutische Prinzipien	157
11.2	Kausale Behandlung	158
11.2.1	Entfernen und Meiden des Auslösers	158
11.2.2	Pseudoallergenarme Diät	159
	I. EHLERS	
11.2.3	Spezifische Immuntherapie	165

11.3	Mastzellorientierte Therapie	166
11.4	Therapie am Zielorgan	167
11.4.1	Antihistaminika	167
11.4.2	Weitere Therapiemöglichkeiten	173
11.5	Prophylaktische Therapie	174
11.6	Notfallbehandlung	175

Anhang . . . 177

A	Urtikariafragebogen	177
B	Urtikariatagebuch	183
C	Testbogen: physikalische Urtikaria	185
D	Diäten	189
D1	Pseudoallergenarme Diät	189
D2	Aufbaudiät	190
E	Pseudoallergenarme Kost – Rezeptideen I. EHLERS	191

Sachverzeichnis . . . 195

1 Das Spektrum der Urtikaria
B. M. Henz

1.1 Geschichtliches

Die Urtikaria wurde als eigenständiges Krankheitsbild schon von Hippokrates erkannt, wobei die Namensgebung der verschiedenen nachfolgenden Schulen die wichtigsten Aspekte der Krankheit widerspiegelt, nämlich das Brennen (urere) und Stechen wie bei Kontakt mit Brennesseln (Urtica urens) sowie die Schwellung (Essera) und Weißverfärbung (M. porcellaneus) der Quaddel (Tabelle 1.1). Über einen Zusammenhang mit der Aufnahme von Nahrungsmitteleiweiß wurde erstmals im 16. Jahrhundert berichtet. Der Durchbruch zum modernen Verständnis der Urtikaria kam erst innerhalb des vergangenen Jahrhunderts mit der Entdeckung der Mastzelle durch Paul Ehrlich (1879), des Histamins durch Dale und Wardlaw (1910) und des IgE durch Ishizaka (1966).

Sonderformen der Urtikaria wie das Angioödem, die Licht- und Kälteurtikaria sowie die Urticaria factitia und die Urticaria pigmentosa waren schon vor Beginn des 20. Jahrhunderts bekannt. Weitere Subtypen wie die cholinergische, die aquagene und die verzögerte Druckurtikaria, die Intoleranzreaktionen und die Urtikariavaskulitis sind dagegen erst innerhalb der vergangenen Jahrzehnte als eigenständige Formen erkannt worden (Czarnetzki 1989a).

Tabelle 1.1. Unterschiedliche Namen für die Urtikaria im Laufe der Geschichte

Name	Quelle
Uredo	Plinius, 1. Jahrhundert
Essera (arabisch: Erhebung)	Hali Ben Abbas, 10. Jahrhundert
Nesselsucht	Valentini, 1690
Nettle rash	Hartford, 1740
Urticatio	Zedler, 1740
Randados (spanisch: Nesseln)	Cleghorn, 1751
M. porcellaneus	Astruc, 1759
Scarlatina urticaria	Sauvages, 1763
Urticaria	Frank, 1792
Knidosis (knide = griechisch: Nessel)	Alibert, 1833

1.2
Definition und Klassifikation

Die Urtikaria wird definiert durch die *Quaddel* oder *Urtica* (Abb. 1.1), die wiederum durch 3 Merkmale charakterisiert wird:

- eine zentrale Schwellung mit umgebender Reflexrötung,
- begleitenden Juckreiz,
- Flüchtigkeit, wobei die Haut in wenigen Minuten bis Stunden wieder ihr normales Aussehen annimmt.

Das histologische Äquivalent der klassischen flüchtigen Quaddel ist ein *Ödem* der Epidermis und oberen Dermis mit einer Weitstellung der Venolen und Lymphgefäße der oberen Dermis.

Häufig bestehen neben Quaddeln auch Schwellungen tiefer gelegener Hautanteile, sog. *Angioödeme*. Sie treten besonders häufig im Gesicht auf, wo die Dermis dünn und das subkutane Gewebe locker angeordnet ist.

Das Spektrum der klinischen Erscheinungsformen der Urtikaria ist sehr breit. Dies hängt eher mit der Vielfalt der auslösenden Ursachen als mit der unterschiedlichen Reaktivität der einzelnen Patienten zusammen. Die verschiedenen Klassifikationen der Urtikaria stellen Versuche dar, die Krankheit des einzelnen Patienten klinisch besser einzuordnen, die Ursachen und Auslöser genauer zu verstehen und damit eine gezieltere, effektive Behandlung durchführen zu können.

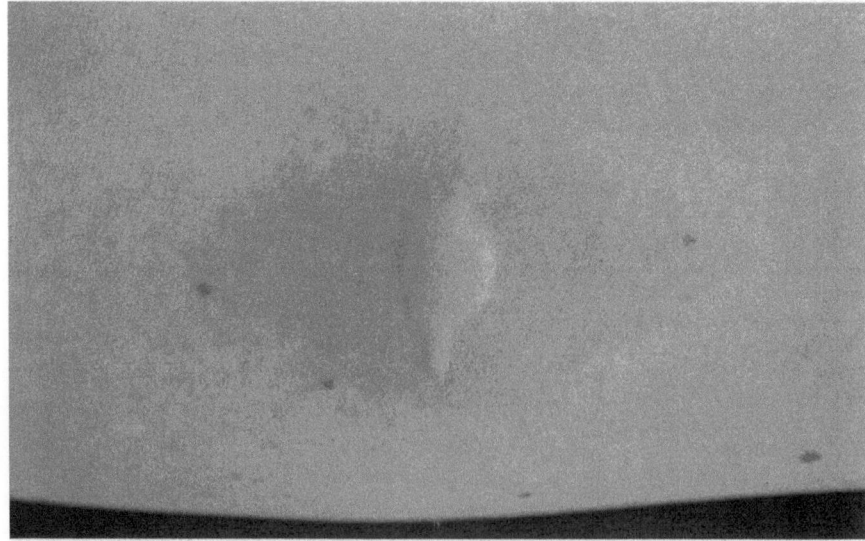

Abb. 1.1. Typische Quaddel mit Reflexrötung nach Injektion eines Histaminliberators

Tabelle 1.2. Klassifikation der Urtikaria aufgrund von Dauer, Frequenz und Ursache

	Dauer	Frequenz
A. Akute Urtikaria	≤6 Wochen	
1. Akute kontinuierliche Urtikaria		täglich
2. Akute intermittierende Urtikaria		Wo. bis Mo.
B. Chronische Urtikaria	≥6 Wochen	
1. Chronisch kontinuierliche Urtikaria		täglich
2. Chronisch rezidivierende Urtikaria		Tage bis wenige Wo.
C. Sonderformen der Urtikaria		
1. Cholinergische Urtikaria		
2. Physikalische Urtikaria		
3. Kontakturtikaria		
4. Urtikaria-Vaskulitis		
5. Urticaria pigmentosa (Mastozytose)		

Eine Einteilung der Urtikaria aufgrund der augenfälligsten klinischen Merkmale ist in Tabelle 1.2 dargestellt. Man unterscheidet dabei aufgrund der Dauer der Krankheit 2 große Gruppen, die akute und die chronische Urtikaria. Nach Übereinkunft, insbesondere aufgrund klinischer Beobachtung, wird eine Dauer von 6 Wochen nach Beginn der Krankheit als Trennlinie genommen. Zu diesem Zeitpunkt ist die einmalig ausgelöste, akute Urtikaria mit großer Sicherheit abgeklungen. Von einigen Autoren werden aber auch 4 oder 8 Wochen als Unterscheidungsmerkmal angegeben (CZARNETZKI 1986; SOTER 1991).

Die *akute Urtikaria* wird aufgrund der Krankheitsaktivität noch in die *akute intermittierende* und die *akute kontinuierliche Urtikaria* unterteilt (Tabelle 1.2). Bei der akuten intermittierenden Form treten Rezidive erst nach Wochen oder Monaten auf. Mit großer Wahrscheinlichkeit handelt es sich dabei immer wieder um den gleichen Auslöser. Bei weniger als 1% der Patienten mit akuter Urtikaria geht die Krankheit in eine chronische Form über.

Bei der *chronischen Urtikaria* (Tabelle 1.2) unterscheidet man ebenfalls eine kontinuierliche von einer rezidivierend auftretenden Form, wobei im ersten Fall die Quaddeln täglich, im letzteren in Abständen von mehreren oder vielen Tagen auftreten. Diese Unterscheidung ist wichtig bei der Suche nach dem Auslöser der Krankheit.

Die Urtikaria ist in Tabelle 1.2 weiter anhand ihrer Pathogenese, der Auslöser und der Klinik in mehrere Subgruppen unterteilt, denen als eigenständigen Krankheitsbildern einzelne Kapitel in diesem Buch zugeordnet sind. Der Begriff chronische Urtikaria ist dahingehend mißverständlich, daß die unter C in Tabelle 1.2 aufgeführten Sonderformen zwar auch einen chronischen Verlauf haben, aber in der klinischen Umgangssprache der Begriff chronische Urtikaria nur für die „endogen, von innen ausgelöste" Urtikaria verwendet wird, die im Gegensatz zur *Urtikaria-Vaskulitis* aber nur flüchtige Quaddeln hat. Die Urtikaria-Vaskulitis kann man auch als eine Extremform der chronischen Urtikaria ansehen, bei der es neben der Histaminausschüttung zur Aktivierung anderer Mediatorsysteme und damit zur Leukozyteneinwanderung und zur Gefäßschädigung kommt (s. Kap. 8).

Nur im weitesten Sinn zur Urtikaria gehört die *Urticaria pigmentosa*, eine kutane und meist auch systemische Vermehrung von Mastzellen (Mastozytose), bei der dermographische Reize und Histaminliberatoren eine Quaddelreaktion auslösen können (s. Kap. 9).

Eine Sonderform ist auch die in einem eigenen Kapitel (7) behandelte *Kontakturtikaria*, die wegen ihres speziellen perkutanen Auslösungsweges und ihrer Klinik dem Kontaktekzem nahe verwandt ist und auf unterschiedlichen Mechanismen beruht. Im strengen Sinn müßten auch die verschiedenen, durch physikalische Reize am Kontaktort ausgelösten Urtikariaformen (Kap. 5) der Kontakturtikaria zugeordnet werden.

Nicht in Tabelle 1.2 aufgeführt sind die *Angioödeme*, die entweder zusammen mit der Urtikaria, sekundär bei zugrundeliegenden anderen Krankheiten oder aufgrund eines familiären Defektes in der Kontrolle der Komplementkaskade auftreten.

1.3
Pathogenese

Eine weitere, für das therapeutische Vorgehen wichtige Einteilung der Urtikaria erfolgt aufgrund der zugrundeliegenden Pathomechanismen (CZARNETZKI 1989b):

Klassifikation der Urtikaria aufgrund der Pathomechanismen
(für Einzelheiten, s. Text)

A. Allergisch-immunologisch vermittelte, immunoglobulinabhängige Urtikaria
   1. Antigen-vermittelte Urtikaria (meist IgE-vermittelt)
      (bei Arzneimitteln, Nahrungsmitteln, Pollen, Parasitosen)
   2. Urticaria factitia
   3. Kälteurtikaria
   4. Lichturtikaria
   5. Cholinergische Urtikaria

B. Nichtimmunologische Urtikaria
   1. Durch Histaminliberatoren (s. Tabelle 1.4)
   2. Intoleranzreaktionen

C. Komplement-vermittelte Urtikaria/Angioödeme
1. Hereditäres Angioödem
2. Erworbenes Angioödem
3. Urtikaria-Vaskulitis
4. Wärmeurtikaria (zu 50%)
5. Serumkrankheit
6. Reaktionen auf Blut und Blutprodukte
7. „exercise-induced anaphylaxis" (z. T.)

D. Mastozytose, Urticaria pigmentosa
E. Idiopathische Urtikaria

Die Mehrzahl der urtikariellen Reaktionen wird durch eine Stimulation der Mastzellen ausgelöst, gefolgt von der Ausschüttung von Mediatoren (Abb. 1.2, GRABBE et al. 1994). Histamin spielt dabei offenbar die wichtigste Rolle, weil die meisten Quaddeln sich wie die nach lokaler Histamininjektion ausgelösten Quaddeln verhalten und auch durch Antihistaminika zu unterdrücken sind. Die meisten der systemischen Symptome bei der Urtikaria sind ebenfalls durch Histamin zu erklären. Die Reflexrötung der Quaddeln wird durch antidrome Stimulation der freien Nervenenden durch Histamin mit Freisetzung von Substanz P und entsprechende Vasodilatation vermittelt.

Bei länger anhaltenden Quaddeln dürften chemotaktische Mediatoren der Mastzelle für das regelmäßig auftretende entzündliche Infiltrat (Tabelle 1.3) verantwortlich sein. Schon innerhalb weniger Minuten werden Adhäsionsmoleküle im urtikariellen Gewebe exprimiert. Für die schnelle Einwanderung von Neutrophilen und Eosinophilen kommen chemotaktische Lipide wie Leukotriene und PAF, für später auftretende Infiltrate mit Neutrophilen, Monozyten und T-Helferlymphozyten Interleukin 8 und verwandte Proteine in Frage, bei Eosinophileninfiltraten das Interleukin 5, RANTES und GM-CSF (Abb. 1.2). Mastzellprodukte aktivieren auch Komplement und können so durch die Anaphylatoxine (z. B. C 3a, C 5a) ebenfalls eine Gewebeschwellung, eine weitere Zelleinwanderung und eine zusätzliche Stimulation der Mastzel-

Tabelle 1.3. Entzündliche Infiltrate bzw. Vermehrung von Zellen der Haut bei verschiedenen Urtikariatypen

Neutrophile Granulozyten	Urtikaria-Vaskulitis selten: akute und chronische Urtikaria
Eosinophile Granulozyten	allergische Urtikaria Druckurtikaria cholinergische Urtikaria
T-Lymphozyten (Helfertyp)	persistierende Quaddeln
Mastzellen	Urticaria pigmentosa chronische Urtikaria (mäßig)

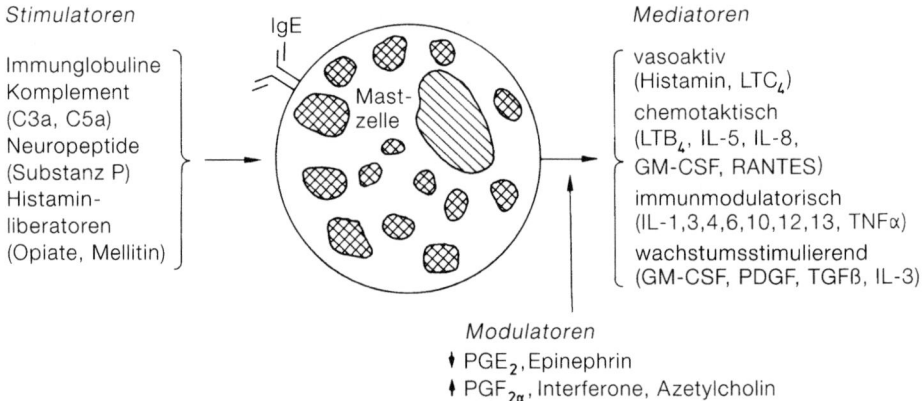

Abb. 1.2. Schematische Darstellung der Pathomechanismen der Urtikaria. Im Zentrum des Geschehens steht die Mastzelle, die durch verschiedenen Substanzen stimuliert werden kann und daraufhin ihre Mediatoren, am schnellsten und hauptsächlich Histamin ausschüttet. Die Intensität der Freisetzung kann durch gewisse Substanzen stimuliert (↑) oder inhibiert (↓) werden. Die Aufzählung von Stimuli und Mediatoren ist nur beispielhaft und bei weitem nicht vollständig. *LT* Leukotrien, *IL* Interleukin, *TNF* Tumornekrosefaktor, *GM-CSF* Granulozyten-Makrophagen-Kolonienwachstumsfaktor, *RANTES* regulated upon activation, normal T expressed, and presumably secreted; *PDGF* platelet-derived growth factor; *TGFβ* transforming growth factor

len bewirken. Für die ausgedehnten Schwellungen beim hereditären Angioödem wird ein C 2-Kinin verantwortlich gemacht.

Die Modulierbarkeit der Reaktivität der Mastzelle durch verschiedene Faktoren ist klinisch relevant (Abb. 1.2). Zudem weiß man, daß sich das Zielgewebe hinsichtlich seiner Reaktivität in Abhängigkeit von modulierenden Entzündungsmediatoren und Hormonen ändert. Dies könnte z. B. die Verschlechterung einer chronisch rezidivierenden Urtikaria nach Virusinfektion oder unter psychischem Streß erklären.

Während die Kenntnisse über die Rolle der Mastzellmediatoren und ihre Modulation bei der Urtikaria noch weite Lücken aufweisen, gibt es bezüglich der Auslösemechanismen einer Urtikaria (Abb. 1.2) schon seit mehreren Jahrzehnten eine Reihe von Untersuchungen. Durch den passiven Transfer im Prausnitz-Küstner-Test hat man schon früh Hinweise erhalten, daß Substanzen im Serum der Patienten an die Haut (d. h. die Mastzellen) gesunder Personen binden und sich dort durch Allergene oder mechanische Reize eine Quaddelreaktion reproduzieren läßt. Heute wissen wir, daß der übertragbare Serumfaktor primär antigenspezifisches IgE ist. Überraschenderweise wurde die Übertragbarkeit der Überreaktivität der Haut durch IgE direkt oder indirekt auch bei bis zu 69% der Patienten mit einer Urticaria factitia, bei ungefähr einem Drittel der Patienten mit Kälteurtikaria und bei Patienten mit Lichturtikaria im UVB- und 400–500 nm-Wellenlängenbereich (vgl. Urtikariaklassifikation, S. 4) nachgewiesen. Bei der Kälteurtikaria und der cholinergischen

Urtikaria wurden auch andere Immunglobulinklassen als Träger der Überempfindlichkeit nachgewiesen (CZARNETZKI 1989b). Anti-IgE- und anti-IgE-Rezeptorantikörper scheinen auch bei einer Untergruppe der Patienten mit chronischer Urtikaria eine möglicherweise pathogenetische Rolle zu spielen (HIDE et al. 1993).

Zahlreiche Substanzen können unabhängig von immunologischen Mechanismen Mastzellen stimulieren und urtikarielle, ja selbst anaphylaktische Reaktionen auslösen (Tabelle 1.4). Dabei ist unklar, weshalb nicht alle Menschen auf diese sog. Histaminliberatoren reagieren. Nur bei Patienten mit Mastozytose scheint es durch die große Masse der im Körper vorhandenen Mastzellen verständlich, weshalb es oft zu lebensbedrohlichen Reaktionen auf Histaminliberatoren kommt, die z. B. in Insektengiften (Mellitin, mastzellendegranulierendes Peptid) und Medikamenten vorhanden sind.

Die Pathomechanismen der Mastzellenvermehrung in der Haut und anderen Organen bei der Mastozytose (vgl. Urtikariaklassifikation, S. 4) sind bisher ungeklärt, ebenso das erhöhte Ansprechen der Zellen auf mechanische Reize und Histaminliberatoren. Seit einiger Zeit gibt es Hinweise dafür, daß das Wachstum von Hautmastzellen durch Faktoren aus Fibroblasten, Endothelzellen und Keratinozyten (SCF, NGF) gesteuert wird (CZARNETZKI et al. 1995).

Die sog. Intoleranzreaktionen auf Aspirin, andere nichtsteroidale Antiphlogistika sowie Nahrungsmittelzusatzstoffe bewirken eine Urtikaria auf nichtimmunologischen, komplementunabhängigen Wegen, die noch nicht geklärt sind. Bei bis zu 50% der Patienten mit verschiedenen Urtikariaformen provoziert oder verschlechtert Aspirin das Krankheitsbild.

Tabelle 1.4. Liste der geläufigsten Substanzen, die eine direkte, nichtimmunologische Histaminfreisetzung aus Mastzellen bewirken

Therapeutika	Basische Peptide	Verschiedene Substanzen
Morphin	Bradykinin	Endotoxin
Kodein	Polistes-Kinin	Neurotensin
Curare	Mellitin	Substanz 48/80
Polymyxin B	Substanz P	Azetylcholin
Dextran		Protein A
Mannitol		Formylpeptide
Chlorpromazin		Zytokine
Protamin		Concanavalin A

Enzyme	Hormone	Zytotoxische Reize
Phospholipase A_2	ACTH	Komplement
Chymotrypsin	Parathormon	Polykationen
Peroxidase + H_2O_2	Somatostatin	Lysolezithin
Xanthinoxidase		Phospholipide
		Detergenzien

Schon seit langem sind gewisse Komplementfragmente, die sog. Anaphylatoxine C 3 a, C 4 a und C 5 a als potente Mastzellstimulatoren bekannt (Abb. 1.2). Die auf diesem Weg vermittelten Urtikariaformen (s. Klassifikation S. 4) sprechen nicht auf konventionelle Antihistaminika an und stellen ein therapeutisches Problem dar.

Schließlich bleibt als letzte Kategorie die idiopathische Urtikaria. Definiert man sie als mangelnde Identifikation der Auslöser, so macht sie je nach Sorgfalt des untersuchenden Arztes zwischen 15 und 70% der chronischen Urtikariaformen aus. Auch mehr als 50% der Fälle mit akuter Urtikaria bleiben ungeklärt, was jedoch wegen des meist nur einmaligen Auftretens des Urtikariaschubes keine schwerwiegenden Konsequenzen für den einzelnen Patienten hat. Trotz dieses recht guten Verständnisses der Pathogenese der Urtikaria bleiben noch viele Fragen offen und zu klären. Wir wissen z. B. nicht, warum es bei den Patienten überhaupt zur Sensibilisierung bzw. zur Intoleranz gegenüber chemischen Substanzen oder physikalischen Reizen kommt. Auch so einfache klinische Beobachtungen wie das Wechseln der Quaddeln von einer Hautstelle zur anderen oder das Mitreagieren gewisser innerer Organe wie der Bronchien und des Gastrointestinaltraktes sind ungeklärt. Schließlich ist sehr wenig über die Mechanismen bekannt, die zur Rückbildung der Quaddeln und der Urtikaria überhaupt führen. Dies macht die Funktionen der Mastzelle zu einem faszinierenden Modell zum Studium der Klinik und der zugrundeliegenden Mechanismen dieses Krankheitsbildes (CZARNETZKI 1989b).

1.4
Epidemiologie

Daten zur Häufigkeit der Urtikaria variieren sehr, je nach Altersgruppe, Region und assoziierten Krankheiten (Tabelle 1.5). Die jährliche Inzidenz in Schweden wird mit 1,85% angegeben, die Prävalenz mit 0,11% für Männer und 0,14% für Frauen. Nach einer Studie aus Virginia leiden 23,6% der Bevölkerung irgendwann im Leben einmal an Urtikaria. Im Kindesalter insgesamt und besonders bei allergischen Kindern ist die Prävalenz höher als im Erwachsenenalter; im hohen Alter ist sie sehr niedrig. Die Patienten machen in ungefähr gleichem Maß das Klientel von Allgemeinpraktikern, Hautärzten und Hautkliniken aus (1,4–3% der Gesamtpatientenzahl) (PAUL u. GREILICH 1988). Ein

Tabelle 1.5. Prävalenzrate (in Prozentzahlen) der Urtikaria in verschiedenen Bevölkerungsgruppen nach unterschiedlichen Studien		
Allgemeinbevölkerung	0,05 –	0,5
Kinder und Jugendliche	2,1 –	6,7
Dermatologische Patienten	0,8 –	4,4
Allergische Patienten	3,0 –	34,5
Allergische Kinder	4,5 –	16,3

Das Spektrum der Urtikaria

Anstieg der Inzidenz der Urtikaria ist in den letzten Jahren offenbar nicht zu verzeichnen (HAAS et al. 1995).

Nur bei einigen wenigen Sonderformen der chronischen Urtikaria besteht eine familiäre Prädisposition zur Atopie. Bei Patienten mit Urtikaria soll aufgrund einer prospektiven Studie ein erhöhtes Risiko zur Entwicklung von Leukämien, Lymphomen und Myelomen bestehen (McWORTER 1988, s. auch Kap. 2.5).

1.5
Klinik

1.5.1
Hautmanifestationen

Einzelne Quaddeln entstehen mit einem zarten Erythem, das sich schnell in leicht erhabene Schwellungen verwandelt (Abb. 1.3). Innerhalb kurzer Zeit

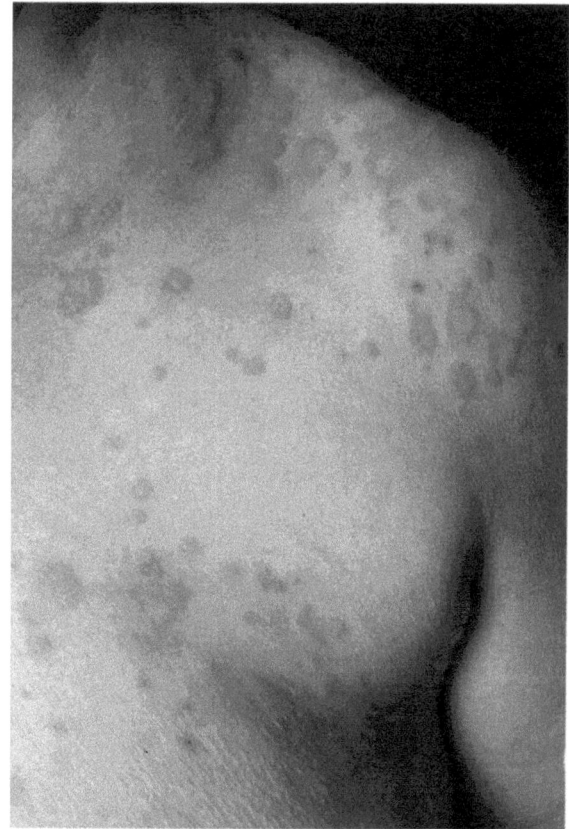

Abb. 1.3. Relativ kleine Urticae bei einer Patientin mit einer 10 Jahre lang täglich auftretenden, idiopathischen Urtikaria

wird die Rötung durch das Reflexerythem am Rande der Läsion verstärkt, während das erhabene Zentrum einen gelblich-weißen Farbton annimmt, der durch Spannen der Haut noch deutlicher wird. Durch seitlichen Druck auf die Quaddel nimmt die Hautoberfläche das Aussehen von Orangenschalen an.

Quaddeln variieren in ihrer Größe von winzigen, stecknadelkopfgroßen Herden, wie sie typischerweise monomorph bei der cholinergischen Urtikaria auftreten, bis zu ausgedehnten Ödemen wie beim Angioödem. Bei der gewöhnlichen Urtikaria dehnen sich kleine Quaddeln unterschiedlich groß aus und nehmen ringförmige, girlandenartige und landkartenförmige Konturen an (Abb. 1.3, 1.4, 1.5).

Bei sehr intensiven Ödemen kann es auf den Quaddeln auch zur Blasenbildung kommen, insbesondere bei Kindern unter 2 Jahren. Quaddeln können sich auch in persistierende Papeln umbilden, wie man es typischerweise nach Insektenstichen beobachten kann. Nur selten bleibt nach Rückbildung des Ödems eine hämorrhagische Komponente bestehen. Diese wird eher bei der intensiven Entzündung der Urtikaria-Vaskulitis beobachtet (s. Kap. 8).

Abb. 1.4. Ring- und punktförmige Quaddeln mit Erythem bei akuter Urtikaria nach Penicillingabe

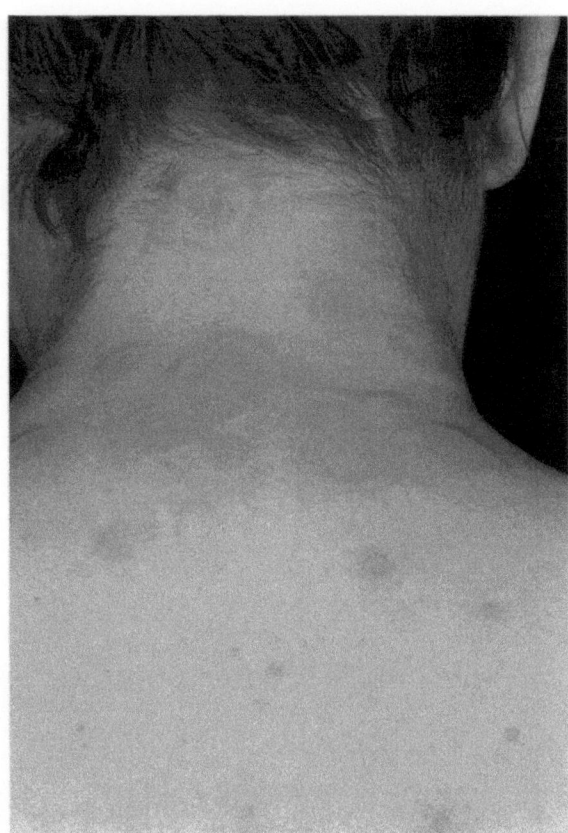

Das Spektrum der Urtikaria

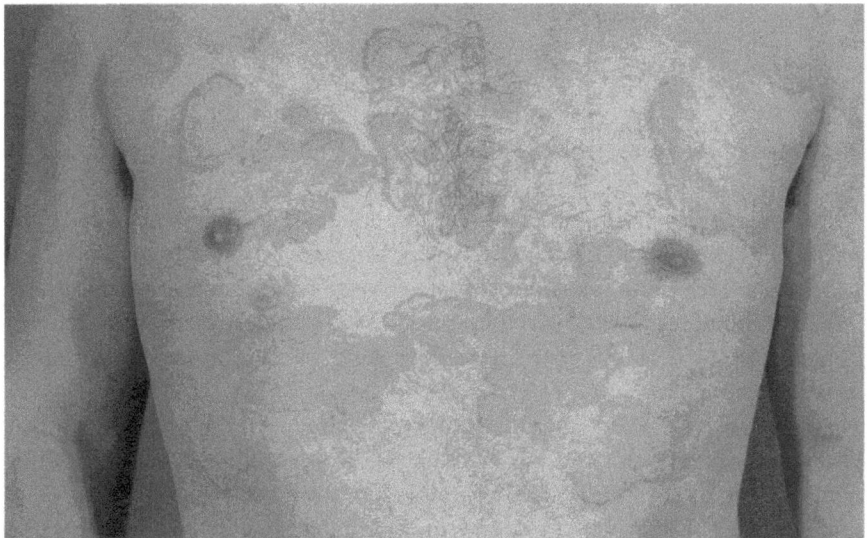

Abb. 1.5. Girlandenartige Quaddeln bei einem Patienten mit chronischer Urtikaria auf Nahrungsmittel

Die Entstehung einer Quaddel ist praktisch immer von intensivem Juckreiz begleitet, der aber im Gegensatz zum Juckreiz bei Ekzemen eher zum Reiben als zum Aufkratzen der Haut mit den Nägeln verleitet. Daher sieht man bei der Urtikaria praktisch nie Exkoriationen. Die Qualität und Intensität des Juckreizes variiert von Patient zu Patient; einige klagen über Stechen, andere über Brennen, Prickeln oder Kitzeln; einige wenige wiederum verspüren bei typischerweise juckreizproduzierenden Reizen keinerlei Symptome. Im allgemeinen ist der Juckreiz am behaarten Kopf, den Hand- und Fußinnenflächen sowie über den Knochen besonders intensiv. Tiefe Schwellungen sind eher schmerzhaft. Die meisten Patienten empfinden ihren Juckreiz abends und nachts in verstärktem Maß, besonders nach Erwärmen des Körpers. Mögliche Erklärungen sind eine verstärkte Wahrnehmung nach Wegfall der zahlreichen Reize während des Tages, eine verringerte Kontrolle durch das ZNS aufgrund der Ermüdung, ein Abfall der endogenen Steroidspiegel, eine Erwärmung der Haut und damit eine erhöhte Ansprechbarkeit der Mastzellen und des Zielgewebes auf die auslösenden Reize oder eine bessere Durchblutung mit effizienterer Zufuhr des Auslösers.

Einzelne Quaddeln entstehen innerhalb von Sekunden bis Minuten und verschwinden meist wieder innerhalb von 30 min bis 3 h, während an angrenzenden oder entfernten Stellen neue Herde entstehen. Ein Wandern der Quaddeln kann man sehr gut durch eine Markierung des Rands verifizieren. Bei den meisten Patienten bilden sich die Quaddeln vorzugsweise gegen Ende der Nacht und verschwinden wieder im Laufe des Morgens (CZARNETZKI 1986; SOTER 1991).

1.5.2
Extrakutane Symptome (Tabelle 1.6)

In Anbetracht des meist enteralen oder parenteralen Zufuhrweges der Auslöser ist es erstaunlich, daß sich Unverträglichkeitsreaktionen beim Menschen so häufig an der Haut darstellen. Andere Organe sind jedoch ebenfalls oft beteiligt, und zwar entweder durch humorale Wirkung der von Hautmastzellen freigesetzten Mediatoren oder Ansprechen der organständigen Mastzellen auf das Allergen.

Einige wenige Patienten leiden Stunden oder Tage vor Beginn eines Urtikariaschubes an *prodromalen* Symptomen, die sich als Appetitlosigkeit, Abgeschlagenheit, Kopfschmerz und Fieber manifestieren. Gleichzeitig mit der Haut sind bei einer allergischen Urtikaria am häufigsten die *oberen Atemwege* und der *Gastrointestinaltrakt* beteiligt, letzterer besonders nach Aufnahme von Nahrungsmittelallergenen. Es kommt zu Schwellungen der Lippen, der Zunge, des Gaumens, des Rachens oder der Kehle, zur Dysphagie und Atemnot. Heiserkeit ist ein frühes Warnzeichen für Mitbeteiligung des Larynx, und die Patienten sind sehr verängstigt. Während die Schwellungen der Mukosa beim komplementvermittelten Angioödem und bei der Kälteurtikaria oft lebensbedrohlich sind, ist dies beim Angioödem in Kombination mit einer Urtikaria allerdings selten.

Bei Asthmatikern bestehen oft auch während eines Urtikariaanfalls Bronchospasmen und rasselnde Atemgeräusche. Bei schweren *Asthmaanfällen* kann wiederum auch eine Urtikaria auftreten, sie wird jedoch wegen der viel besorgniserregenderen Symptome der Atemwege nicht beachtet und in der Literatur meist nur am Rande oder gar nicht erwähnt.

Bei akuter Urtikaria nach Aufnahme von Nahrungsmittelallergenen klagen die Patienten häufig über krampfartige Bauchschmerzen, Übelkeit, Erbrechen und Durchfall. Bei chronischer Urtikaria bestehen aufgrund erhöhter Magen-

Tabelle 1.6. Mögliche systemische Beteiligung bei Urtikaria

1. Prodromi:	Abgeschlagenheit, Appetitlosigkeit, Kopfschmerz, Fieber
2. Atemwege:	Luftnot, Heiserkeit, Asthma
3. Gastrointestinaltrakt:	Dysphagie, Übelkeit, Erbrechen, Gastritis, Magengeschwüre, Bauchkrämpfe, Durchfall
4. Nervensystem:	Juckreiz, Angst, Kopfschmerzen, Epilepsie, Hemiparese, Hirnödem, Verwirrtheit, Koma (Hörsturz, Ophthalmoplegie)
5. Gefäßsystem:	Blutdruckabfall, EKG-Veränderungen, Angina pectoris
6. Sonstiges:	Arthritis, Fieber, Beteiligung von Nieren, Leber und Pankreas

säurespiegel häufig eine Gastritis, ein Magengeschwür oder Magenblutungen.

Andere möglicherweise bei der Urtikaria beteiligte Organe sind Nieren, Leber und Pankreas. Es kann auch zu *Hirnödem,* Kopfschmerzen, epileptischen Anfällen, Hemiparese und zu Verwirrtheit und Koma kommen. Sehr selten besteht auch eine Herzbeteiligung mit EKG-Veränderungen oder eine Angina pectoris aufgrund transitorischer Ischämie.

Arthritiden oder *Arthralgien* entstehen nur selten im Zusammenhang mit einer Urtikaria und weisen auf das Vorliegen einer Serumkrankheit, einer Urtikaria-Vaskulitis, einer Druckurtikaria oder einer systemischen Kälteurtikaria hin. *Fieber* wird eher auch nur bei letzteren Sonderformen der Urtikaria gesehen und zusätzlich bei der Lichturtikaria, dem Angioödem mit Hypereosinophilie, der malignen Mastozytose und dem Schnitzler-Syndrom. Erhöhte Temperaturen bei akuter oder chronischer Urtikaria können natürlich auch durch eine zugrundeliegende Krankheit wie einen Virusinfekt, eine systemische Parasitose oder eine maligne Erkrankung induziert oder unterhalten werden.

Laborveränderungen im Rahmen einer akuten oder chronischen Urtikaria sind ebenfalls allgemein selten (s. folgende Übersicht), es sei denn, es besteht eine zugrundeliegende Krankheit. Gelegentlich wird man bei RAST-Untersuchungen im Fall von allergischen Reaktionen auf Nahrungsmittel fündig, obgleich ein Hauttest einfacher und aussagekräftiger ist, wenn seiner Durchführung nichts im Weg steht. Bei einigen Patienten ist eine Neutrophilie beobachtet worden, gepaart mit einer erhöhten BSG, bei anderen eine Eosinophilie oder ein Anstieg der Monozyten mäßigen Ausmaßes und wiederum bei anderen eine Basopenie. Unerklärt sind vereinzelt beschriebene Erhöhungen des Serum-IgM, des Serumalbumins und der gesamten Serumproteine bei bis zu 50% der Patienten mit chronischer Urtikaria. Das Gesamt-IgE soll nur bei höchstens 13% erhöht sein. Bei einem kleinen Prozentsatz der Patienten fallen die Komplementspiegel während eines Urtikariaanfalls ab. Veränderungen des Kallikreinsystems und der Serumproteasen konnten nicht beobachtet werden.

Laborveränderungen bei Patienten mit Urtikaria (in Klammern maximaler Prozentsatz der Patienten mit Veränderungen nach unterschiedlichen Literaturquellen)

- Neutrophilie (17%),
- Eosinophilie (15%),
- Basopenie,
- ↑Monozyten,
- ↑BSG (21%),
- ↑IgM (42%),
- ↑Gesamt-IgE (13%),
- RAST für spezifisches IgE,

- ↑Immunkomplexe (38%),
- ↑Serumalbumin und Gesamtprotein (≤50%),
- ↓Komplement (10%).

1.5.3
Anaphylaxie

Bei hochgradig sensibilisierten Patienten mit Typ-I-Allergie oder auch bei geringgradiger Sensibilisierung nach Verabreichung des Allergens auf parenteralem Weg kann es mit oder ohne urtikarielle Symptome zum anaphylaktischen Schock kommen. Die Reaktion entsteht schnell und erreicht innerhalb von 5 – 30 min ihren Höhepunkt. Zu Beginn verspüren die Patienten bisweilen Juckreiz an Handtellern und Fußsohlen, im Genitalbereich oder im äußeren Gehörgang. Andere beobachten ein Prickeln an Zunge und Gaumen, Übelkeit, Brechreiz, einen Druck auf der Brust oder Atemnot. Zusammen mit Blutdruckabfall können zusätzlich Bronchospasmen, Larynxödem, Urtikaria, Angioödeme, diffuse Erytheme, Herzrhythmusstörungen und Hyperperistaltik des Gastrointestinaltraktes allein oder kombiniert auftreten. Die Schocksymptome sind somit beim Menschen sehr unvorhersehbar und variabel, im Gegensatz zum Tier, wo das primäre Schockorgan sehr konstant ist, nämlich z. B. die Lunge beim Meerschweinchen und der Gastrointestinaltrakt beim Hund.

Bei Bienen- und Wespengiftallergikern hat man beobachtet, daß Patienten mit Urtikaria seltener lebensbedrohliche anaphylaktische Reaktionen entwickeln. Einzelne Patienten können jedoch Ausnahmen bilden. Bei sehr fulminant verlaufenden anaphylaktischen Reaktionen entsteht die Urtikaria manchmal erst einige Stunden später, nach Abklingen der akuten Symptome.

1.5.4
Serumkrankheit

Wenn Antigene länger im Serum persistieren und Immunkomplexe bilden, kann das klinische Bild einer Serumkrankheit entstehen. Die Leitefforeszenz ist eher eine makulopapulöse als eine urtikarielle Läsion. Die Herde entstehen häufig intensiver an der Injektionsstelle, treten aber meist generalisiert auf. Zusätzlich bestehen Fieber, Lymphadenopathie, Arthritis, Nephritis, Angioödem, Neuritis oder schwere gastrointestinale Symptome, meist auch eine Leukozytose, eine erhöhte BSG und eine mäßig ausgeprägte Eosinophilie.

Die Serumkrankheit wurde früher häufiger beobachtet, besonders nach Injektionen von Fremdseren und Immunglobulinen. Heute kommen eher Antibiotika, Sulfonamide, Antiepileptika oder Röntgenkontrastmittel als Auslöser in Betracht. Nach der ersten Exposition vergehen wenigstens 5 bis 7 Tage bis zur Entwicklung von ausreichenden Antikörpermengen für eine Immunkomplexbildung. Nach wiederholten Injektionen entstehen die Symptome schneller, und es kann sogar zu einem fulminanten Verlauf mit Durchfall, Asthma, epileptischen Anfällen, Schock, Koma und Tod kommen. Gewöhnlich klingen die Symptome je nach Eliminationshalbwertszeit des auslösenden Antigens innerhalb weniger Tage oder Wochen ab.

1.6
Intoleranzreaktionen

Die erste Beschreibung einer Intoleranzreaktion erfolgte durch HIRSCHBERG (1902). Er berichtet über die Behandlung eines Patienten mit Gelenkschmerzen. Seine Beschreibung schildert treffend die Symptome einer ASS-Intoleranz.

„... Abends 7 Uhr, griff ich deshalb zur Verordnung von 1 g Aspirin, welches ich bereits vielfach als vorzügliches Schmerzlinderungsmittel bei rheumatischen und nervösen Schmerzen kennen gelernt hatte.

Gegen 10 Uhr abends klagte der Kranke, daß sein Gesicht, seine Augen und die Unterlippe stark aufgeschwollen und die Nase ihm verstopft seien. In den Rachen laufe ihm flüssiger Schleim herab, welchen er nur durch anhaltendes Räuspern entfernen könne. Ebenso sei die Kopfhaut geschwollen und jucke. Das Sprechen falle ihm schwer; er zeigte auch eine große Theilnahmslosigkeit.

Bei meiner Ankunft fand ich folgenden Befund: Beide Augenlider sind so geschwollen, daß die Augäpfel in den verengten Augenspalten kaum zur Hälfte sichtbar waren. Die Unterlippe war sehr geschwollen, die Schleimhaut derselben stark ödematös hervorgetrieben und gerötet. Die angeschwollenen Lider und die Unterlippe fühlten sich hart und infiltrirt an.

... Ich schiebe den Ausschlag auf eine Nebenwirkung des Aspirins deshalb, weil eine andere Ursache nicht zu eruieren war, da von sonstigen in Frage kommenden ursächlichen Momenten (Krebs- und Erdbeerengenuß) keines in unserem Falle vorhanden war. Man muß deshalb auch hier eine unerklärliche Idiosynkrasie des Patienten gegenüber dem Aspirin annehmen."

Intoleranzreaktionen auf Acetylsalicylsäure bei Patienten mit vorbestehender chronischer Urtikaria oder Asthma zeigen sich zumeist in akuter Verschlechterung der Grundkrankheit (Ros et al. 1976).

Patienten ohne Grunderkrankung können sowohl mit Urtikaria oder Angioödem als auch mit Bronchospasmus reagieren. Als typische Symptome für die letztere Patientengruppe werden auch Eryrtheme im Gesichtsbereich beobachtet (Abb. 1.6).

Schwindel, Kopfschmerzen, Müdigkeit, Tachykardie, Herzpalpitationen, Schweißausbrüche und gastrointestinale Störungen sind häufig beobachtete Begleitsymptome.

Fulminante Verläufe mit Fieber, Krämpfen oder anaphylaktoidem Schock können vorkommen, sind jedoch glücklicherweise selten.

Die Symptome treten bei ca. der Hälfte der Patienten innerhalb von 6 h nach Zufuhr des auslösenden Agens auf (JUHLIN 1981). Die Spannweite reicht jedoch von Minuten bis zu 24 Stunden Latenzzeit. Kutane Symptome haben eine größere Latenzzeit als die systemischen Symptome.

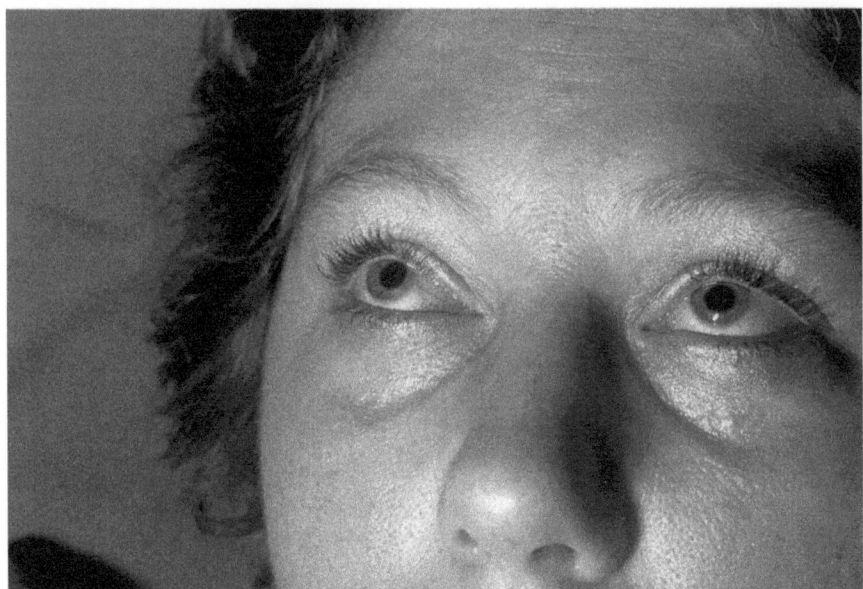

Abb. 1.6. Intoleranzreaktion nach Einnahme von ASS: Erythem des Gesichtes, Rötung der Konjunktiven und periorbitales Ödem

Die meisten Symptome veschwinden nach ein bis zwei Tagen. Eine Urtikaria, insbesondere nach Einnahme von Acetylsalicylsäure, kann jedoch 1 bis 2 Wochen lang persistieren.

Nach Ablauf der Reaktion tritt eine Refraktärperiode auf. Sie ist individuell verschieden und hält bis zu 72 h an. Während dieser Refraktärzeit werden außer der auslösenden Substanz auch andere Stoffe toleriert, die der Patient ansonsten nicht verträgt. Dies erklärt die Beobachtung, daß Stoffe, die mit der täglichen Nahrung regelmäßig in kleinen Mengen aufgenommen werden, häufig nur zu leichten Reaktionen führen, aber besonders heftige Reaktionen nach einer Zeit der Karenz auslösen können. Werden die auslösenden Stoffe jedoch für eine Zeit von $1/2$ bis zu 1 Jahr gemieden, besteht die Möglichkeit, daß die Intoleranzreaktion nicht wieder auftritt.

Insgesamt haben pseudoallergische Reaktionen eine deutliche Tendenz zur Spontanheilung. Die Anzahl der Patienten mit im Provokationstest nachgewiesener Intoleranzreaktion auf ASS, die nach einem Jahr auf erneute Exposition nicht mehr reagieren, beträgt in etwa 30% (Ros et al. 1976; Paul et al. 1994).

Nach Wüthrich (1983) können bei pseudoallergischen Reaktionen Intoleranzreaktionen sowie Intoleranzprovokationen unterschieden werden. Bei der Intoleranzprovokation wird ein bestehendes Krankheitsbild durch die Zufuhr eines Pseudoallergens aggraviert, während bei der Intoleranzreaktion eine eigenständige Symptomatik auftritt. Diese Beobachtung trifft auch bei einer Anzahl von Patienten mit chronischer Urtikaria zu.

Literatur

Czarnetzki BM (1986) Urticaria. Springer, Berlin Heidelberg New York Tokyo
Czarnetzki BM (1989a) History of urticaria. Int J Dermatol 28: 52–57
Czarnetzki BM (1989b) Urticaria. In: Norris D (ed) Immune mechanisms in cutaneous disease. Dekker, New York, pp 653–670
Czarnetzki BM, Grabbe J, Kolde G, Krüger-Krasagakes S, Zuberbier T (1995) Mast cells in the cytokine network – the what, where from and what for. Exp Dermatol 4: 221–226
Grabbe J, Haas N, Czarnetzki BM (1994) Die Mastzelle. Hautarzt 45: 55–64
Haas N, Klapproth I, Czarnetzki BM (1995) Vergleichende Studie zur Häufigkeit, Diagnostik und Therapie der Urtikaria in einer Hautpoliklinik. Allergologie 18: 110–113
Hide M, Francis DM, Grattan CEH, Hakimi J, Kochan JP, Greaves MW (1993) Autoantibodies against the high-affinity IgE receptor as a cause of histamine release in chronic urticaria. N Engl J Med 328: 1599–1604
Hirschberg L (1902) Mittheilung über einen Fall von Nebenwirkung des Aspirins. Dtsch Med Wochenschr 23: 416
Juhlin L (1981) Recurrent urticaria: clinical investigation of 330 patients. Br J Dermatol 104: 369–381
McWorter WP (1989) Allergy and risk of cancer. A prospective study using NHANESI follow-up data. Cancer 64: 451–455
Paul E, Greilich K-D (1991) Zur Epidemiologie der Urtikaria-Erkrankungen. Hautarzt 42: 366–375
Paul E, Geipel M, Möller R (1994) Katamnestische Untersuchungen an Patienten mit chronischer Urtikaria und ASS-Intoleranz. Hautarzt 45: 12–14
Ros AM, Juhlin L, Michaelsson G (1976) A follow-up study of patients with recurrent urticaria and hypersensitivity to aspirin, benzoates and azo dyes. Br J Dermatol 95: 19–24
Soter NA (1991) Acute and chronic urticaria and angioedema. J Am Acad Dermatol 25: 146–154
Wüthrich B (1983) Allergische und pseudoallergische Reaktionen der Haut durch Arzneimittel und Lebensmitteladditiva. Schweiz Rundsch Med (PRAXIS) 72: 691–699

2 Ursachen der Urtikaria

B. M. HENZ und T. ZUBERBIER

2.1
Die allergisch bedingte Urtikaria

2.1.1
Pathomechanismen

Nur ein geringer Teil der akuten und der chronischen Urtikaria basiert auf spezifischen pathologischen Überreaktionen des Immunsystems, d. h. auf Allergien, mit Ausnahme der Urtikaria im Säuglings- und Kleinkindalter. Dabei spielen hauptsächlich Soforttypreaktionen eine Rolle. Aber auch die Bildung von Immunkomplexen mit IgE und anderen Immunglobulinen mit nachfolgender Komplementaktivierung kann involviert sein (CZARNETZKI 1986, 1989). Seit kurzem wird auch immer mehr die Auslösung einer Urtikaria durch Autoantikörper unterschiedlicher Art diskutiert, wobei solche gegen die α-Kette des hochaffinen IgE-Rezeptors besonders interessant sind (HIDE et al. 1993).

Im strikten Sinn gehört die Urtikaria-Vaskulitis auch zur allergischen Urtikaria, sie wird aber wegen vieler Besonderheiten in diesem Buch getrennt abgehandelt (Kap. 8). Das gleiche gilt für die Kontakturtikaria (Kap. 7) und mehrere der physikalischen Urtikariaformen (Kap. 5), obwohl auch bei ihnen immunologisch-allergische Pathomechanismen eine Rolle spielen.

Die allergische Urtikaria basiert auf einer Sensibilisierung des Immunsystems gegen eine bestimmte Substanz. Während dieser Sensibilisierungsphase von 7 bis 10 Tagen bilden die Lymphozyten Immunglobuline gegen das sog. Allergen. Am häufigsten spielen bei der Urtikaria Immunglobuline der IgE-Klasse eine Rolle. IgE ist ein zytophiler Antikörper, der sich mit hoher Affinität an spezifische Rezeptoren auf Mastzellen und basophilen Leukozyten bindet (SUTTON u. GOULD 1993). Bei erneutem Kontakt mit dem Antigen schütten diese Zellen ihre Mediatoren aus, und der Körper reagiert mit allergischen Symptomen, die von nur minimalen Reaktionen der Haut und Schleimhäute bis zum fulminanten anaphylaktischen Schock reichen. Diese Reaktionen können aber auch durch Histaminausschüttung nach Komplementaktivierung durch Immunkomplexe oder durch sog. „histamin-releasing factors" ausgelöst werden, die während immunologischer Vorgänge entstehen (GRABBE et al. 1994).

Warum es nur bei einigen Menschen zu einer Sensibilisierung bei Allergenexposition kommt, ist nicht bekannt. Genetische Faktoren und die Art des Antigens spielen sicherlich eine Rolle. Zudem wird die IgE-Produktion induziert und gefördert durch gewisse Interleukine (IL-4, IL-6 und IL-13), Virusinfekte (z. B. RSV, EBV), Medikamente (z. B. Retinoide) und evtl. auch durch Umweltfaktoren wie Zigarettenrauch und Dieselabgase (CZARNETZKI 1989). Durch wiederholten Antigenkontakt wird die allergische Antwort verstärkt, während sie andererseits durch Meiden des Allergens mit der Zeit schwächer wird oder gänzlich verschwindet. Bei den meisten Patienten verliert sich eine Urtikaria innerhalb von 5 Jahren. Pricktestreaktionen auf Penicillin waren z. B. nach 5 bis 10 Jahren nur noch bei 10% der Patienten positiv, wenn das Allergen sorgfältig gemieden worden war.

2.1.2
Auslösungswege

Allergische urtikarielle Reaktionen werden nicht nur durch unterschiedliche Substanzen, sondern auch über verschiedene Zufuhrwege ausgelöst (Tabelle 2.1). Peroral oder parenteral verabreichte Arzneimittel sind die häufigsten Ursachen bei Erwachsenen. Bei Kindern wird die Urtikaria bei bis zu 44% durch Nahrungsmittel ausgelöst, gefolgt von Infektionen. Die Auslösung einer

Tabelle 2.1. Unterschiedliche Auslösungswege und Ursachen allergischer urtikarieller Reaktionen

Zufuhrweg	Auslöser
Oral	Arzneimittel Nahrungsmittel
Parenteral	Arzneimittel Impfstoffe Insektengifte
Inhalativ	Pollen allergenhaltige Stäube Duftstoffe
Vaginal (rektal)	Arzneimittel Seminalplasma
Intern	bakterielle Toxine bakterielle und virale Proteine Implantate Hormone Autoantikörper modifizierte körpereigene Proteine
Transkutan	Arzneimittel Duftstoffe

Urtikaria auf inhalativem Weg ist relativ selten und wird hauptsächlich bei hochgradig sensibilisierten Atopikern beobachtet. Ebenfalls selten wird eine Urtikaria durch vaginal oder rektal eingeführte Allergene oder durch im Körper selbst gebildete Antigene ausgelöst. Die Urtikaria ist in diesen Fällen meist chronisch, bevor die Ursache erkannt wird. Allergene und auslösende Reize, die direkt auf die Haut einwirken, werden in getrennten Kapiteln abgehandelt (s. Kap. 5 und 7).

2.1.3
Arzneimittel

Reaktionen auf Arzneimittel werden nur zu maximal 25% durch anaphylaktoide Mechanismen ausgelöst und stellen sich dabei klinisch als Urtikaria, Angioödem oder sehr selten als anaphylaktoider Schock dar. Am häufigsten dagegen sind makulopapulöse Ausschläge. Einige Arzneimittel zeigen eine Präferenz für bestimmte Reaktionstypen. Klinisch bestehen auch Mischformen.

Die häufigsten Auslöser anaphylaktischer Reaktionen sind Antibiotika (Tabelle 2.2), wobei *Penicillin* die Spitzenstellung einnimmt. Bis zu 10% aller behandelten Patienten sollen nach Literaturangaben sensibilisiert werden, eine Urtikaria tritt bei 1-5% auf. Die Auslösung der klinischen Reaktion kann je nach Zufuhrweg und Grad der Sensibilisierung sehr schnell, d. h. innerhalb von 2-20 min erfolgen. Weniger bedrohlich sind die erst nach 2-40 h auftretenden urtikariellen Reaktionen, da sie nur selten zusammen mit Larynxödemen oder Schock einhergehen. Spätreaktionen vom Typ der Serumkrankheit bieten, wie schon beschrieben, ein gemischtes klinisches Bild. Wenn zusätzlich IgE-Antikörper zu diesem Zeitpunkt vorhanden sind, kann dies das klinische Bild durch die histamininduzierte erhöhte Immunkomplexablagerung in den Gefäßen verschlechtern.

Tabelle 2.2. Mögliche Ursachen einer Urtikaria bei Patienten mit Arzneimittelreaktionen

Penicillin und andere Antibiotika	Antidiabetika
Sulfonamide	Thyreostatika
Tuberkulostatika	Impfstoffe
Acyclovir	Hyposensibilisierungsextrakte
Thiabendazol	Amiodaron
Antiphlogistika und Analgetika	Procainamid
Sedativa und Hypnotika	Blutprodukte und -substitute
Carbamazepin	monoklonale Antikörper
Ethosuximid	Zytokine, Interferone
Diuretika und Abführmittel	Antihistaminika
Kontrazeptiva	Kortikosteroide
Lokalanästhetika	ACE-Hemmer

Anaphylaktische Reaktionen können durch verschiedene Komponenten in Penicillinpräparaten hervorgerufen werden. Das Hauptantigen ist Penicilloyl (95%); andere, sog. Minorantigene, die Penicillenate, Penicillanyl, Penicillamine und Penaldate u. a. entstehen durch Abbau des Penicillins, auch während der Lagerung. In biosynthetischen und semisynthetischen Penicillinpräparaten hat man zusätzlich auch höhermolekulare Verunreinigungen identifiziert. Die neueren, semisynthetischen Penicilline zeigen noch durch den gemeinsamen 6-Aminopenicillinmolekülanteil Kreuzreaktionen. Zu einem geringen Maß werden diese auch mit den Cephalosporinen und Penicillamin beobachtet. Dagegen stellen die seltenen urtikariellen Reaktionen auf Ampicillin eine spezifische Allergie auf dieses Molekül dar. Das viel häufigere morbilliforme Ampicillinexanthem ist pathogenetisch nicht geklärt.

Die hohe Inzidenz der Penicillinallergie ist wahrscheinlich nicht nur auf die Antigenität, die Vielfalt der Allergene und den häufigen Einsatz dieses potenten und wertvollen Medikamentes zurückzuführen. Vielmehr ist das Molekül sehr stabil, auch gegen Kochen und Dampfsterilisation. Dadurch haben Spuren der Substanz in Milchprodukten, Fleisch und selbst in nichtalkoholischen Getränken zur versteckten Sensibilisierung oder zur Unterhaltung einer chronischen Urtikaria geführt. Nach jeder, auch der ersten Penicillininjektion muß ein Patient daher wenigstens eine Stunde lang beobachtet werden, damit mögliche Schockreaktionen prompt behandelt werden können.

Weitere Ursachen einer medikamentös ausgelösten Urtikaria (Tabelle 2.2) sind Tetrazykline und Sulfonamide, ferner Griseofulvin, Streptomycin und Chloramphenicol. Diuretika und Abführmittel, besonders die auf pflanzlicher Basis, sind ebenfalls häufige Auslöser. Seltener dagegen lösen Kontrazeptiva, Lokalanästhetika, Impfstoffe, Blutprodukte und Plasmaexpander urtikarielle Reaktionen aus. In jüngster Zeit verursachen zunehmend auch therapeutisch angewandte monoklonale Antikörper oder Zytokine wie IL-2, GM-CSF und Interferone allergische Reaktionen mit Urtikaria. Orthopädische oder orthodontische Implantate können entweder selbst durch Komplexierung mit Proteinen oder durch Zusatzstoffe wie Antibiotika als Allergene wirken. Leicht vergessen wird, daß auch Antihistaminika und Kortikosteroide potentielle, wenn auch seltene, IgE-induzierende Allergene sein können.

Nichtsteroidale Antiphlogistika und Röntgenkontrastmittel induzieren eine Urtikaria durch nichtimmunologische, noch ungeklärte Mechanismen (s. Abschn. 2.2). Das gleiche gilt für Plasmaexpander, Opiate, Chinin und Curare, die als direkte Histaminliberatoren wirken, wobei Patienten mit Mastozytose besonders gefährdet sind (s. Kap. 9).

Eine Behandlung mit Verdauungsenzymen kann ebenfalls urtikarielle Reaktionen hervorrufen, und Chymotrypsin- und dehydrocholsäurehaltige Präparate induzieren eine Urtikaria durch eine direkte Histaminfreisetzung.

Nach Blutinfusionen werden urtikarielle Reaktionen durch Immunkomplexe, z. B. durch aggregiertes IgG, und darauf folgende Komplementaktivierung verursacht. Nach Immunglobulininjektionen entstehen bei Patienten mit IgA-Defizienz Anti-IgA-Antikörper.

2.1.4
Inhalationsallergene

Urtikarielle Reaktionen auf inhalierte Stoffe sind relativ selten. Viel eher werden Asthma und Rhinitis an den primären Kontaktorganen ausgelöst. Zu den gefährdeten Gruppen gehören hochsensibilisierte Patienten mit Pollen- und Nahrungsmittelallergien, beruflich exponierte Arbeiter sowie Raucher.

Pollenallergiker entwickeln eine Urtikaria gehäuft während der Pollensaison. Die wichtigsten Allergene sind Baum- und Graspollen. Einige Patienten reagieren auch während der nasalen Provokation mit einer Urtikaria. Während einer erfolgreichen Hyposensibilisierung kann mit der Rhinitis auch die begleitende Urtikaria verschwinden.

Bis zu 5% der Arbeiter in mehlverarbeitenden Berufen entwickeln eine Urtikaria auf inhalativem Wege. Neben der Allergie auf Mehlstäube reagiert ein hoher Prozentsatz im Hauttest positiv auf wäßrige Extrakte der Milbe Dermatophagoides farinae. In der Industrie wird auch eine inhalativ-provozierte Urtikaria auf Bohnenmehl, Platinsalze, aliphatische Polyamine, Gewürze, Penicillin, Ammoniak, Schwefeldioxyd, Formaldehyd, Natriumdisulfid, Aminothiazid und Lindan beobachtet.

Neben diesen beruflichen Expositionen kann es in seltenen Fällen auch im alltäglichen Leben zu Reaktionen auf Inhalationsallergene kommen. So wird von einem Kind berichtet, das auf den Geruch von gebratenem, nicht aber rohem Fisch mit einer Urtikaria reagierte. Zigaretten können eine Urtikaria durch 3 verschiedene Komponenten auslösen. Im Zigarettenrauch und in wäßrigen Extrakten der verarbeiteten Tabakblätter konnte ein 18 kD Glykoprotein identifiziert werden, das bei einem Drittel der Raucher und Nichtraucher einen positiven Hauttest ergab. Ob es sich hierbei um eine IgE-vermittelte Allergie handelt, ist nicht geklärt. Die Substanz kreuzreagiert mit anderen Vertretern der Nachtschattengewächse wie Paprika, Auberginen, Kartoffeln und Tomaten. Die Bedeutung dieses Allergens als Auslöser einer Urtikaria ist noch nicht geklärt. Dagegen hat ein Patient mit Urtikaria eindeutig auf Glyzerin im Tabakrauch reagiert, mit einem entsprechend positiven Hauttest. Er vertrug problemlos Zigaretten, die aliphatische Aldehyde oder Diethylenglyzerin enthielten. Zu den aliphatischen Aldehyden gehören auch weitere Allergene wie Formaldehyd und Akrolein, die in gebratenen und gekochten Nahrungsmitteln, im Knoblauch und in häufig verwendeten Ölessenzen vorhanden sind. Menthol ist ein weiteres Allergen, das vielen Zigarettensorten beigefügt wird und eine Urtikaria hervorrufen kann. Es ist auch in Aerosolen, Hustenbonbons, Papiertaschentüchern und Hautcremes vorhanden.

Neuerdings sind mehrere Berichte über urtikarielle und anaphylaktische Reaktionen auf latextragende Handschuhpuderteilchen in Krankenhäusern, besonders in Operationssälen erschienen. Bei einigen Patienten kam es auch während der Hämodialyse zu Reaktionen auf Ethylenoxyd. Latex ist auch bei der Erzeugung einer Kontakturtikaria von Bedeutung (s. Kap. 7).

2.1.5
Nahrungsmittel

Unverträglichkeitsreaktionen auf Nahrungsmittel sind bei chronischer Urtikaria meist pseudoallergischer Natur; bei der akuten Urtikaria müssen jedoch auch IgE-vermittelte Typ-I-Reaktionen ausgeschlossen werden. Reaktionen auf Nahrungsmittel werden durch bestimmte Allergene hervorgerufen, die aus Hitze- und säurestabilen, 18–36 kD großen Glykoproteinen bestehen (Tabelle 2.3) und eine IgE-, aber wie alle Allergene auch eine IgG-Produktion induzieren, wobei letztere keine pathologische Relevanz hat (SAMPSON 1988; WÜTHRICH 1988; ZUBERBIER u. CZARNETZKI 1992, 1993). Einige Allergene, wie z. B. die in frischen Äpfeln, werden durch Kochen zerstört. Zusätzlich enthalten Nahrungsmittel Stoffe, die auf nichtimmunologischem Weg zur Histaminfreisetzung führen bzw. die als vasoaktive Amine oder andere direkt pharmakologisch wirksame Substanzen eine klinische Symptomatik auslösen (Tabelle 2.4, s. auch Abschn. 2.2). Diese Stoffe können auch die Permeabilität des Darms für Allergene erhöhen und somit allergische Reaktionen fördern.

Kinder atopischer Eltern leiden doppelt so häufig an Nahrungsmittelallergien (58%) wie solche, bei denen nur ein Elternteil oder keiner belastet ist (29% bzw. 13%). Kuhmilch ist ein potenteres Allergen als Muttermilch. Die Milchallergie der frühen Kindheit verliert sich langsam mit Reifung des Darms und des Immunsystems, selbst wenn die Hauttests noch positiv sind. Bei älteren Kindern und Erwachsenen hängt die Häufigkeit bestimmter Nahrungsmittelallergien von den Eßgewohnheiten ab. So kommt in Mitteleuropa besonders häufig eine Gewürzallergie, in Japan und Skandinavien eine Fischallergie und

Tabelle 2.3. Bekannte Allergene einiger wichtiger Nahrungsmittel

Nahrungsmittel	Allergene
Milch	Casein, α- und β-Laktalbumin, Albumin
Eiweiß	Ovalbumin, Ovomucoid, Ovotransferrin
Eigelb	Lipoprotein, Livertin, mehrere unbekannte Fraktionen
Getreide (Weizen)	Gluteline, Albumin, Globuline, Gliadine
Reis	Gluteline, Globuline
Tomaten	mehrere Glykoproteine

Tabelle 2.4. Beispiele von Nahrungsmitteln, die durch IgE-vermittelte Mechanismen, direkt durch in der Nahrung enthaltene vasoaktive Amine oder durch pharmakologische und andere Mechanismen urtikarielle Reaktionen hervorrufen können. (Einzelne Nahrungsmittel können auch über mehrere Mechanismen eine Urtikaria auslösen.)

IgE-vermittelt	Vasoaktive Amine	Andere Mechanismen
Fisch	Käse	Pflaumen
Krustentiere	Bier	Bohnen (bes. Soja)
Milch	Wein	Coffein
Nüsse	Wurst	Zwiebeln
Bohnen	Fisch	Melonen
Kartoffeln	Konserven	Zitrusfrüchte
Sellerie	Tomaten	Erdbeeren
Petersilie	Ananas	Pilze
Getreide	Avocado	aliphatische Aldehyde
Reis	Fleisch	Azofarbstoffe
Bananen	Sauerkraut	Benzoesäurederivate
Apfelsinen	Bananen	Salicylate
Äpfel		Menthol
Pollen		Alkohol
Schokolade		Hefe
Gemüse		Glutamat
		Sulfite

in den USA eine Erdnußallergie vor. Es bestehen auch Kreuzreaktionen zwischen Nahrungsmitteln der Umbelliferaefamilie (Rüben, Sellerie und Beifuß), und einige Patienten reagieren auch auf Karotten, Kartoffeln, Äpfel und Tomaten. Kreuzreaktionen zwischen frischen Früchten, Nüssen, Gewürzen und Birkenpollen werden ebenfalls beobachtet.

Beispiele für versteckte Nahrungsmittelallergene sind Pollen im Honig sowie Fischallergene in Lebertran, in Soßen oder im Fleisch von Geflügel und Schweinen, die mit Fischmehl gefüttert wurden, in Klebstoffen und möglicherweise auch im Wein, da in Frankreich Fischalbumin zum Klären des Weines gebraucht wird. Weitere versteckte Allergene sind Soja und Erdnuß als Milchersatz in gewissen Schokoladesorten (nicht in Schweizer Schokolade) und Guarkernmehl zur Verdickung von Soßen und Milchprodukten. Seltene nichtimmunologische Auslöser einer Urtikaria in Nahrungsmitteln sind aliphatische Aldehyde im Knoblauch und anderen Nahrungsmitteln sowie Menthol in Bonbons und Eistee.

Bei oralen Provokationstestungen reagiert die Haut am häufigsten in Form von urtikariellen oder morbilliformen Exanthemen (74%), gefolgt von gastrointestinalen (43%) und respiratorischen (28%) Symptomen. Klinische Reaktionen innerhalb von 45 min sind meist urtikariell und IgE-vermittelt. Sie können sich schon bei Kontakt mit den Lippen und der Mundschleimhaut durch lokalen Juckreiz und Schwellung manifestieren. Reaktionen nach einer Verzögerung von 1–20 h können ebenfalls IgE-vermittelt sein und zwar entweder aufgrund der Dauer der Magen-Darm-Passage, wo sie evtl. erst durch den Verdauungsvorgang zum Allergen werden, oder auf der Basis der wohlbekannten verzögert auftretenden IgE-vermittelten Reaktionen. Sie manifestieren sich primär mit gastrointestinalen Symptomen wie Erbrechen und Durchfall. Spätreaktionen nach mehr als 20 h produzieren gastrointestinale Symptome oder Ekzeme an der Haut. Fisch, Beeren, Nüsse und Hühnereiweiß induzieren eher Soforttypreaktionen, Getreide, Milch, Eigelb, Schokolade und Gemüse eher verzögerte Reaktionen. Einige Patienten beobachten nach Auslösung ihrer Symptome eine Refraktärphase von mehreren Stunden.

2.2 Pseudoallergien

2.2.1 Definitionen

Pseudoallergene rufen nichtimmunologisch vermittelte Krankheitsbilder hervor, die klinisch einer allergischen Reaktion vom Soforttyp gleichen. Die klinischen Reaktionen werden Intoleranzreaktionen, Idiosynkrasie oder anaphylaktoide Reaktion genannt. Als Sammelbegriff für alle nichtimmunologisch vermittelten Reaktionen auf bestimmte Stoffe ist der Begriff pseudoallergische Reaktion (PAR) geprägt worden (SCHLUMBERGER 1983; SCHLUMBERGER et al. 1974). PAR können alle 4 Typen der allergischen Reaktion nach COOMBS u. GELL imitieren. Die Intoleranzreaktion ist also eine PAR, die klinisch einer Typ-I-Allergie entspricht. Aufgrund der nichtimmunologischen Art der Reaktion kann diese beim ersten Kontakt mit dem Auslöser ohne Sensibilisierungszeit auftreten. Die meisten Intoleranzreaktionen werden jedoch von Stoffen ausgelöst, die über Jahre hinweg vertragen wurden. Die grundlegenden Charakteristika der Intoleranzreaktion sind im folgenden zusammengefaßt:

- Klinik der allergischen Reaktion vom Soforttyp,
- Nicht IgE-vermittelt,
- Dosisabhängig,
- Symptome schon beim ersten Kontakt mit dem Auslöser möglich,
- Reaktionen auch auf chemisch nicht verwandte Stoffe,
- Haut- und In-vitro-Testungen ohne Aussagekraft.

2.2.2 Klassifikation und Häufigkeit

Intoleranzreaktionen sind ein wichtiger ätiopathogenetischer Faktor der akuten und insbesondere auch der chronisch rezidivierenden Urtikaria. Die bekannteste Intoleranzreaktion ist die Unverträglichkeit von Acetylsalicylsäure und anderen nichtsteroidalen Antiphlogistika. Ein weiterer häufiger Auslöser, v. a. für die chronische Urtikaria, sind natürlich vorhandene oder bei der Herstellung hinzugefügte Lebensmittelinhaltsstoffe (sog. Parastoffe).

Außerdem sind Intoleranzreaktionen auf Röntgenkontrastmittel, kolloidale Plasmaexpander, Anästhetika und eine heterogene Gruppe von Medikamenten bekannt.

Klassifikation der Auslöser von Intoleranzreaktionen

- Antiphlogistika (Prototyp Aspirin),
- Nahrungsmittelzusatzstoffe,
- Natürliche Inhaltsstoffe in pflanzlichen Nahrungsmitteln (Salizylate, Benzoate etc.),
- Röntgenkontrastmittel,
- Kolloidale Plasmaexpander,
- Lokalanästhetika,
- Verschiedene Arzneimittel.

Intoleranzreaktionen müssen von Reaktionen auf eine Gruppe von Stoffen abgegrenzt werden, die strukturbedingt direkt zu einer Histaminfreisetzung führen. Diese Histaminliberatoren können ebenfalls Erscheinungen auslösen, die einer Typ-I-Allergie ähneln. Hierbei handelt es sich jedoch um eine dosisabhängige Wirkung, die bei jeder exponierten Person auftreten kann, im Gegensatz zur Intoleranzreaktion, die eine pathologische Reaktion einzelner Individuen auf allgemein verträgliche Stoffe ist.

Histaminliberatoren werden als Auslöser der akuten Urtikaria in Kap. 1 ausführlich besprochen und sind in Tabelle 1.4 im einzelnen aufgeführt. Weiterhin müssen von den Intoleranzreaktionen Vergiftungserscheinungen nach Genuß von Lebensmitteln, die mit Histamin kontaminiert waren, abgegrenzt werden. Histamin entsteht als bakterielles Abbauprodukt von Histidin. Die höchsten Konzentrationen finden sich in Fischkonserven, die nicht sachgerecht verarbeitet wurden.

Unterteilt man Intoleranzreaktionen nach der Organmanifestation, ergibt sich folgendes Bild:

Eine Gruppe von Patienten reagiert primär mit Bronchokonstriktion; bei bestehendem Asthma wird dieses verschlechtert. Bei 10% dieser Patienten treten zusätzlich Urtikaria und/oder Angioödeme auf. Die zweite Gruppe von Patienten reagiert primär mit kutanen Symptomen. Im Vordergrund stehen dabei Urtikaria und Angioödeme. Die Reaktion kann sich sowohl als akute Urtikaria, u. U. mit Luftnot, als auch durch Verschlechterung einer bestehenden chronisch-rezidivierenden Urtikaria oder eines atopischen Ekzems äußern. Für die Verschlechterung einer bestehenden Grunderkrankung wird auch die

Verwendung des Begriffs Intoleranzprovokation vorgeschlagen (WÜTHRICH 1983).

Weitere Organmanifestationen betreffen den Gastrointestinaltrakt und den Nasen-Rachen-Raum. Systemische Begleitsymptome sind ebenfalls möglich. Die schwerwiegendste Reaktion ist der anaphylaktoide Schock, der ebenso lebensbedrohlich ist wie der IgE-vermittelte anaphylaktische Schock.

2.2.3
Epidemiologie

Die Häufigkeit urtikarieller Intoleranzreaktionen auf die häufigsten Auslöser ist in Tabelle 2.5 zusammengefaßt. Sie ist erhöht bei Patienten mit chronisch-rezidivierender Urtikaria und Patienten, die an der sog. Aspirintriade (Intrinsic-Asthma, Polyposis nasi und ASS-Intoleranz) leiden. Patienten mit chronischer Rhinitis haben dagegen kein erhöhtes Risiko für Intoleranzreaktionen gegenüber der Normalbevölkerung.

Urtikarielle Reaktionen auf ASS kommen bei Erwachsenen häufiger vor als bei Kindern. Der Altersgipfel liegt zwischen dem 20. und 40. Lebensjahr. Es gibt keine Hinweise auf eine gleichzeitig erhöhte Häufigkeit atopischer Erkrankungen in der Eigen- oder Familienanamnese (SCHLUMBERGER 1983).

Der Schweregrad von Intoleranzreaktion variiert z.T. beträchtlich, jedoch ist nur ein geringer Teil der Reaktionen als lebensbedrohlich anzusehen. Für Röntgenkontrastmittel beispielsweise werden 2–8% urtikarielle und nur 0,1% lebensbedrohliche Zwischenfälle beschrieben (LIEBERMANN 1991).

Tabelle 2.5. Urtikarielle Intoleranzreaktionen (angegeben sind die gemittelten Werte von verschiedenen Autoren) auf häufige Auslöser

Auslöser	Häufigkeit [%]
1. Aspirinintoleranz	
a) Urtikariapatienten	50
b) Asthmatiker	7
c) Patienten mit chronischer Rhinitis	1,5
d) Normalbevölkerung Erwachsene	3,8
Kinder	0,3
2. Lebensmittelzusatzstoffe	
a) Urtikariapatienten	40
b) Asthmatiker	18
3. Röntgenkontrastmittel	
a) Ionisch, stark hyperosmolar	8
b) Nichtionisch, weniger hyperosmolar	2
4. verschiedene Auslöser	
Lokal- und i.v.-Anästhetika	0,5
Gelatine	8

2.3
Infektionen

Mikroorganismen kommen in Anbetracht ihrer Häufigkeit erstaunlich selten als Ursache einer Urtikaria in Frage. Sie induzieren eher eine IgG- als eine IgE-Antwort. Zudem besteht wahrscheinlich wegen der häufigen und hochgradigen Exposition eine allergologische Toleranz in der erwachsenen Bevölkerung, während Kinder noch relativ häufig reagieren.

Nur wenige Bakterien werden als mögliche Ursache einer Urtikaria aufgeführt (Tabelle 2.6). So ist z. B. bisher nur einmal über eine Assoziation von Urtikaria und Borreliose berichtet worden (OLSON u. ESTERLY 1990). In 3 Fällen werden bakterielle Infektionen jedoch häufiger als Auslöser diskutiert, erstens bei Streptokokkentonsillitis von Kindern, zweitens bei chronischer Sinusitis und bei Zahnabszessen von Jugendlichen und Erwachsenen sowie neuerdings bei der Helicobacterbesiedlung von Patienten mit Oberbauchbeschwerden. Im ersteren Fall steht der Beweis einer Auslösung durch die Streptokokken noch aus. Nach der Sanierung von Sinusitiden und Zahnabszessen kam es bei ungefähr 30% der Patienten zum Abklingen der Urtikaria. Die Heilerfolge durch eine Therapie der Helicobacter-pylori-Infektion liegen sogar bei bis zu 100% (MÖLLER et al. 1996).

Bei dem kürzlich erstmals beschriebenen *Cogan-Syndrom,* das sich mit einer Urtikaria-Vaskulitis, einer vestibuloakustischen Dysfunktion und einer oberflächlichen Keratitis manifestiert, hat man Antikörper gegen Chlamydia trachomatis nachgewiesen.

Unter den *Viruserkrankungen* wird das Hepatitis-B-Virus als häufigste Ursache einer Urtikaria aufgeführt. Bis zu 30% der Patienten entwickeln urtikarielle Exantheme während der prodromalen Phase, zusammen mit serumkrankheitartigen Symptomen. Während der Hepatitis-B-Antigenämie kann auch eine Urtikaria mit nekrotisierender Vaskulitis, Fieber, Arthralgien, Mononeuritis multiplex, Bauchkrämpfen und Nierenbefall auftreten. In einer

Tabelle 2.6. Mikroorganismen, Pilze und Parasiten, die eine Urtikaria auslösen können

Bakterien	Viren	Parasiten	Pilze
Streptokokken	Epstein-Barr	Giardia lamblia	Candida
Vibrionen	Hepatitis B	Entamoeba histolytica	Trichophyton
Mykoplasmen	Coxsackie A 9	Trichomonas hominis	
Pseudomonas	Coxsackie B 5	Plasmodium falciparum	
Helicobacter	ECHO 11	Oxyuren, Fasciola	
	Herpes	Ancylostomata	
	Varizellen	Strongyloides	
	Masern	Onchocerca volvulus	
		Echinokokkus, Schistosomata	
		Trichinella, Toxocara	

Studie wurden im Serum bei 15,3% der Patienten mit Urtikaria Antikörper gegen das Hepatitis-B-Oberflächenantigen nachgewiesen, bei 2,4% das Antigen selbst gefunden. Histologisch bestand eine nekrotisierende Venolitis.

Die infektiöse Mononukleose ist eine weitere häufigere Ursache der Urtikaria (Inzidenz: 5%), wobei die Urtikaria schon während der Inkubationszeit mehrere Wochen vor Ausbruch der Krankheit manifest sein kann. Andere Viren werden als primäre Auslöser (Tabelle 2.6), häufiger jedoch als exazerbierende Faktoren bei einer schon bestehenden Urtikaria beschrieben.

Bei den *Pilzinfektionen* kommt mit Ausnahme eines in der Literatur gut dokumentierten Falls mit Trichophyton rubrum als Auslöser nur eine Candidose in Frage. Die Frage einer wirklich ursächlichen Rolle ist jedoch komplex. In der Allgemeinbevölkerung wurde eine Candidadurchseuchung von bis zu 70% der Testpersonen nachgewiesen, in einer anderen Studie mit Urtikariapatienten von nur 43%, verglichen mit 26% bei den Kontrollprobanden. Hauttests mit Quaddelreaktionen auf Candidaextrakte waren bei bis zu 81% der Urtikariapatienten positiv und orale Provokationstests bei bis zu 71%. Dagegen variierte die Heilungsrate nach Sanierung in verschiedenen Studien von nur 8% oder 14% bis zu 55%, 75% oder sogar 92%. Eine Desensibilisierungstherapie war bei 31% bis 85% erfolgreich. Einige Patienten mit Urtikaria und Candidabefall bessern sich auch unter einer Diät ohne Zucker, Hefe, Käse, Schokolade und unspezifische Histaminliberatoren. Problematisch und verwirrend sind all diese Beobachtungen, weil in den meisten Studien keine Differenzierung der Candidaspezies erfolgte und auch die Therapien sehr unterschiedlich durchgeführt wurden (MÖLLER et al. 1996). Kritische Studien zu dieser Frage stehen noch aus. Im eigenen Krankengut schätzen wir die Verursacherrolle von Candida-albicans-Infektionen für eine chronische Urtikaria als sehr gering ein.

2.4
Parasitäre Infestationen

Die Liste der Parasiten, die eine Urtikaria verursachen können, ist lang (Tabelle 2.6). Dazu paßt, daß Parasiten bekanntlich hervorragende Stimuli einer IgE-Immunantwort sind. Dennoch sind die Hinweise für einen Zusammenhang zwischen einer Urtikaria und einem parasitären Befall nicht gänzlich überzeugend. In Endemiegebieten ist die Inzidenz der Urtikaria nur in der Kindheit höher. Hier mag auch die Toleranzinduktion eine Rolle spielen. Die „Wurmlast" war z. B. bei Patienten mit Urtikaria nicht höher als bei Kontrollpersonen, und nur bei 8% der Patienten kam es nach Elimination der Würmer zum Abklingen der Urtikaria. Nur bei Patienten mit Oxyuriasis waren die Zahlen mit 16% etwas besser.

In westlichen Ländern sind in einigen Gegenden Toxocara sowie Fasziolainfestationen als Ursachen einer Urtikaria beobachtet worden. Nach Genuß von nicht ordnungsgemäß kontrolliertem Fleisch kommt es gelegentlich immer noch zu Trichinosen mit periorbitalen Ödemen, makulopapulösen Exanthemen, Fieber und Muskelschmerzen. Skabiesmilben verursachen nur selten urtikarielle Reaktionen.

Ansonsten sind primär Reisende in den Tropen und Subtropen gefährdet. Gut dokumentiert ist das Auftreten einer Urtikaria während akuter Malariaanfälle. Bei der Larva migrans kann man den Verlauf der Gänge durch lineare oder polyzyklische Quaddelreaktionen gut verfolgen. Dagegen werden die urtikariellen Reaktionen auf der lichenifizierten Haut der Patienten mit Onchozerkose leicht übersehen. Nach Penetration von Schistosomalarven durch die Haut kann es 4 bis 8 Wochen später zu Urtikaria, Fieber, Arthralgien, Durchfall und Hepatosplenomegalie kommen. Durch die Ruptur einer Hydatiden-Leberzyste bei Echinokokkose wird eine lebensbedrohliche Anaphylaxie ausgelöst.

2.5
Innere Krankheiten

Die chronische Urtikaria ist relativ selten mit inneren Erkrankungen assoziiert (STAFFORD 1990), wobei autoaggressive und neoplastische Prozesse am häufigsten sind.

- Autoimmunerkrankungen:
  SLE, M. Still, rheumatisches Fieber, Polymyositis;
- Dysproteinämien:
  IgM-Paraproteinämie (Schnitzler-Syndrom)
  Dysproteinämien bei Kälteurtikaria (s. Abschn. 5.4);
- Maligne Erkrankungen:
  M. Hodgkin, lymphatische Leukämie, Non-Hodgkin-Lymphome, Polycythaemia vera, Kolon- und Rektumkarzinome;
- Diverse Erkrankungen:
  Sarkoidose,
  Amyloidose (+Taubheit = Muckle-Wells Syndrom).

Dabei mögen Störungen im Immunsystem, die Expression von Neoantigenen oder die Sekretion von Mediatoren durch transformierte Zellen eine Rolle spielen. In diesen Zusammenhang passen auch die schon erwähnten Häufungen von antimikrosomalen Schilddrüsenantikörpern, die kürzlich beschriebenen Anti-IgE- und Anti-IgE-Rezeptorantikörper bei einem hohen Prozentsatz von Patienten mit chronischer Urtikaria und das Abklingen der Urtikaria nach chirurgischer Behandlung oder Chemotherapie.

Eine Urtikaria kann einem systemischen Lupus erythematodes um ein Jahr vorausgehen und tritt irgendwann bei 4–7% der Patienten im Verlauf der

Krankheit auf. Histologisch sieht man bei 90% der Patienten eine Urtikaria-Vaskulitis (s. Kap. 8). Eine eindeutige Beziehung zwischen serologischen Befunden, dem Schweregrad des SLE und der Aktivität der Urtikaria kann nicht hergestellt werden.

Auch beim M. Still, bei Lymphomen und bei Leukämien kann die Urtikaria der Krankheitsmanifestation um Monate oder Jahre vorausgehen. Beim M. Still entsteht eine Urtikaria bei 25% der Patienten, beim rheumatischen Fieber nur bei 1,7%.

In den vergangenen Jahren sind einzelne Patienten mit einer chronischen, wenig juckenden Urtikaria und einer Makroglobulinämie (IgM Paraproteinämie) beschrieben worden (Schnitzler-Syndrom, BERDY u. BLOCH 1991; KROPP u. CZARNETZKI 1994). Zusätzliche Merkmale in unterschiedlicher Ausprägung waren eine Leukozytose, Thrombozytose und Anämie, eine erhöhte BSG, Fieberschübe, Arthralgien, Osteomyalgien, Lymphadenopathie sowie erhöhte Fibrinogen- und IgG-Antikörperwerte gegen IL-1. Bei den Patienten bestehen weder eine leukozytoklastische Vaskulitis noch andere Zeichen einer Komplementaktivierung. Keiner entwickelte während einer Nachbeobachtungszeit von 4 bis 9 Jahren maligne Erkrankungen. Dagegen verlief das Krankheitsbild bei mehreren anderen Patienten mit andauerndem Fieber und erhöhter BSG fulminant, ja sogar tödlich.

Vor mehreren Jahrzehnten wurden mehrere Familien mit jahrelang anhaltender generalisierter, juckender Urtikaria, progressivem Hörverlust und inkonstanter Nierenamyloidose beschrieben (Muckle-Wells-Syndrom). Bei einer Familie ging der Erstmanifestation eine Toxoplasmose voraus.

2.6
Hormone und hormonelle Störungen

Eine Urtikaria aufgrund allergischer Reaktionen gegen endogene Hormone ist sehr selten, während therapeutisch verabreichte Hormone schon eher solche Reaktionen hervorrufen.

Bei *Schilddrüsenerkrankungen* wird die chronische Urtikaria zusammen mit Angioödemen als Autoimmunkrankheit mit antimikrosomalen Antikörpern und gelegentlich anderen Manifestationen wie Vitiligo und perniziöser Anämie beobachtet. Hohe Serumtiter der Schilddrüsenautoantikörper wurden auch bei 2–26% der Patienten mit chronischer Urtikaria, und zwar hauptsächlich bei Frauen gefunden, unabhängig vom Status der Schilddrüsenfunktion. In der Normalbevölkerung beträgt die Häufigkeit 5,6%. Bei 7 von 9 Urtikariapatienten mit Schilddrüsenautoantikörpern erbrachte eine 2- bis 3monatige Therapie mit 200 µg Levothyroxin eine Besserung der Symptome.

Progesteron provoziert bei einigen Frauen in der zweiten Hälfte des Menstruationszyklus eine Urtikaria, Ekzeme oder auch ein Erythema multiforme.

Oft haben diese Patienten vorher progesteronhaltige Präparate eingenommen, die evtl. eine Sensibilisierung induziert haben, die bei einigen Patienten auch im Hauttest verifiziert werden konnte. Scheinbar paradoxerweise kann eine Schwangerschaft zum Abklingen der Symptome führen, wahrscheinlich durch Induktion einer Toleranz, wie sie auch therapeutisch erfolgreich angewandt wird (s. Kap. 11). Die Verbindung zwischen dieser progesteroninduzierten Urtikaria und den juckenden Dermatosen mit urtikarieller Komponente, die im dritten Trimenon bei 0,38% aller Schwangerschaften auftreten (PUPP, „pruritic urticarial papules and plaques of pregnancy"), ist nicht geklärt.

Insulin ist neben den Kontrazeptiva das therapeutisch am häufigsten eingesetzte Hormon. Die gentechnologisch hergestellten Präparate sind viel weniger allergen als die tierischen oder die protaminhaltigen Depotpräparate. Schweineinsulin unterscheidet sich vom menschlichen nur durch eine Aminosäure und wirkt daher weniger allergen als Rinderinsulin. Kontaminationen bei der Herstellung des Insulins sowie Additiva und Konservierungsstoffe sind weitere Ursachen urtikarieller Reaktionen bei insulinpflichtigen Diabetikern. Die Reaktionen treten häufiger nach kurzen Therapiepausen auf und sind in 10% schwerwiegend, so daß die Diabetestherapie geändert werden muß. Ungefähr 40% der insulinpflichtigen Patienten zeigen positive Hauttestreaktionen und haben niedrige Serumspiegel von spezifischem IgE. Die Entwicklung von IgG-Antikörpern kann eine Insulinresistenz bedeuten.

Erwähnenswert sind in diesem Zusammenhang auch die bei einigen Frauen durch IgE-Antikörper vermittelten anaphylaktischen Reaktionen auf die Samenflüssigkeit ihres Partners. Die Antikörper sind gegen ein 14-30 kD Antigen im Prostatasekret gerichtet, so daß eine Vasektomie keine Abhilfe schafft.

2.7
Neurologische und psychische Faktoren

Die Beteiligung des Nervensystems bei urtikariellen Reaktionen wurde schon im vergangenen Jahrhundert postuliert und durch Beobachtungen in der ersten Hälfte dieses Jahrhunderts unterstützt, nach denen ein Patient mit Hemiparese und Fischallergie nur auf der gesunden Körperseite Quaddeln entwickelte. Heute sind mehrere Neurotransmitter als Initiatoren oder Modulatoren der Mastzellfreisetzung bekannt. Zudem kann man in der Praxis wiederholt Patienten beobachten, deren Urtikaria unter Streß ausbricht oder sich verschlechtert. In größeren Studien wurden psychische Faktoren und Streß bei 11,5% der Patienten mit Urtikaria als Hauptursache und bei 24-51% als verschlechternde Komponente angegeben. Die Persönlichkeit der chronischen Urtikariapatienten wurde unterschiedlich beschrieben als instabil, sensibel, zyklothym, zu Angespanntheit, Ängstlichkeit und Depressionen neigend, zudem als rigide, introvertiert und nervös, mit häufigen psychosomatischen Veränderungen (Kopfschmerzen, chronischer Gastritis, Magenulkus, Migräne). Diese Befunde halten modernen Untersuchungsmethoden gegenüber nicht stand (HASHIRO u. OKAMURA 1994; HEIN et al. 1996) und sind weitestgehend als Reaktion auf das quälende Krankheitsbild zu werten. Zudem können eine Reihe der Symptome durch Wirkungen der Mastzellmediatoren, insbesondere Histamin, erklärt werden.

Frühere enthusiastische Berichte über eine Unterdrückung von Quaddel- und Tuberkulinreaktionen unter Hypnose konnten in neuerer Zeit nicht reproduziert werden. Dennoch sind immer wieder auffällige Plazeboeffekte bei Urtikariapatienten beobachtet worden.

Diese Befunde sind aber nur schwer gegen den fluktuierenden Verlauf und die höhere Spontanheilungsrate der Urtikaria abzugrenzen.

2.8
Stechende Insekten und Pflanzen

Der Vollständigkeit halber sollten an dieser Stelle auch die urtikariellen Reaktionen auf *stechende Insekten* und *Pflanzen* wie Brennesseln erwähnt werden. Fast alle der Gifte enthalten vasoaktive Amine, ja selbst Leukotriene, zudem oft noch Histaminliberatoren. Auf diese Weise erklärt sich die urtikarielle Reaktion an der Einstichstelle auch bei Nichtallergikern. Bei Patienten mit Mastozytose ohne Sensibilisierung haben einzelne Insektenstiche durch die von Histaminliberatoren ausgelöste massive Mediatorfreisetzung einen tödlichen anaphylaktischen Schock ausgelöst. Patienten mit genuiner Insektengiftallergie reagieren auch während lebensbedrohlicher anaphylaktischer Reaktionen in den meisten Fällen zusätzlich mit urtikariellen Reaktionen. Einige Autoren weisen darauf hin, daß das Auftreten einer Urtikaria ohne systemische Begleiterscheinungen ein prognostisch günstiges Zeichen ist. Bei Kindern werden multiple Insektenstiche (papulöse Urtikaria) häufg mit von innen ausgelöster, akuter Urtikaria verwechselt.

Literatur

Berdy SS, Bloch K (1991) Schnitzler's syndrome: A broader clinical spectrum. J Allergy Clin Immunol 87: 849–854

Czarnetzki BM (1986) Urticaria. Springer, Berlin Heidelberg New York Tokyo

Czarnetzki BM (1989) Urticaria. In: Norris D (ed) Immune mechanisms in cutaneous disease. Dekker, New York, pp 653–670

Grabbe J, Haas N, Czarnetzki BM (1994) Die Mastzelle. Hautarzt 45: 55–64

Hashiro M, Okmura M (1994) Anxiety, depression, psychosomatic symptoms and autonomic nervous function in patients with chronic urticaria. J Dermatol Sci 8: 129–135

Hein UR, Czarnetzki BM, Haustein U, Seikowski K, Aberer W, Rufli T, Klapp BF (1996) Zur Beziehung zwischen chronischer Urtikaria und larvierter Depression/Somatisierungsstörung. Hautarzt 47: 20–23

Hide M, Francis DM, Grattan CEH, Hakimi J, Kochan JP, Greaves MW (1993) Autoantibodies against the high-affinity IgE receptor as a cause of histamine release in chronic urticaria. N Engl J Med 328: 1599–1604

Kropp JD, Czarnetzki BM (1994) Urtikaria Vaskulitis und Schnitzler-Syndrom. Allergologie 17: 17–20

Liebermann P (1991) Anaphylactoid reactions to radiocontrast material. Ann Allergy 67: 91–100

Möller A, Zuberbier T, Chantraine-Hess S, Czarnetzki BM (1995) Bedeutung der Fokussuche für die Urtikaria-Diagnostik. Allergologie 11: 547–552

Olson S, Esterly N (1990) Urticaria and Lyme disease. J Am Acad Dermatol 22: 1114–1116

Sampson H (1988) IgE-mediated food intolerance. J Allergy Clin Immunol 81: 495–504

Schlumberger HD (1983) Pseudoallergic reactions to drugs and chemicals. Ann Allergy 51: 317–324

Schlumberger HD, Löbecke EA, Kallos P (1974) Acetylic acid intolerance. Lack of N-acetylsalicylic acid species specific antibodies in the serum of intolerant individuals. Acta Med Scand 196: 451–458

Stafford CT (1990) Urticaria as a sign of systemic disease. Ann Allergy 64: 264–270

Sutton BJ, Gould HJ (1993) The human IgE network. Nature 366: 421–428

Wüthrich B (1988) IgE-mediated food intolerance. J Allergy Clin Immunol 81: 495–504

Wüthrich B (1983) Allergische und pseudoallergische Reaktionen der Haut durch Arzneimittel und Lebensmitteladditiva. Schweiz Rundschau Med (PRAXIS) 72: 691–699

Zuberbier T, Chantraine-Heß S, Czarnetzki BM (1995) The role of food intolerance in chronic urticaria – a prospective study. Acta Derm Venereol (Stockh) 75: 484–487

Zuberbier T, Czarnetzki BM (1992, 1993) Nahrungsmittelunverträglichkeit, I und II. Hautarzt 43: 805–911, 44: 57–62

3 Akute und chronische Urtikaria

C. Pfrommer und S. Chantraine-Hess

3.1 Definition

Die Unterscheidung dieser beiden Urtikariaformen erfolgt allein aufgrund der Krankheitsdauer. Die akute Urtikaria hält per definitionem maximal 6 Wochen an, kann aber intermittierend in Abständen von Wochen bis Monaten wieder auftreten, während die chronische Urtikaria eine Verlaufsdauer von länger als 6 Wochen hat. Dabei werden je nach Frequenz der Schübe eine kontinuierliche von einer rezidivierenden Form der chronischen Urtikaria unterschieden (s. Tabelle 1.2). Im allgemeinen klinischen Sprachgebrauch wird unter dem Begriff chronische Urtikaria nur die endogen ausgelöste Urtikaria erfaßt, in Abgrenzung zu den durch externe physikalische Auslöser provozierten Urtikariaformen und der Mastozytose. Die cholinergische Urtikaria und die Urtikaria vasculitis müßten streng genommen auch als chronische Urtikaria klassifiziert werden; sie werden aber aufgrund ihrer Pathogenese in eigenständigen Kapiteln (6 und 8) besprochen und im Sprachgebrauch des klinischen Alltags nicht synonym mit der chronischen Urtikaria verwendet.

3.2 Allgemeines

Die akute und die chronische Urtikaria sind schon in den beiden vorangegangenen Kapiteln besprochen worden, ebenso wird auf Details zur Diagnostik und Therapie in den Kapiteln 10 und 11 ausführlich eingegangen. Da diese beiden Urtikariaformen jedoch am häufigsten in der täglichen Praxis vorkommen, sollen die wichtigsten Aspekte in diesem Kapitel noch einmal kurz zusammengefaßt werden.

3.3 Epidemiologie

Hinsichtlich der Inzidenz der chronischen Urtikaria gibt es in der Literatur keine zuverlässigen Angaben. Die bekannten Daten sind in Abschn. 1.4 zusammengefaßt. Wahrscheinlich liegt die Prävalenz in der Bevölkerung deutlich unter 0,5%, andererseits besteht eine durchschnittliche Verlaufsdauer von mehreren Jahren.

Die akute Urtikaria ist dagegen eine häufige Erkrankung. 12–15% der Bevölkerung (SHELDON et al. 1954), in einer Studie aus Virginia aus den 40er Jahren sogar 23,5% (SWINNY 1941), sind im Laufe ihres Lebens mindestens einmal von einer akuten Urtikaria betroffen.

3.4
Akute Urtikaria

3.4.1
Klinik und Diagnostik

Bei der akuten Urtikaria stehen meist Hautreaktionen in Form von mehr als 1 cm großen, selten stecknadelkopfgroßen Quaddeln mit umgebendem Erythem und begleitendem Juckreiz, z.T. auch zusätzlich Angioödem im Vordergrund. In ca. 15% der Fälle treten aber auch systemische Reaktionen mit Symptomen wie Übelkeit und leichter Luftnot auf.

Der klinische Verlauf und die therapeutische Ansprechrate sind noch wenig untersucht. Anamnestisch sind häufig Infekte der oberen Luftwege und Medikamenteneinnahme assoziiert; Typ-I-allergischen Reaktionen auf Lebensmittel kommt zumindest im Erwachsenenalter aufgrund neuerer Untersuchungen eine weit geringere Bedeutung zu, als in früheren Untersuchungen angenommen wurde (WÜTHRICH u. HACKI-HERRMANN 1980; AOKI et al. 1994). So war in einer prospektiven Studie von ZUBERBIER et al. (im Druck) an 109 Patienten in 39,5% der Fälle eine Infektion der oberen Luftwege mit der akuten Urtikaria assoziiert, die Prävalenz der Atopie war bei den untersuchten Patienten mit akuter Urtikaria (22%) ähnlich hoch wie in der Normalbevölkerung, und Typ-I-Allergien auf Nahrungsmittel konnten bei keinem der Patienten nachgewiesen werden. Im Kleinkindalter spielt dagegen nach LEGRAIN et al. (1990) die Nahrungsmittelunverträglichkeit v.a. auf Kuhmilch eine große Rolle, während Infektionen hier kaum als Auslöser der akuten Urtikaria in Frage kommen.

In beiden genannten Studien (ZUBERBIER et al. im Druck; LEGRAIN et al. 1990) wurden auch, zumeist pseudoallergische, Arzneimittelreaktionen, z.B. auf Analgetika wie Acetylsalicylsäure und auf Sulfonamide, als mögliche Auslöser beobachtet (in ca. 9% bei ZUBERBIER et al. 1995), wobei die pathogenetische Relevanz nicht hinreichend geklärt werden konnte, da in beinahe allen Fällen zeitgleich Infektionen der oberen Luftwege bestanden.

Trotz exakter Anamnese und Diagnostik läßt sich jedoch ein Auslöser der akuten Urtikaria in den meisten Fällen nicht sichern. Aus diesem Grund und wegen der Selbstlimitierung der Erkrankung (in nur weniger als 1% der Fälle geht eine akute in eine chronische Urtikaria über) ist eine weitergehende Diagnostik nur in den Fällen sinnvoll, in denen eine Bedrohung des Patienten z. B. durch Typ-I-Allergene bestehen könnte oder in denen ein Medikament als Auslöser im Verdacht steht.

Bei der Medikamentenanamnese muß dabei beachtet werden, daß 50% der Intoleranzreaktionen auf ASS erst mit einer Latenz von 6 bis 24 h auftreten (JUHLIN 1981).

3.4.2
Therapie

Wichtigstes Therapieprinzip, wie bei allen Urtikariaformen, ist das Meiden des Auslösers, soweit dieser näher eingegrenzt oder identifiziert werden kann. Begleitend zur Diagnostik sollte jedoch soweit wie möglich symptomatisch behandelt werden. Dazu können sowohl Antihistaminika als auch, in Form einer Kurzzeittherapie, Kortikosteroide eingesetzt werden. Nach der Studie von ZUBERBIER et al. (im Druck), in deren Verlauf Loratadin gegen Prednisolon getestet wurde, erwiesen sich beide Substanzen als gut wirksam in der Kontrolle von Juckreiz und Quaddelbildung; Prednisolon war aber bezüglich der erforderlichen Therapiedauer deutlich wirksamer (94% Ausheilung innerhalb von 3 Tagen unter 50 mg Prednisolon/Tag vs. 66% Ausheilung nach 10 mg Loratadin/Tag). Ein Übergang in eine chronische Urtikaria wurde in keiner der beiden Untergruppen (n = 109) beobachtet. Bei längerem Therapiebedarf sollte allerdings wegen der besseren Verträglichkeit der H_1-Blocker im Vergleich zu Kortikosteroiden möglichst auf erstere zurückgegriffen werden.

3.5
Chronische Urtikaria

3.5.1
Klinik und Diagnostik

Das klinische Bild der chronischen Urtikaria ist mit Ausnahme der Verlaufsdauer nicht von der akuten Urtikaria zu unterscheiden. Auch Angioödeme können mit oder ohne begleitende Urticae auftreten.

Die vielfältigen potentiellen Auslöser der chronischen Urtikaria sind bereits in Kap. 2 ausführlich diskutiert worden, die Relevanz der einzelnen Faktoren ist jedoch strittig. Ihre Wertung wird dadurch erschwert, daß die meisten Studien entweder retrospektiv oder an einem selektionierten Patientengut vorgenommen wurden.

In einer eigenen, prospektiven Studie an 67 Patienten mit chronischer Urtikaria (ZUBERBIER et al. 1995) trat unter einer pseudoallergenarmen Kost bei

70% dieser Patienten eine Heilung oder eine eindeutige Besserung ein, die sich in der Regel am Ende der zweiten Woche der Diät einstellte (Diätschema, s. Anhang D). Durch verdeckte Reexposition mit pseudoallergenreicher Kost konnte der Diäterfolg bewiesen werden; eine Exposition mit verkapselten Pseudoallergenen erbrachte jedoch nur in 19% der Patienten eine positive Provokationsrate. Die Bedeutung von pseudoallergischen Reaktionen bei chronischer Urtikaria konnte auch in anderen Studien bereits nachgewiesen werden (JUHLIN 1980; RUDZKI et al. 1980); die positive Reaktion auf einzelne Stoffe blieb allerdings auch in diesen Untersuchungen gering.

In unserem Patientenkollektiv konnte bei weiteren 11% der Patienten nach entsprechender Therapie von inflammatorischen Prozessen bzw. Infektionen im Gastrointestinaltrakt Symptomfreiheit erzielt werden. Hierbei stand eine Helicobacterbesiedlung der Magenschleimhaut jeweils im Vordergrund. Einzelne Studien bestätigen eine Helicobactergastritis als potentielle Auslöser für eine chronische Urtikaria (KOLIBASOVA et al. 1988; REBORA et al. 1990). Die Mechanismen, d. h. Allergien gegen Bakterienproteine oder pseudoallergene Reaktionen auf Bakterien- oder Entzündungsprodukte, sind unklar. Ähnliches gilt für die intestinale Candidiasis. Auch in unserem Patientengut ließ sich zwar in 16% der Patienten ein ausgeprägter Befall nachweisen, eine spezifische Therapie beeinflußte die Urtikaria jedoch nicht. Dennoch wird immer wieder über Remissionen bei einzelnen Patienten bzw. über höhere Ansprechraten berichtet (Übersicht bei MÖLLER et al. 1995). Mit Ausnahme der Helicobacterbesiedlung spielen Infektionen insgesamt im Sinne eines Fokusgeschehens jedoch weder im eigenen Krankengut und in anderen größeren Kollektiven bei der chronischen Urtikaria eher eine untergeordnete Rolle (MÖLLER et al. 1995). Auch eine der chronischen Urtikaria zugrundeliegende Typ-I-Sensibilisierung ist im Gegensatz zu älterer Literatur nach unseren Ergebnissen eher als eine Ausnahme anzusehen (ZUBERBIER et al. 1995).

Aufgrund der genannten Ergebnisse sollte auch bei der chronischen Urtikaria die Diagnostik nicht zu extensiv verfolgt werden, wenn kein spezifischer Verdacht für einen Auslöser vorliegt. In Kap. 10 ist die an unserer Klinik durchgeführte Vorgehensweise bei der Diagnostik der chronischen Urtikaria ausführlich beschrieben.

3.5.2
Therapie

Die ideale Therapie liegt wie bei allen Urtikariaformen in der Beseitigung des Auslösers. Dies ist sowohl bei Nahrungsmittelpseudoallergien als auch bei inflammatorischen Prozessen im Magen-Darm-Trakt möglich. Die Durchführung einer pseudoallergenarmen Diät ist im Abschn. 11.2.2 ausführlich dargestellt; die Therapie gastrointestinaler Auslöser hängt vom Einzelfall ab. Eine

Therapie der Helicobacterinfektion sollte in Absprache mit den Gastroenterologen erfolgen, da die empfohlenen Therapieschemata in Abhängigkeit von weiteren Beschwerden variieren.

In den Fällen, in denen keine ursächliche Behandlung möglich ist, kann die Erkrankung mit symptomatischer Therapie meist gut eingestellt werden. Auf deren Einzelheiten wird ausführlich in Kap. 11 eingegangen.

Literatur

Aoki T, Kojima M, Horiko T (1994) Acute urticaria: history and natural course of 50 patients. J Dermatol 21: 73-77

Juhlin L (1980) Incidence of intolerances to food additives. Int J Dermatol 19: 548-551

Juhlin L (1981) Recurrent urticaria: clinical investigation of 330 patients. Br J Dermatol 104: 369-381

Kolibasova K, Cervenkova D, Hegyi E, Lengyelova J, Toth J (1988) Helicobacter pylori – ein möglicher ätiologischer Faktor der chronischen Urtikaria. Dermatosen 42: 235-236

Legrain V, Taieb A, Sage T, Maleville J (1990) Urticaria in infants: a study in 40 patients. Pediatr Dermatol 7: 101-107

Möller A, Zuberbier T, Chantraine-Hess S, Czarnetzki BM (1995) Bedeutung der Fokussuche für die Urtikaria-Diagnostik. Allergologie 18: 547-551

Rebora A, Drago F, Parodi A (1995) May Helicobacter pylori be important for dermatologists? Dermatology 191: 6-8

Rudzki E, Czubalski K, Grzywa Z (1980) Detection of urticaria with food additive intolerance by means of diet. Dermatologia 161: 57-62

Sheldon JM, Mathews KP, Lovell RG (1954) The vexing urticaria problem. Present concepts of etiology and management. J Allergy 25: 525-560

Swinny B (1941) The atopic factor in urticaria. South Med J 34: 855-858

Wüthrich B, Häcki-Herrmann D (1980) Zur Ätiologie der Urtikaria. Eine retrospektive Studie anhand von 316 konsekutiven Fällen. Z Hautkr 55: 102-111

Zuberbier T, Ifflänger J, Czarnetzki BM (in press) Acute urticaria – clinical aspects and therapeutical responsiveness. Acta Derm Venereol (Stockh)

Zuberbier T, Chantraine-Hess S, Hartmann K, Czarnetzki BM (1995) Pseudoallergen-free diet in the treatment of chronic urticaria – a prospective study. Acta Derm Venereol (Stockh) 75: 484-487

4 Angioödeme
P. MÖLLER

4.1 Definition

Das Angioödem (Synonyma: Quincke-Ödem, angioneurotisches Ödem) ist charakterisiert durch ein plötzlich auftretendes, bis zu 72 h persistierendes umschriebenes Ödem der tieferen Kutis, Subkutis oder der Submukosa. Es kann gleichzeitig mit einer Urtikaria oder isoliert auftreten und befällt einzelne oder multiple Körperregionen, bevorzugt unilateral. In einigen Fällen tritt durch den Befall der oberen Luftwege eine lebensbedrohliche Situation ein.

Unterschiedliche Ursachen und Pathomechanismen können zum Krankheitsbild Angioödem führen. Eine vereinfachte Klassifikation besteht in der Unterteilung in genetisch bedingte und in erworbene Angioödeme.

I. Erworbene Angioödeme:
   1. Allergische Genese,
   2. Pseudoallergische Genese,
   3. Histaminliberatoren,
   4. Physikalische Stimulation,
   5. ACE-Hemmer
   6. Immunkomplexkrankheiten (Urtikaria-Vaskulitis, Serumkrankheit),
   7. Lymphoproliferative Erkrankungen mit normalem C 1-INH,
   8. Erworbener C 1-INH-Mangel,
      - Typ I: lymphoproliferative Erkrankung oder andere Systemerkrankung,
      - Typ II: Anti-C 1-INH-Antikörper,
   9. Episodisches Angioödem mit Hypereosinophilie,
   10. Idiopathisches Angioödem;
II. Genetisch bedingte Angioödeme:
   1. Hereditäre Angioödeme,
      - Typ I: mangelnde C 1-INH-Synthese,
      - Typ II: inaktiver C 1-INH,
      - Typ III: proteingebundener C 1-INH,
   2. Familiäres, durch Vibration auslösbares Angioödem.

Die hereditären Angioödeme stellen weniger als 1% der gesamten Angioödeme dar. Dieser autosomal-dominante Defekt kann durch 3 Typen von gut definierter angeborener C 1-Inhibitordefizienz bedingt sein. Während Typ I, mit ca. 85% der häufigste, auf einem quantitativen Mangel beruht, zeigen die beiden anderen Typen einen funktionellen Defekt. Vom familiären, durch Vibration auslösbaren Angioödem sind bisher nur wenige Fälle beschrieben. Die Mehrzahl der erworbenen Angioödeme tritt in Assoziation mit den verschiedenen Typen der Urtikaria auf. Ein seltenes, aber besonderes Syndrom stellt das rezidivierende Angioödem mit Hypereosinophilie (Gleich-Syndrom) dar, welches neben einer Blut- und Gewebeeosinophilie noch Symptome wie Urtikaria, Fieber, Leukozytose und Autoantikörper gegen Endothelzellen aufweisen kann. Zum Teil schwere Angioödeme, oft ohne begleitende Urtikaria, wurden nach Einnahme von ACE-Hemmern beschrieben. Möglicherweise sind diese durch einen verlangsamten Abbau von Bradykinin bedingt. Analog zum hereditären C 1-Inhibitormangel existieren auch Angioödeme auf der Basis eines erworbenen C 1-Inhibitormangels. Diese sehr seltenen Formen des Angioödems lassen sich in 2 Typen unterteilen. Während Typ I mit lymphoproliferativen oder anderen Systemerkrankungen assoziiert ist, finden sich beim Typ-II Antikörper gegen C 1-Inhibitor.

4.2
Epidemiologie

Die Geschlechtsverteilung der Angioödeme ist in etwa ausgewogen. Die Inzidenz erstreckt sich vom Kleinkind- bis zum Greisenalter, mit einem Häufigkeitsgipfel bei den erworbenen Angioödemen im dritten Lebensjahrzehnt. Für das hereditäre Angioödem liegt der Häufigkeitsgipfel der Erstmanifestation im 1. und 2. Lebensjahrzehnt.

4.3
Klinische Manifestationen

4.3.1
Kutane Symptome

Die Angioödeme spielen sich im Unterschied zur Urtikaria in größerer Tiefe der Haut ab. Sie sind stärker erhaben, prall, kaum eindrückbar, unscharf begrenzt und eher blaß als rot. In der Regel verursachen sie keinen Juckreiz, gelegentlich tritt Spannungsschmerz auf. Sie können solitär und multipel vorkommen und bevorzugen bei Rezidiven individuelle Prädilektionsstellen. Häufige Lokalisationen sind die Lippen, die Augenlider, die Zunge, die Hände, die Füße, der Pharynx und die Genitalien. Gewöhnlich benötigt die plötzlich auftretende Attacke 24–72 h zur vollständigen Rückbildung. Prodromi wie Parästhesien und Spannungsgefühl können den Angioödemen vorausgehen. Während ein Großteil der Angioödeme in Assoziation oder im zeitlichen Wechsel mit urtikariellen Effloreszenzen auftreten kann, zeigt das hereditäre Angioödem sowie das Angioödem beim erworbenen C 1-Inhibitormangel keine begleitenden Urticae. Zudem tritt es gewöhnlich in unilateraler Verteilung auf. Oft lassen sich für das hereditäre Angioödem als Auslöser Streß oder ein Trauma eruieren (Abb. 4.1). Prodromi wie Juckreiz, Hitzegefühl und Erythema-marginatum-ähnliche Hautrötungen können auch hier eine Attacke vorausgehen. Ansonsten entspricht der Hautbefund des hereditären Angioödems dem der übrigen Angioödeme. Einige bedeutende Unterschiede finden sich im Befall extrakutaner Organe. Angioödeme, die durch ACE-Hemmer induziert sind, treten häufig schon in der ersten Woche nach Einnahme auf. Es wurden jedoch auch Angioödeme beschrieben, die bis zu einem Jahr nach Start der Behandlung mit ACE-Hemmer aufgetreten sind.

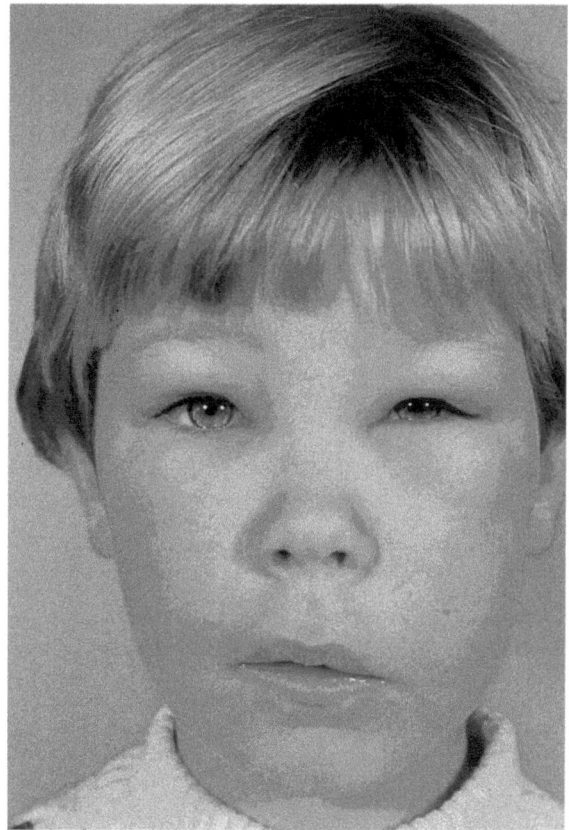

Abb. 4.1. Diffuses Gesichtsödem nach Trauma bei einem Jungen mit hereditärem Angioödem

4.3.2
Extrakutane Symptome

Während die meisten Angioödeme selten extrakutane Symptome zeigen, sind diese für einige wenige Typen von Angioödemen besonders häufig und charakteristisch, speziell für das hereditäre Angioödem und das Angioödem auf der Basis eines erworbenen C 1-Inhibitormangels. Hier kommt es oft zu abdominellen Beschwerden sowie zu Schwellungen im Mund- und Pharynxbereich, meist eindeutig im Zusammenhang mit Verletzungen z. B. durch zahnärztliche Behandlung. Weniger häufig, jedoch besonders gefürchtet sind die Larynxödeme, welche auch heute noch durch Verschluß der Luftwege letal verlaufen können. Zu einer schweren Erstickungssymptomatik können auch die durch ACE-Hemmer induzierten Angioödeme führen. Bei den urtikariaassoziierten Angioödemen finden sich die extrakutanen Begleitsymptome, wie sie auch bei der jeweiligen Urtikariaform auftreten können. Einige bedeutungsvolle extrakutane Symptome, die im Zusammenhang mit Angioödemattacken auftreten können, sind in Tabelle 4.1 zusammengestellt.

4.4
Verlauf und Prognose

Angioödeme in Assoziation mit Urtikaria verlaufen ähnlich wie eine akute oder chronische Urtikaria. Das hereditäre Angioödem zeigt in der frühen Kindheit gewöhnlich einen milden Verlauf, aggraviert während der späten Kindheit und Adoleszenz und bessert sich in den meisten Fällen wieder mit zunehmendem Alter. In einigen Fällen ist eine Besserung schon in der Pubertät beobachtet worden, in anderen Fällen zeigten Patienten eine Erstmanifestation im 5. oder 6. Lebensjahrzehnt. Eine Zunahme der Attackenhäufigkeit wurde in einigen Fällen während der Einnahme von Kontrazeptiva vom Östrogen/Progesteron-

Tabelle 4.1. Mögliche extrakutane Symptome während Angioödemattacken

Lokalisation	Symptomatik
Mundhöhle	Dysphagie, Artikulationsstörungen
Nasopharynx	Rhinorrhöe
Ösophagus	Dysphagie
Pharynx	Dysphagie, Heiserkeit
Larynx	Stridor, Dysphagie, Stimmbildungsstörungen
Gastrointestinaltrakt	Abdomineller Schmerz, Diarrhöe, Erbrechen
Pleurahöhle	Husten, Pleuraschmerz
ZNS	Krämpfe, Hemiparesen, Aphasie, Kopfschmerz
N. opticus	Amaurosis, Papillenödem
Harnblase	Hämaturie

typ, während der Menstruation, zu Beginn der Schwangerschaft und nach der Entbindung beobachtet. Eine Besserung der Symptomatik konnte bei einem Teil der Patienten in der Menopause und während der letzten beiden Schwangerschaftstrimester beobachtet werden. Die Behandlung einer zugrundeliegenden Erkrankung beim erworbenen C 1-Inhibitormangel mit Angioödem führt in den meisten Fällen, aber nicht notwendigerweise, zu einer Besserung der Symptomatik. Das episodische Angioödem mit Hypereosinophilie zeigt in der Regel einen benignen mehrjährigen Verlauf.

4.5
Diagnostik

Die Diagnostik der Angioödeme entspricht weitgehend der bei Urtikaria. Eine Besonderheit besteht im Ausschluß der seltenen hereditären Angioödeme oder der noch selteneren Angioödeme auf der Basis eines erworbenen C 1-Inhibitormangels. Die klinischen Charakteristika für das hereditäre Angioödem sind eine entsprechende Familienanamnese, das Fehlen von urtikariellen Effloreszenzen, die typischen kutanen und extrakutanen Symptome (s. 4.3), röntgenologische oder sonographische Zeichen von Darmwandödemen, eine längere Persistenz und ein Nichtansprechen auf H_1-Blocker. Im Unterschied zum hereditären Angioödem zeigt das Angioödem mit erworbenem C 1-Inhibitormangel in der Regel keine entsprechende Familienanamnese und einen Beginn der ersten Symptome im späteren Erwachsenenalter. Besteht der Verdacht auf ein hereditäres Angioödem oder auf einen erworbenen C 1-Inhibitormangel, sollten der C 1-Inhibitor (C 1-INH)-, der C 3- und der C 4-Serumspiegel bestimmt werden (s. auch Tabelle 4.2). Ist der C 4-Spiegel erniedrigt und der C 1-INH- und C 3-Spiegel normal, so sollte die Aktivität des C 1-Inhibitors, gegebenenfalls der C 1q-Spiegel gemessen werden, um die seltneren

Tabelle 4.2. Komplement- bzw. Inhibitorveränderungen (gewöhnlich auch während der anfallsfreien Intervalle nachweisbar) bei den Angioödemen, n normwertig

Plasmaspiegel					Diagnose
C 1-INH (funktionell)	C 1-INH (immunochemisch)	C 1q	C 4	C 3	
↓	↓	n	↓	n	Hereditäres Angioödem Typ I
↓	n/↑	n	↓	n	Typ II, Typ III
↓	n/↓	↓	↓	n	Angioödem mit erworbenem C 1-INH-Defekt Typ I, Typ II

Varianten des Angioödems mit funktionellem Defekt (hereditär oder erworben) auszuschließen. Im Fall eines erworbenen C 1-Inhibitormangels ist eine Tumorsuche indiziert. Durch Nachweis eines Autoantikörpers gegen den C 1-Inhibitor (CICARDI 1993) läßt sich der Typ II mit einer unterschiedlichen Prognose und einem unterschiedlichen therapeutischen Ansprechen vom Typ I des erworbenen C 1-Inhibitormangels abgrenzen. Die idiopathischen Angioödeme sind gewöhnlich leicht von den hereditären Angioödemen zu unterscheiden. Häufig sind sie mit urtikariellen Effloreszenzen assoziiert und zeigen praktisch immer normale Komplementspiegel. Andere Typen von Angioödemen können durch eruierbare spezifische Stimuli (physikalische Urtikaria, insbesondere die verzögerte Druckurtikaria, medikamenteninduzierte Angioödeme) oder durch assoziierte Erkrankungen (Urticaria pigmentosa, Parasitosen, Immunkomplexerkrankungen, Lymphome) ermittelt werden.

4.6
Differentialdiagnosen

Eine Reihe von Krankheiten kann auf dem ersten Blick mit Angioödemen verwechselt werden, ist aber bei guter klinischer Untersuchung und Anamnese gewöhnlich einfach von diesen zu differenzieren. Das Ödem des Erysipels ist begleitet von Rötung, Schmerz und meist Fieber, persistiert gewöhnlich länger und spricht in der Regel gut auf Penicillin an. Das Melkerson-Rosenthal-Syndrom ist gekennzeichnet durch wiederholte Gesichtsschwellungen, die nach einigen Schüben zu persistierenden granulomatösen Verdickungen neigen. Sowohl die Entwicklung als auch das Verschwinden einer Schwellung sind protrahiert. Als weitere Symptome können eine Lingua plicata und eine Fazialisparese hinzutreten. Akute Kontaktekzeme mit Augenlid- und Gesichtsschwellung lassen sich aufgrund epidermaler Veränderungen wie Bläschenbildung und Schuppung unterscheiden. Gewebsödeme, verursacht z. B. durch Blockade der Lymphdrainage, eine obere Einflußstauung der V. cava, Herz- und Niereninsuffizienz oder durch ein „capillary leak syndrome" verteilen sich meist diffuser, entwickeln sich in der Regel langsamer und können lageabhängig sein. Gewöhnlich läßt sich eine zugrundeliegende Erkrankung ermitteln. Einige Patienten mit hereditärem Angioödem, die nur an rezidivierenden abdominellen Schmerzen litten, wurden in der Vergangenheit unnötigerweise laparoskopiert oder appendektomiert. Gewöhnlich weisen diese Patienten weder Zeichen einer peritonealen Reizung noch Fieber auf, und der Schmerz verschwindet nach 1 bis 3 Tagen. Selten findet man eine diskrete Leukozytose. Allerdings sollte man immer auch einen normalen chirurgischen Notfall bei diesen Patienten in Betracht ziehen.

4.7
Therapie

Die Behandlung der Angioödeme ist aufgrund der Heterogenität der Ursachen nicht einheitlich. Für die überwiegende Mehrheit gelten nach Ausschluß eines C 1-Inhibitormangels oder -defektes die therapeutischen Konzepte der Urtikariabehandlung (s. Kap. 11). Für einige Angioödeme, insbesondere für das familiäre durch Vibration auslösbare Angioödem und das episodische Angioödem mit Hypereosinophilie, stellen die Kortikoide die wirksamste Medikation dar. Bei Nichtansprechen von lebensbedrohlichen Larynxödemen nichthereditärer Genese auf Antihistaminika und Kortikoide ist Adrenalin (0,3 – 0,5 ml einer 1 mg/ml Lösung s. c. u. U. mehrfach) indiziert. Für einige Fälle von durch ACE-Hemmer induzierten Angioödemen, speziell der oberen Luftwege, wurden ein mangelndes Ansprechen auf eine antiallergische Medikation (Antihistaminika, Kortikoide, Adrenalin) bzw. rasche Reboundphänomene beschrieben. In diesen Fällen wie auch bei den hereditären Angioödemen sollte an eine unverzügliche mechanische Sicherung der Luftwege gedacht werden. Bei der Therapie des hereditären Angioödems wird unterschieden zwischen der Behandlung einer akuten Attacke, einer kurzfristigen und einer langfristigen Prophylaxe (Tabelle 4.3). Die Therapie der Wahl für eine akute Attacke

Tabelle 4.3. Behandlung verschiedener Situationen bei Angioödemen auf der Basis eines hereditären oder eines erworbenen C 1-Inhibitormangels bzw. -defektes. *EACA* Epsilonaminocapronsäure

I. Akute Attacken	1. Analgetika oder Narkotika gegen Schmerzen 2. C 1-INH (500 – 1000 Einheiten* in 10 ml physiologischer NaCl-Lösung) langsam i. v. geben, die Injektion kann abhängig vom klinischen Bild wiederholt werden 3. falls 2. nicht verfügbar, 500 – 2000 ml Frischplasma oder „fresh frozen plasma" 4. falls indiziert, Intubation, Tracheotomie oder Koniotomie. **Merke:** Adrenaline, Steroide und Antihistaminika sind ineffektiv!
II. kurzfristige Prophylaxe	1. Danazol (ca. 600 mg täglich) 1 bis 10 Tage vor dem Eingriff oder 2. EACA (ca. 6 g täglich), 2 bis 3 Tage vor dem Eingriff oder 3. C 1-INH (ca. 500 – 1000 Einheiten) i. v., kurz vor dem Eingriff
III. Langzeitprophylaxe	1. Danazol, anfangs 600 mg täglich, später Reduktionsversuch bis auf 200 mg oder 2. Tranexamsäure (2 – 3 g täglich, Kinder: 1,5 g täglich). 3. EACA (6 g täglich, Kinder: 2 g täglich) oder 4. C 1-INH (500 Einheiten), i. v., alle 4 bis 5 Tage

* 1 Einheit C 1-Inhibitorkonzentrat entspricht einer C 1-INH-Aktivität in 1 ml frischem Zitratplasma oder 6 Einheiten nach Levy u. Lepow.

ist die Substitution mit C 1-Inhibitorkonzentrat. Normalerweise genügen 500–1000 Einheiten in 10 ml physiologischer Kochsalzlösung langsam intravenös injiziert, um die Entwicklung eines Angioödems zu verhindern. Die Injektion kann abhängig vom klinischen Bild wiederholt werden. Ersatzweise können 500–2000 ml Frischplasma oder „fresh frozen plasma" transfundiert werden. Nachteile der Plasmatransfusion können Virusinfektionen sowie eine anfängliche Progression des Angioödems durch das erhöhte Angebot der Komplementkomponenten C 2 und C 4 sein. Möglichkeiten zum mechanischen Freihalten der oberen Luftwege (Intubation, Tracheotomie oder Koniotomie) sollten bereitgehalten werden. Eine antiallergische Therapie mit Antihistaminika, Kortikoiden oder Adrenalin ist wirkungslos. Bei häufigen und schweren Attacken ist eine Langzeitprophylaxe indiziert. Dazu hat sich die Gabe von attenuierten Androgenen (Danazol, Stanozolol) bewährt (s. auch CICARDI 1991). Aufgrund dosisabhängiger Nebenwirkungen (Gewichtszunahme, Myalgien, Dysmenorrhoen, Virilisierung, Lebertoxizität) sollte wenige Wochen nach Einstieg mit einer hohen Dosis (Danazol ca. 600 mg/Tag, Stanozolol ca. 4–6 mg/Tag) eine individuelle, an der klinischen Erscheinungsfreiheit orientierte Erhaltungsdosis gefunden werden (Danazol ca. 200 mg/Tag, Stanozolol ca. 1–2 mg/Tag). Eine weitere Dosisreduktion ist durch dosisfreie Intervalle (beispielsweise 5·200 mg Danazol wöchentlich) zu erzielen.

Eine Alternative von etwas geringerer Wirksamkeit und einem anderen Nebenwirkungsspektrum stellt die Therapie mit Antifibrinolytika (Tranexamsäure 2–3 g/Tag (Kinder: 1,5 g/Tag)) und Epsilonaminocapronsäure (EACA) 6 g/Tag (Kinder: 2 g/Tag) dar. Tranexamsäure ist von beiden die etwas wirksamere Substanz.

Bevorzugt werden diese Substanzen in der Schwangerschaft und bei der Therapie von Kindern. Bei ungenügender Wirksamkeit der obengenannten Langzeitprophylaxen besteht die kostspielige Möglichkeit einer intermittierenden Langzeitsubstitution mit C 1-Inhibitor. Eine Dosierung von 500 Einheiten in 4- bis 5tägigem Abstand scheint ausreichend zu sein (BORK u. WITZKE 1989). Zur kurzfristigen Prophylaxe (z. B. bei chirurgischen und zahnärztlichen Eingriffen) können sowohl attenuierte Androgene (Danazol 600 mg/Tag, 1–10 Tage vor dem Eingriff), Antifibrinolytika (EACA 6 g/Tag, 2–3 Tage vor dem Eingriff) als auch C 1-Inhibitorkonzentrat (500–1000 E kurz vor dem Eingriff) eingesetzt werden. Bei der Behandlung von Angioödemen aufgrund eines erworbenen C 1-Inhibitormangels sind die Suche nach einer zugrundeliegenden Erkrankung und ihre Therapie angezeigt. Des weiteren kann eine Therapie wie beim hereditären Angioödem versucht werden. Hierbei ist zu beachten, daß in der Behandlung der akuten Attacke für einige Patienten eine deutlich höhere Dosis an C 1-Inhibitor-Konzentrat nötig sein kann als bei Patienten mit hereditärem Angioödem. In vielen Fällen mit zugrundeliegender lymphoproliferativer Erkrankung hat sich eine Langzeitprophylaxe mit attenuierten Androgenen bewährt.

Dagegen scheinen Patienten mit C 1-INH-Autoantikörpern besser auf eine Behandlung mit *Tranexamsäure* oder Kortikoiden anzusprechen.

Literatur

Bork K, Witzke G (1989) Long-term prophylaxis with C 1-inhibitor (C 1-INH) concentrate in patients with recurrent angioedema caused by hereditary and acquired C 1-inhibitor deficiency. J Allergy Clin Immunol 83: 677–682

Cicardi M (1991) Long-term treatment of hereditary angioedema with attenuated androgens. A survey of a 13-year experience. J Allergy Clin Immunol 87: 768–773

Cicardi M, Bisiani G, Cugno M (1993) Autoimmune C 1-inhibitor deficiency: Report of eight patients. Am J Med 95: 169–175

Greaves M, Lawlor F (1991) Angioedema: Manifestations and management. J Am Acad Dermatol 25: 155–165

5 Physikalische Urtikaria
B. M. HENZ

5.1
Allgemeines

5.1.1
Definition und Klassifikation

Die physikalischen Urtikariaformen umfassen lokalisiert oder generalisiert auftretende urtikarielle Reaktionen der Haut oder Schleimhäute auf definierte physikalische Reize. Die Ursache für diese Überreaktion auf sonst tolerierte Reize ist unbekannt. In den meisten Fällen konnte eine Mastzelldegranulation, in einigen Sonderformen sogar eine IgE-abhängige Sensibilisierung nachgewiesen werden. Eine genetische Prädisposition oder assoziierte Krankheiten können ursächlich bzw. auslösend sein.

Die physikalische Urtikaria wird unterteilt nach der Natur der Auslöser, d. h. der mechanischen, thermischen und elektromagnetischen Reize (Abb. 5.1). Die mechanisch ausgelösten Urtikariaformen umfassen die Urticaria factitia, die Druckurtikaria und das vibratorische Angioödem. Zu den durch thermische

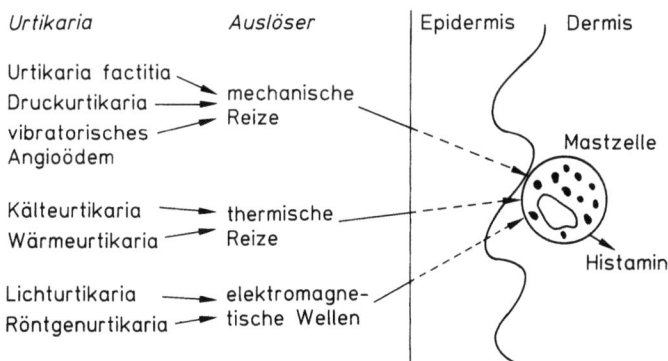

Abb. 5.1. Schematische Darstellung der physikalischen Urtikariaformen und der entsprechenden Reize, die eine Histaminfreisetzung aus den Mastzellen der Dermis provozieren

Reize ausgelösten Formen gehören die Kälte- und Wärmeurtikaria und zu den elektromagnetischen die Lichturtikaria. Es gibt auch jeweils einen Fallbericht über Dekompressionsurtikaria und Röntgenurtikaria.

In früheren Publikationen werden noch weitere Urtikariformen zur physikalischen Urtikaria gerechnet: Die cholinergische Urtikaria wird durch körperliche Anstrengung in der Wärme provoziert, aber auch durch reinen psychischen Streß, weshalb sie in diesem Buch zusammen mit der „exercise-induced anaphylaxis" getrennt in Kap. 6 behandelt wird. Die aquagene Urtikaria wird eher durch einen chemischen als durch einen physikalischen Reiz auf die Haut ausgelöst, weil bei Kontakt mit Wasser wahrscheinlich wasserlösliche Antigene in der Epidermis freigesetzt werden. Somit paßt sie nicht unter die oben genannten 3 klassischen Auslöser der physikalischen Urtikaria und wird getrennt in Kap. 7 als Kontakturtikaria abgehandelt.

5.1.2
Epidemiologie

Die physikalische Urtikaria macht bis zu 50% aller chronischen Urtikariaformen aus. Die Inzidenz variiert je nach Definition, insbesondere in bezug auf eine Abgrenzung des urtikariellen Dermographismus als zufälliger Befund ohne Krankheitswert von der Urticaria factitia, die den Patienten wegen der bisweilen erheblichen Beschwerden zum Arzt bringen kann. Innerhalb der physikalischen Urtikaria ist die Urticaria factitia aber auch bei striktesten diagnostischen Kriterien am häufigsten, gefolgt von der Druckurtikaria, der Kälteurtikaria und der Lichturtikaria. Wärmeurtikaria und vibratorisches Angioödem werden nur selten beobachtet. In kalten Regionen manifestiert sich die Kälteurtikaria besonders häufig.

Die wichtigsten epidemiologischen Daten zur physikalischen Urtikaria sind in Tabelle 5.1 zusammengefaßt. Im allgemeinen sind junge Erwachsene befallen. Die Krankheit entsteht meist ohne erkennbaren Grund, bleibt einige Jahre bestehen und klingt dann wieder ab, kann aber auch jahrzehntelang persistieren. Dies gilt besonders für die seltenen familiären Formen, die meist dominant vererbt werden.

Physikalische Urtikariaformen mit familiärem Erbgang

- Urticaria factitia,
- Familiäre Kälteurtikaria,
- Verzögerte Kälteurtikaria,
- Verzögerte Wärmeurtikaria,
- Lichturtikaria bei erythropoetischer Protoporphyrie,
- Vibratorisches Angioödem.

Tabelle 5.1. Epidemiologische Daten zur physikalischen Urtikaria. *M* Männer, *F* Frauen, *J* Jahre, *chr* chronische, *D* Druck-, *K* Kälte-, *chol.* cholinergische, *aq* aquagene, *W* Wärme- und *L* Lichturtikaria; *F* Urticaria factitia, *AÖ* Angioödem, *VAÖ* vibratorisches Angioödem, *EIA* exercise-induced anaphylaxis; *?* unbekannt

Urtikaria	Mittleres Alter bei Beginn (J)	Mittlere Dauer (J)	M/F	Assoziierte Urtikaria
Urticaria factitia	25	6,5	0,4/1,0	chr, D, K, chol, aq, AÖ
Kälteurtikaria	18	4,2	0,5/1,0	chr, F, K, aq, VAÖ, EIA
Druckurtikaria	34	6,0	1,7/1,0	chr, K, W
Lichturtikaria	28	7,1	0,9/1,0	F, K, W
Wärmeurtikaria	37	1,0	0,2/1,0	F, K, L
Vibratorisches Angioödem	?	?	?	F, chol
Familiäre Kälteurtikaria	Kindheit	Lebenslang	1,7/1,0	–

Eine atopische Prädisposition besteht meist nicht, obgleich häufig andere Urtikariaformen und gelegentlich auch Allergien der Atem- und Verdauungswege gleichzeitig vorkommen können. Frauen sind häufiger befallen als Männer, außer bei der Druckurtikaria und der familiären Kälteurtikaria.

5.1.3
Klinik

Die verschiedenen physikalischen Urtikariaformen haben klinisch 3 Kriterien gemeinsam (Tabelle 5.2). Erstens sind sie durch definierte Reize reproduzierbar auszulösen, zweitens entstehen die Symptome meist sehr schnell, und drittens verschwinden diese auch wieder schnell unter Hinterlassung einer normal erscheinenden, aber für einige Zeit refraktären Haut.

Man unterscheidet die lokalisierte physikalische Urtikaria von der generalisiert oder systemisch auftretenden Form, die nicht auf den Ort der Auslösung begrenzt ist, sondern am ganzen Körper eine Quaddelreaktion auslöst. Die Quaddeln können dabei von mittlerer Größe und unregelmäßiger Form sein wie bei der gewöhnlichen, systemischen, durch Allergene ausgelösten Urtikaria. Gelegentlich sind sie aber auch winzig oder stecknadelkopfgroß wie bei der cholinergischen Urtikaria. In den meisten Fällen sind die Hauterscheinungen jedoch auf die Kontaktfläche begrenzt und folgen genau der Ausdehnung des auslösenden Reizes, so daß sie entweder große Flächen oder auch kleinere, umschriebene Hautareale umfassen.

Zusätzlich zu den Quaddeln können bei der Kälteurtikaria auch Angioödeme entstehen. Bei der verzögerten Druckurtikaria sind die Quaddeln an

Tabelle 5.2. Klinische Aspekte der physikalischen Urtikaria

Urtikaria	Auslöser der Quaddel	Zeit bis Beginn	Dauer (h)	Diagnostik
Urticaria factitia	Reibender Druck	2–5 min	1–3	Fester Strich mit stumpfem Stift
Urticaria factitia tarda		½–8 h	48	Fester Strich mit stumpfem Stift
Kälteurtikaria	Kältekontakt	2–5 min	1–3	Eis, Wasserbad, Wind, Luft und Kälte
Druckurtikaria	Statischer Druck	3–8 h	8–48	Lokal applizierte Gewichte
Lichturtikaria	Licht versch. Wellenlänge	2–15 min	¼–3	Lichttest
Wärmeurtikaria	Wärmekontakt	2–15 min	½–1	Warmes (Arm)bad
Vibratorisches Angioödem	Vibration	0,5–1 min	1	Vibrierender Motor
Familiäre Kälteurtikaria	Kalter Wind	½–3 h	48	Aufwärmung nach kaltem Wind

den Auslösungsstellen tieferliegend und gleichen eher Angioödemen. Bei Reaktionen auf vibratorische Reize ist das Angioödem die Regel. Die nach Kontakt mit kaltem Wind hervorgerufenen Hautveränderungen bei der familiären Kälteurtikaria bestehen aus einem generalisierten, makulopapulösem Exanthem und nicht aus urtikariellen Effloreszenzen.

Fast alle Patienten mit physikalischer Urtikaria verspüren Juckreiz am Ort der Quaddelreaktion; bisweilen wird aber auch über Stechen oder Brennen geklagt. Tiefe Schwellungen sind besonders in Bereichen mit schlecht dehnbarer Haut wie den Händen eher schmerzhaft. Bei einigen Patienten lösen die Reize der physikalischen Urtikaria auch nur Juckreiz und keine erkennbaren Hautveränderungen aus.

Obgleich Entstehung und Dauer der Quaddeln bei der physikalischen Urtikaria i. allg. kurz sind, gibt es Ausnahmen, bei denen die Reaktionen verzögert erst 2 oder sogar 4–8 h nach Stimulation auftreten. Die häufigste dieser Formen ist die verzögerte Druckurtikaria, bei der die Schwellungen zusätzlich auch sehr lange, d. h. bis zu 3 Tagen bestehen bleiben.

Je nach Intensität und Ausdehnung der Reize kann es zu massiver Histaminausschüttung und entsprechenden systemischen Symptomen kommen, die vom Kopfschmerz bis zum anaphylaktischen Schock reichen können. Die Beteiligung anderer Organe wie der Lunge (Luftnot) oder des Gastrointestinaltrakts (Übelkeit, Magenschmerzen, Diarrhöen) wird ebenfalls oft beobachtet. Bei der verzögerten Druckurtikaria und der familiären Kälteurtikaria treten häufig auch Abgeschlagenheit, Fieber, Leukozytose und Arthralgien auf.

5.1.4
Diagnostik

Im Gegensatz zur gewöhnlichen akuten oder chronischen Urtikaria kann man die Diagnose einer physikalischen Urtikaria aufgrund der vom Patienten als solche erkannten Auslöser und der speziellen Form und Verteilung der Quaddeln oder tiefen Ödeme meist schon während der Anamnese und der Inspektion stellen. Die Bestätigung erfolgt durch Provokation der Quaddeln unter Imitation des im normalen Leben auslösenden Reizes. Die Austestung ist in Tabelle 5.2 zusammengefaßt und unter den speziellen Formen der physikalischen Urtikaria noch detaillierter beschrieben. Die Resultate können auf einem Bogen eingetragen (s. Anhang) und der Patientenakte beigefügt werden.

Eine physikalische Urtikaria wird leichter übersehen, wenn sie zusammen mit einer akuten oder chronischen Urtikaria besteht. Bei jedem Patienten, der wegen einer Urtikaria oder auch nur wegen eines Juckreizes zum Arzt kommt, sollte man daher den Dermographietest durchführen und anamnestische Daten bezüglich anderer physikalischer Urtikariaformen erheben.

5.1.5
Therapie

Wie bei den anderen Formen der Urtikaria basiert die Behandlung der physikalischen Urtikaria auf einer exakten Diagnose. Zugrundeliegende Ursachen müssen bei den sekundären, mit anderen Krankheiten assoziierten Formen behandelt werden, und der Patient muß aufgeklärt werden, damit er die Auslöser meiden kann. Dies ist besonders wichtig, wenn die Symptome massiv und lebensbedrohlich sind.

Da in den meisten Fällen eine Histaminausschüttung für die Mehrzahl der Symptome verantwortlich ist, können Antihistaminika zur Linderung des Juckreizes und zur Unterdrückung der Quaddelreaktionen eingesetzt werden. Bei Nichtansprechen lohnt sich ein Versuch mit anderen Entzündungshemmern, wobei Kortikosteroide aufgrund der Chronizität des Leidens möglichst vermieden werden sollten. Bei den meisten physikalischen Urtikariaformen kann die Refraktärphase zur Induktion einer Toleranz genutzt werden. Einzelheiten zur Therapie der speziellen physikalischen Urtikariatypen sind unter der jeweiligen Rubrik zu finden (s. unten).

5.2
Urticaria factitia
S. JEEP

5.2.1
Definition

Durch Streichen unter mäßigem Druck (z. B. mit einem Holzspatel, dem geschlossenen Ende eines Kugelschreibers oder einer Sicherheitsnadel) wird eine lokalisierte Rötung und juckende Quaddelbildung an der Haut hervorgerufen (BREATHNACH et al. 1983; CZARNETZKI 1986; WONG et al. 1984).

Durch diese Manahme können Quaddelreaktionen entstehen, die nach Latenzzeit, Quaddelgröße und subjektiven Beschwerden in verschiedene Formen eingeteilt werden (s. Tabelle 5.3). Definitionsgemäß ist die Urticaria factitia eine schnell auftretende urtikarielle Reaktion mit Juckreiz, während beim urtikariellen Dermographismus keine subjektiven Symptome bestehen (JEEP u. CZARNETZKI 1994).

5.2.2
Epidemiologie

Die Urticaria factitia ist die häufigste Form der physikalischen Urtikaria. Sie kommt in allen Altersgruppen vor und zeigt einen Gipfel bei jungen Erwachsenen (20. bis 30. Lebensjahr).

Die Urticaria factitia weist eine Inzidenz von 1,5 – 5% auf, während der verzögerte urtikarielle Dermographismus und der cholinergische urtikarielle Dermographismus selten sind. Zur Inzidenz des urtikariellen Dermographismus finden sich in der Literatur unterschiedliche Angaben. Je nach Stärke des ausgeübten Druckes, der Unterscheidung zwischen Urticaria factitia und urtikariellem Dermographismus sowie der verschiedenen untersuchten Kollektive (dermatologische Patienten, Patienten mit chronisch rezidivierender Urtikaria und Normalbevölkerung) schwanken die Angaben zwischen 1,5 – 50%. Es

Tabelle 5.3. Verschiedene Formen des urtikariellen Dermographismus mit Latenzzeit, Dauer der Quaddel und Symptomen

	Latenzzeit (min)	Dauer (min)	Juckreiz
Urticaria factitia	1 – 5	20 – 30	+ + +
Urtikarieller Dermographismus	5 – 10	10 – 30	–
Verzögerter urtikarieller Dermographismus	30 – 240	120 – 480	–
Cholinergischer urtikarieller Dermographismus	5 – 10	20 – 30	+/–

gibt Hinweise, daß bei stärkerem Druck eine höhere Anzahl von Personen einen urtikariellen Dermographismus aufweist. Eigene Untersuchungen mit einem standardisierten Dermographometer zeigten eine Inzidenz des urtikariellen Dermographismus von 44,5% bei 74 untersuchten Personen (HENZ et al. 1996).

5.2.3
Klinik

Patienten mit Urticaria factitia leiden unter einem intermittierenden, generalisierten Pruritus und chronisch rezidivierender Quaddelbildung, hauptsächlich an Stellen mit Einwirkung von Scherkräften auf die Haut, wie z. B. im Taillenbereich und in der Leistengegend, hervorgerufen durch enganliegende und scheuernde Kleidungsstücke wie Gürtel etc. Anamnestisch geben die Patienten auch lineare Quaddelbildung an, hervorgerufen durch Kratzen auf der Haut.

Bei Hauttestungen im Rahmen der Soforttyp-Allergiediagnostik ist diese besondere Reaktion der Haut zu berücksichtigen, um nicht falsch-positive Ergebnisse zu erhalten.

5.2.4
Diagnostik und Differentialdiagnosen

Es gibt keine spezifischen pathologischen Laborparameter für die Urticaria factitia. Die Diagnose wird durch Prüfung des Dermographismus gesichert.

Streichen der Haut am oberen Rücken unter festem Druck mit einem Holzspatel oder dem geschlossenen Ende eines Kugelschreibers führt

1. innerhalb von Sekunden bis Minuten zum Auftreten von lokalisierter Rötung und Quaddelbildung (größer als die Auslösefläche) *mit* Juckreiz: *Urticaria factitia* (Abb. 5.2);
2. innerhalb von 5 – 10 min zum Auftreten von lokalisierter Rötung und Quaddelbildung (nicht größer als die Auslösefläche) *ohne* Juckreiz: *urtikarieller Dermographismus;*
3. innerhalb von 1 – 4 h zum Auftreten einer tiefen, linearen, persistierenden Schwellung mit schwacher bzw. ohne Rötung: *verzögerter urtikarieller Dermographismus;*
4. innerhalb von 5 – 10 min zum Auftreten von lokalisierter Rötung und vielen stecknadelkopfgroßen Quaddeln: *cholinergischer urtikarieller Dermographismus* (Abb. 5.3).

Der cholinergische urtikarielle Dermographismus ist gekennzeichnet durch kleine stecknadelkopfgroße Quaddeln am Ort der Stimulation und kann zu einem Strich mit unregelmäßiger Oberfläche (Apfelsinenhaut) konfluieren. Dieser Dermographismus ist häufiger mit Juckreiz assoziiert.

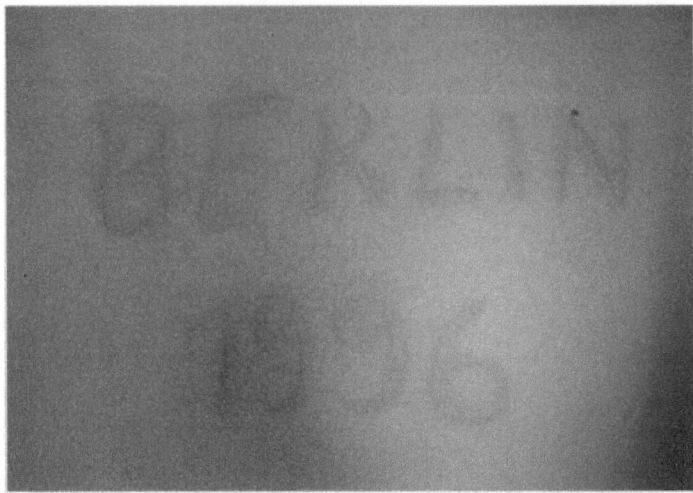

Abb. 5.2. Urtikarieller Dermographismus mit Rötung und Juckreiz 1 min nach Auslösung mit einem Dermographometer

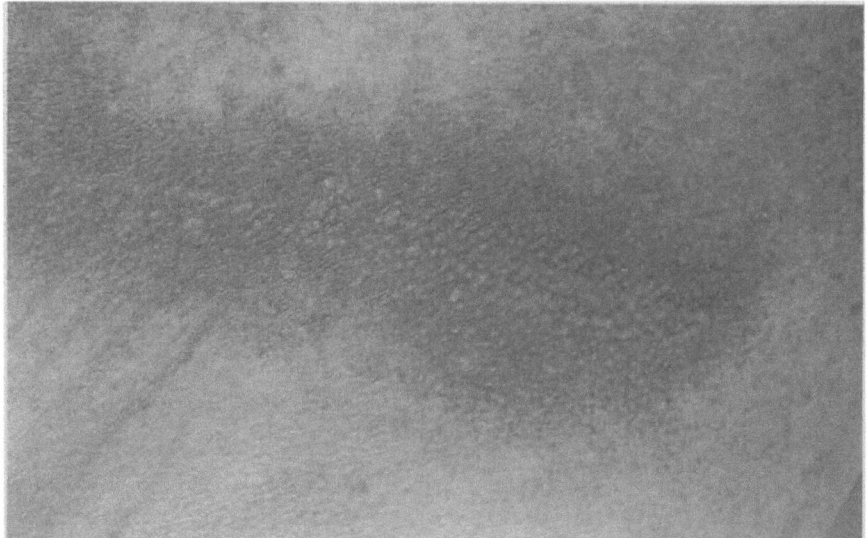

Abb. 5.3. Cholinergischer Dermographismus bei Patienten mit cholinergischer Urtikaria. Statt einer linearen Quaddel entwickelten sich stecknadelkopfgroße Quaddeln mit Erythem und Juckreiz beim Prüfen des Dermographismus

Der verzögerte urtikarielle Dermographismus kann zuerst als einfacher urtikarieller Dermographismus in Erscheinung treten, nach 20–30 min verschwinden und nach 1–4 h wieder mit einer tieferen und persistierenden Schwellung auftreten; er kann jedoch auch zu Beginn nur das Reflexerythem und eine Quaddelbildung erst nach 1–4 h zeigen oder direkt aus einem urtikariellen Dermographismus persistieren. Der verzögerte urtikarielle Dermographismus kann leicht übersehen werden, wenn nicht darauf geachtet wird.

Die Urticaria factitia und der urtikarielle Dermographismus, innerhalb von Minuten durch Druck und Scherkräfte ausgelöst, sollten von der verzögerten Druckurtikaria, welche erst nach Stunden auftritt, differentialdiagnostisch unterschieden werden, da Pathogenese, Klinik und Therapie unterschiedlich sind.

5.2.5
Assoziierte Symptome und/oder Erkrankungen

Die Ursachen der Urticaria factitia und des urtikariellen Dermographismus sind weitgehend unbekannt. Die verschiedenen Erscheinungsformen können konstitutionell bedingt sein (einfacher urtikarieller Dermographismus) oder durch Penicillin und andere Medikamente zeitweilig ausgelöst werden. Die Reaktion tritt als Begleiterscheinung bei verschiedenen anderen Urtikariaformen gehäuft auf sowie bei Parasitosen, während der Schwangerschaft und an Stellen von u. a. Kontaktdermatitis, Tätowierungen und Insektenstichen.

5.2.6
Therapie

Der einfache urtikarielle Dermographismus bedarf in der Regel keiner Therapie. Bei den anderen Formen sind assoziierte Erkrankungen (Tabelle 5.4) auszuschließen bzw. zu therapieren. Eine ausführliche Aufklärung über das Meiden von auslösenden Stimuli wie eng anliegender und scheuernder Kleidung,

Tabelle 5.4. Assoziierte Symptome und/oder Erkrankungen. *UD:* urtikarieller Dermographismus, *chron.:* chronisch rezividierende Urtikaria

Urticaria factitia	Einfacher UD	Verzögerter UD	Cholinergischer UD
– Akute Urtikaria – Chronische Urtikaria – Mastozytose – Parasitose – Druckurtikaria	– Konstitutionell – Medikamenteneinnahme – Chronische Urtikaria	– Druckurtikaria – Chronische Urtikaria	– Cholinergische Urtikaria – Aquagene Urtikaria

bestimmten Medikamenten (Penicillin, Aspirin, Lidocain), hartem Duschstrahl, psychologischem Streß und allem, was Juckreiz auslösen kann, ist empfehlenswert.

Nichtsedierende Antihistaminika (H_1-Blocker: z. B. Cetirizin, Terfenadin, Loratadin) zeigen einen guten Effekt bei der Urticaria factitia, bei starkem Juckreiz ist zur Nacht Hydroxyzin empfehlenswert (BRETHNACH et al. 1983).

Als eine weitere therapeutische Maßnahme ist bei kooperativen Patienten die Durchführung einer pseudoallergenarmen Diät über mindestens 4 bis 6 Wochen zu erwägen, da diese gelegentlich, allerdings deutlich seltener als bei der chronischen Urtikaria, zur Remission führt.

Viele Patienten behalten ihren urtikariellen Dermographismus im Mittel 5 Jahre, und es gibt Hinweise dafür, daß nur episodisch zusätzlich Juckreiz auftritt.

5.3
Verzögerte Druckurtikaria
S. KRÜGER-KRASAGAKES

5.3.1
Definition

Patienten mit dieser Form der physikalischen Urtikaria entwickeln v. a. in Körperregionen, die hohem Druck ausgesetzt sind, typische Effloreszenzen (s. unten). Betroffen sind z. B. Handflächen, Fußsohlen, Gesäß, oberer Rücken, selten auch das Gesicht. Nach Druckeinwirkung kommt es mit einer Latenzzeit von 4 – 8 h (Maximalwerte: 1 – 10 h) zur Entwicklung von Quaddeln bzw. tiefen schmerzhaften Schwellungen, die im Mittel für 30±8 h persistieren (Maximalwerte: 8 – 48 h). Neuerdings wird auch als gesonderte Entität eine Druckurtikaria vom Soforttyp diskutiert (Quaddeln innerhalb von 5 – 10 min nach Druckapplikation), die jedoch von der Urticaria factitia (Quaddeln kurz nach Einwirkung mechanischer Scherkräfte) abgegrenzt werden muß.

5.3.2
Epidemiologie

Die Häufigkeit der Druckurtikaria bei Patienten mit chronischer Urtikaria wird je nach Untersucher und angewendeter Evaluierungsmethode mit 2 – 35% angegeben (BARLOW et al. 1993). Es besteht eine Bevorzugung des männlichen Geschlechts mit einem Anteil von 65 – 80% und der jüngeren bis mittleren Altersgruppen. Das Durchschnittsalter bei Krankheitsbeginn beträgt ca. 30 Jahre (Maximalwerte: 5 – 63 Jahre). Die durchschnittliche Krankheitsdauer beträgt 6 – 9 Jahre (Maximalwerte: 1 – 40 Jahre; DOVER et al. 1988; SUSSMAN et al.

Physikalische Urtikaria 63

1982). Die meisten Patienten mit Druckurtikaria gehören Berufsgruppen an, in denen schwere körperliche Arbeit gefordert ist.

5.3.3
Klinik

Lokal. Als Einzeleffloreszenz zeigt sich bei der Druckurtikaria eine erythematöse, tiefgelegene Schwellung (Abb. 5.4), die manchmal eine zentrale Blässe aufweist. Die Ausdehnung der Läsion ist meist auf das Areal der Druckeinwirkung beschränkt. Als Zeichen der tiefen Schwellung läßt sich oft ein „Orangenhautphänomen" auslösen, wenn man eine Quaddel zwischen Daumen und Zeigefinger leicht zusammendrückt (Abb. 5.5). Im Bereich der Schwellung ist die Haut überwärmt. Bei den meisten Patienten kündigt sich die Quaddelbildung mit Juckreiz in den betroffenen Bereichen an, aber auch Schmerzen, Brennen oder Stiche werden angegeben. Manchmal beziehen die Schwellungen Gelenke oder Muskeln mit ein, oft verbunden mit starken Schmerzen.

Systemisch. Ca. 50% der Patienten mit Druckurtikaria klagen zusätzlich über extrakutane Beschwerden wie z.B. Schüttelfrost, Fieber, Schwindelgefühle, Arthralgien, vermehrtes Schwitzen, Übelkeit, Kopfschmerzen, Kurzatmigkeit oder Müdigkeit. Manche Patienten gaben eine Korrelation zwischen der Intensität ihrer Beschwerden und physischem oder psychischem Streß an.

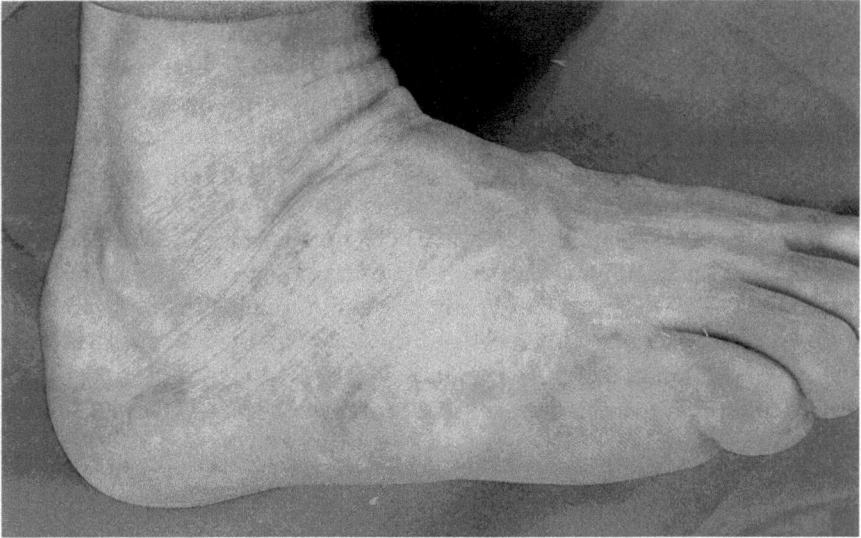

Abb. 5.4. Schwellung und Rötung an Schuhdruckstellen bei einem Patienten mit verzögerter Druckurtikaria. Auch die Fußsohlen waren geschwollen

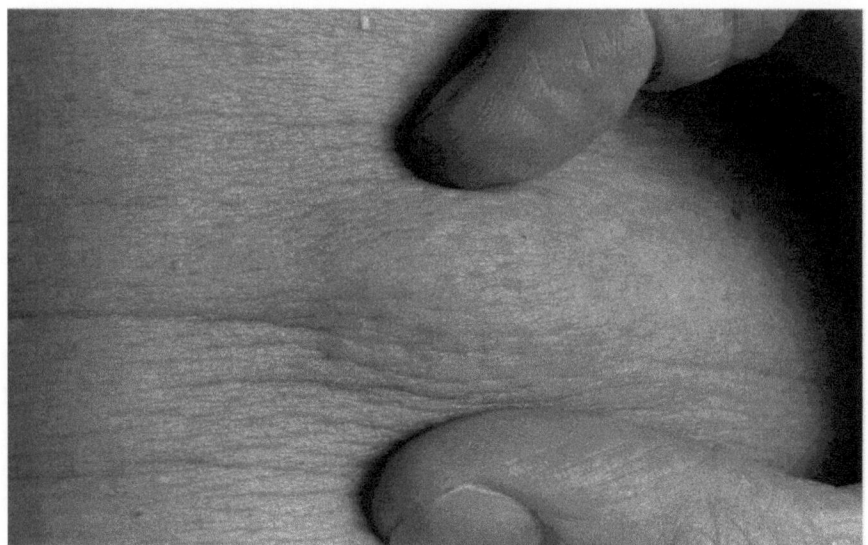

Abb. 5.5. Tiefe Schwellung und Rötung an einer Druckteststelle (1800 g, 10 min) am Rücken eines Patienten mit verzögerter Druckurtikaria. Die Schwellung entstand erst 6 h nach Testung. Durch seitlich applizierten Druck mit den Fingern wird das typische Orangenhautphänomen sichtbar

5.3.4
Assoziierte Erkrankungen

Bei 25 – 94% der Patienten mit Druckurtikaria werden andere Urtikariaformen in Assoziation gefunden. Bei über der Hälfte der Patienten besteht begleitend eine Urticaria factitia tarda, d. h. die Patienten entwickeln nach 2 – 4 h erneut Rötungen und Quaddeln an jenen Stellen, an denen ursprünglich ein urtikarieller Dermographismus ausgelöst wurde (DOVER et al. 1988). Die urtikariellen Hautveränderungen im Rahmen dieses sog. verzögerten Dermographismus können für mehr als 8 h bestehen bleiben.

In der Eigen- oder Familienanamnese der Patienten mit Druckurtikaria findet man eine leicht erhöhte Häufigkeit von Erkrankungen des atopischen Formenkreises. Einige Untersucher beschreiben eine erhöhte Inzidenz von positiven Pricktestreaktionen, interpretieren diese aber meist als falsch-positiv bei gleichzeitigem urtikariellem Dermographismus. Ein möglicherweise gehäuftes Auftreten einer Intoleranz gegenüber Aspirin wird von verschiedenen Untersuchern kontrovers diskutiert (DOVER et al. 1988).

5.3.5
Diagnostik

Oft kann die Diagnose einer Druckurtikaria allein auf der Basis einer guten Anamnese gestellt werden. Besonderes Augenmerk muß hier auf die Verteilung der Hautveränderungen, den Zeitpunkt ihres Auftretens (mehrere Stunden nach Druckapplikation) sowie die Konfiguration der Quaddeln gerichtet werden. Es muß bedacht werden, daß häufig gleichzeitig weitere Urtikariaformen mit anderer Charakteristik im Ablauf und unterschiedlicher Verteilung vorhanden sind. Eine Differenzierung dieser verschiedenen Formen durch die Anamnese ist dann nur bei guter Eigenbeobachtung des Patienten und durch gezieltes Fragen möglich. Der Lokalbefund der typischen tiefen Schwellung an den Prädilektionsstellen (s. 5.3.3) unterstützt den Verdacht. Zur Erhärtung der Diagnose ist es erforderlich, die Läsionen experimentell zu provozieren. Zu diesem Zweck konstruierten ILLIG u. KUNICK 1969 ein Gerät, mit dessen Hilfe Druck durch unterschiedliche Gewichte für variable Zeiten auf den Rücken des Patienten appliziert werden kann. Alternativ kann man auf einfache Weise einen Drucktest durchführen, wenn man dem Patienten Gewichte von 3-10 kg an einem breiten Gürtel über die Schulter oder den Oberschenkel hängt. Die Gewichte sollen für 10-30 min an gleicher Position einwirken, das Ergebnis direkt nach Entfernung der Gewichte sowie nach 4, 6 und 8 h, evtl. auch nach 20 h abgelesen werden. Gleichzeitig sollte kräftig über den Rücken des Patienten gekratzt werden, um einen verzögerten urtikariellen Dermographismus nicht zu übersehen.

Negative Drucktests bei anamnestisch hochgradigem Verdacht auf Druckurtikaria sind in 48-Stunden-Abständen an anderen Testorten zu wiederholen, da sie auch bei Patienten mit nachgewiesener Druckurtikaria nicht regelmäßig überall positiv ausfallen. Bei manchen Patienten ist der Drucktest z. B. nur an der Schulter positiv, nicht aber am Rücken. Zudem zeigt die Druckurtikaria oftmals einen fluktuierenden Verlauf, der mit der Aktivität gleichzeitig bestehender chronischer Urtikariaformen übereinstimmt. Gründe für falsch-negative Drucktests können sein:

- der Testort ist refraktär, da kürzlich eine Druckbelastung „in vivo" erfolgte;
- Schwankungen in der Sensitivität der Haut gegenüber Drucktesten;
- kürzlich durchgeführte immunsuppressive Behandlung, z. B. mit Kortikosteroiden;
- insuffiziente Testungen: Gewichte und Applikationsdauer waren zu niedrig gewählt.

Laborbefunde und histologische Untersuchungen ergänzen die klinischen Untersuchungen. Es finden sich hier mehr oder weniger häufig Veränderungen ohne direkte Krankheitsspezifität. 70% aller Druckurtikariapatienten zeigen eine leicht bis mäßig erhöhte BSG. In 20 – 53% der Fälle findet man eine fluktuierende Leukozytose, deren Höhe nicht mit der aktuellen Krankheitsaktivität korreliert. Die Werte für Serumenzyme, Immunglobuline, Komplement, C 1-Esteraseinhibitor, α_2-Makroglobulin und α_1-Antitrypsin liegen im Normbereich. Biopsien der Druckurtikarialäsionen zeigen ein Ödem und perivaskuläre Infiltrate der mittleren und tieferen Dermis, die aus mononukleären Zellen, hauptsächlich Helferlymphozyten und einigen Neutrophilen bestehen. In der tiefen Dermis findet man Anhäufungen von Entzündungszellen besonders um die Hautanhangsgebilde. Entzündliche Infiltrate können auch die Subkutis mit einbeziehen. Fleckförmige Ansammlungen von Eosinophilen weisen 50% der Biopsien auf, in anderen wiederum liegen Eosinophile verstreut zwischen Bündeln kollagener Fasern. In länger bestehenden Quaddeln sieht man vermehrt Mastzellen. Immunfluoreszenzstudien konnten keine Immunglobuline oder Komplement in den Läsionen nachweisen (CZARNETZKI et al. 1994). Einige Untersucher wiesen Fibrinablagerungen nach, was von anderen nicht bestätigt werden konnte. Die histologischen Befunde passen zu einer zellvermittelten Immunreaktion auf ein bis jetzt unbekanntes Antigen.

5.3.6
Differentialdiagnosen

Die tiefen Schwellungen ähneln manchmal Erysipeln oder Angioödemen und können damit verwechselt werden. In Phasen akuter oder chronischer Urtikariaschübe treten häufig oberflächliche, juckende, urtikarielle Hautveränderungen an Druckstellen, wie z. B. dem Gürtelbereich, auf, ohne daß eine Druckbelastung vorausging. Diese Hautveränderungen werden als Köbner-Phänomen bezeichnet.

5.3.7
Therapie

Die Druckurtikaria ist eine der am schwersten zu beeinflussenden Urtikariaformen. Die klassischen oral oder intravenös angewandten Antihistaminika sind ohne Erfolg. Eine Arbeitsgruppe beschrieb einen positiven Effekt von Cetirizin in einer Dosierung von 30 mg/Tag. In dieser Studie kam es zu einer Verkleinerung der durch Druck provozierbaren Effloreszenzen unter der Therapie. Eine mögliche Erklärung für diese Ausnahme wurde in einer weiteren Wirkung von Cetirizin, nämlich der Hemmung der Eosinophilenchemotaxis, gesehen. Andere Arbeitsgruppen konnten diese Ergebnisse nicht bestätigen.

Deutliche Verbesserungen bei einem Teil der Druckurtikariapatienten konnten bisher reproduzierbar und von verschiedenen Arbeitsgruppen bestätigt nur mit Kortikosteroiden erzielt werden. Dieses Therapeutikum sollte aber nur zum Einsatz kommen, wenn der Patient sich im täglichen Leben und bei der Arbeit stark beeinträchtigt fühlt. Es sollte dann die niedrigste noch wirksame Dosis, möglichst unterhalb der Cushingschwelle, gegeben werden. Auch nach topischer Anwendung von stark wirksamen Kortikosteroiden (Clobetasolproprionat 0,05%) können die durch Druck provozierbaren Läsionen signifikant verkleinert werden.

Dapson in einer Dosierung von 50 mg/Tag konnte in einer Gruppe von 5 Patienten die Läsionen völlig zum Verschwinden bringen, nach Absetzen der Therapie kam es jedoch zum Wiederauftreten; hierzu sind weitere Untersuchungen nötig. Studien mit oraler Gabe von Cromoglicinsäure, Danazol, Colchizin, Ketotifen, Cimetidin, Propanolol oder Kombinationen dieser Präparate zeigen keinen Einfluß auf die Erkrankung. Nichtsteroidale Antiphlogistika (Indometacin, Acetylsalicylsäure) haben auf die Druckurtikaria nur einen geringen Effekt, können aber gegebenenfalls bei bestehenden Läsionen zur Schmerztherapie eingesetzt werden. Die Elimination von Allergenen in der Nahrung, die positive verzögerte Hautreaktionen ausgelöst hatten, brachte in der Beobachtungsgruppe von DAVIS et al. die Erkrankung zur Ruhe; auch dieser Effekt konnte in anderen Arbeitsgruppen nicht reproduziert weden (CZARNETZKI et al. 1987). Vermeidung von Situationen, die Hautläsionen provozieren, sollte daher die wichtigste therapeutische Maßnahme sein. Eine wesentliche Erleichterung kann durch Druckentlastung erreicht werden. Außerdem ist es hilfreich, Patienten den Zusammenhang von Druck als Ergebnis von Kraft durch Fläche zu erklären. So kann z. B. die Auswahl breiterer Tragegurte an Taschen Erleichterung bringen. Weitere Möglichkeiten der Druckentlastung bestehen in Polsterungen, etwa in Form von luftgepolstertem Schuhwerk. Wenn durch die genannten Maßnahmen keine Symptomfreiheit im beruflichen Umfeld erreicht werden kann, sind auch Umschulungsmaßnahmen zu erwägen.

5.4
Kälteurtikaria
A. MÖLLER

5.4.1
Definition und Klassifikation

Die Kälteurtikaria umfaßt urtikarielle Reaktionen oder Angioödeme aufgrund von Kälteexposition. Die Auslösung erfolgt durch Kontakt mit festen, kalten Gegenständen, kalter Flüssigkeit oder kalter Luft mit Abkühlung (Temperaturabfall) der Haut oder der zentralen Körpertemperatur.

Bei 96% der Patienten mit Kälteurtikaria handelt es sich um eine idiopathische Form. Die Krankheit tritt dennoch häufiger als andere Formen der physikalischen Urtikaria sekundär, d. h. zusammen mit Erkrankungen infektiöser, neoplastischer oder immunologischer Natur auf, wobei wahrscheinlich abnormale, durch Kälte veränderte, körpereigene Proteine als Antigen wirken. Sehr selten besteht auch eine familiäre Prädisposition. Zudem gibt es mehrere seltene Sonderformen.

Klassifikation der Kälteurtikaria

I. Lokalisierte Reaktionen auf Kälte:
   1. Kälteurtikaria vom Soforttyp,
   2. Kälteurtikaria vom verzögerten Typ,
   3. kälteabhängige Urticaria factitia,
   4. lokalisationsabhängige Kälteurtikaria,
   5. lokalisierte Kältereflexurtikaria,
   6. perfollikuläre Kälteurtikaria,
   7. familiäre Kälteurtikaria vom verzögerten Typ.

II. Kälteurtikaria (Sonderformen):
   1. cholinergische Kälteurtikaria,
   2. familiäre Kälteurtikaria
      (Synonym: familiäre polymorphe Kältereaktion).

5.4.2
Epidemiologie

Die relative Häufigkeit der Kälteurtikaria innerhalb der physikalischen Urtikariaformen wird unterschiedlich mit 5,2 bis 33,8% angegeben, mit höherer Inzidenz in kalten Regionen. Frauen sind doppelt so häufig befallen wie Männer. Der Altersgipfel liegt zwischen 20 und 30 Jahren, das Erstmanifestationsalter im Mittel bei 18 bis 25 Jahren mit großer Streubreite (3 Monate bis 74 Jahre). Die mittlere Dauer beträgt 4,2 Jahre mit Besserung oder Heilung von ungefähr 50% innerhalb von 5 Jahren.

Patienten mit Kälteurtikaria kommen häufig erst zum Arzt, wenn sie schwer beeinträchtigt sind. Daher wird die Diagnose häufiger während der kalten Jahreszeit und in kälteren Klimazonen gestellt. Aber es gibt auch Berichte über das Auftreten in tropischen Regionen, weil in diesen Fällen nicht die absolute Temperatur, sondern die Temperaturunterschiede entscheidend sind. Gelegentlich wird die Krankheit auch zufällig im Rahmen der Abklärung einer chronischen Urtikaria diagnostiziert.

Die systemische familiäre Kälteurtikaria ist sehr selten. Bisher wurden in der Literatur nur ca. ein Dutzend Familien beschrieben (KALOGEROMITROS et al. 1995; ZIP et al. (1993).

5.4.3
Klinik

Kutane Reaktionen
Die Kälteurtikaria wird durch direkten Kontakt der Haut oder Schleimhaut mit kalten Gegenständen, kaltem Wasser oder Eis, kalter Luft, kaltem Wind oder kalten Speisen und Getränken ausgelöst. Auch Verdunstungskälte, selbst durch den eigenen Schweiß, kann die Symptome hervorrufen. Die Effloreszenzen sind entweder genau auf die Kontaktstelle begrenzt oder sie treten generalisiert auf. Oft erscheinen sie erst innerhalb weniger Minuten nach Ende des Kältekontaktes bei Wiedererwärmung.

Es entsteht dann zunächst ein Erythem, rasch gefolgt von einer Quaddel mit erythematösem Hof (Abb. 5.6) unter Begleitung von mildem bis mäßigem Juckreiz. Beim Baden in kaltem Wasser oder nach Verlassen des Wassers können sich ausgedehnte diffuse Eytheme und Ödeme oder auch konfluierende Läsionen entwickeln, die sich über große Körperflächen ausdehnen. Oft sind die großflächigen Ödeme auch mit kleinen Quaddeln übersät, wie man es häufiger bei der Wärmeurtikaria beobachten kann. In schweren Fällen können auch Mundschleimhaut und Zunge mitbefallen sein. Bei Reaktionen auf kalte Luft entstehen die Läsionen meist zum Zeitpunkt des Fröstelns.

Je niedriger die auslösende Temperatur, um so rascher erscheint die Reaktion. Innerhalb von 30 min bis zu 1 h, maximal nach 3 h, klingen die Schwellungen wieder ab. Bei ca. 80% der Patienten wird danach an der Stelle inten-

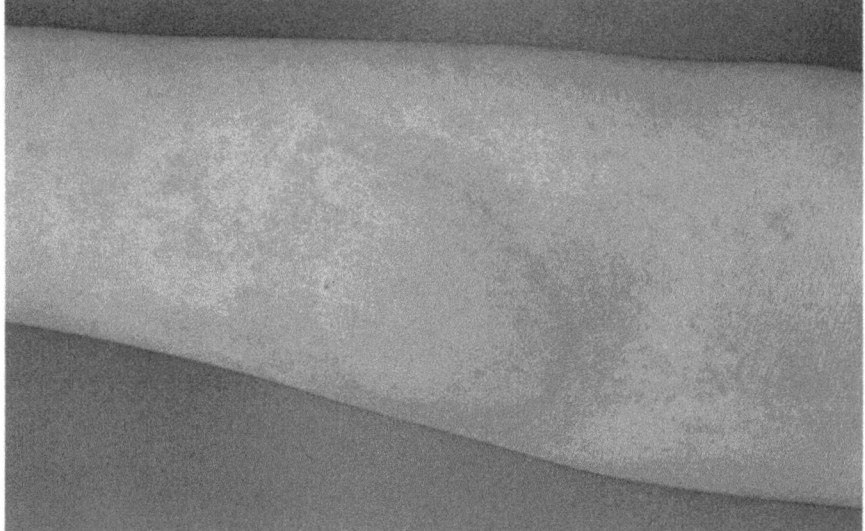

Abb. 5.6. Quaddel und Reflexerythem nach Expositionstest mit einem Eiswürfel

sivster Schwellung eine leichte Purpura beobachtet. Sie kann auch schwer und ausgedehnt sein, sogar mit nachfolgender Ulzeration. Angioödeme werden bei bis zu 73% der Patienten zusammen mit den Quaddeln beobachtet.

Im Gegensatz zur *Kälteurtikaria vom Soforttyp,* bei der die Quaddeln schon wenige min nach Kälteexposition im Kontaktareal auftreten und nach spätestens 3 h wieder abgeklungen sind, erscheinen die Läsionen der *Kälteurtikaria vom verzögerten Typ* mit einer Latenzzeit von 3 bis maximal 24 h nach Kälteexposition. Sie können mehrere Stunden bestehen bleiben.

Die *kältekontaktabhängige Urticaria factitia* ist durch kleine Quaddeln charakterisiert, die im kälteexponierten Hautareal erst nach mechanischer Irritation der Haut wie z. B. Kratzen oder Reiben auftreten. Die *lokalisationsabhängige Kälteurtikaria* ist nur an ganz bestimmten Körperstellen auslösbar. Bei der *Kältereflexurtikaria* entwickeln sich um die Kontaktstelle herum, aber nicht auf der kälteexponierten Haut, kleine flüchtige, aber auch einzelne große Quaddeln. Eine seltene und kürzlich erstmals beschriebene Form ist die *follikuläre Kälteurtikaria,* bei der die Quaddeln im Kältekontaktareal perifollikulär angeordnet sind. Die autosomal-dominant vererbte *familiäre Kältekontakturtikaria vom verzögerten Typ* zeigt nach 9–18 h tiefe, rote Schwellungen im Kontaktareal ohne vorausgehende frühe Reaktionen.

Neben den lokalisierten Formen der Kälteurtikaria, die auf die Kontaktfläche oder ihre nahe Umgebung beschränkt bleiben, können sich auch nach begrenzter Kälteexposition Quaddeln oder Schwellungen über den ganzen Körper ausbreiten *(generalisierte Kälteurtikaria).* Bei diesen generalisierten Reaktionen sind auch zwei Sonderformen zu erwähnen: Im Gegensatz zu der verzögerten familiären Kälteurtikaria treten bei der ebenfalls autosomal-dominant vererbten generalisiert auftretenden *familiären Kälteurtikaria* erythematöse Flecken und Quaddeln schon nach 30 min auf. Hauptauslöser dieser Urtikariaform ist kalter Wind. Die Effloreszenzen können bis zu mehreren Tagen bestehen bleiben und lösen eher Brennen als Juckreiz aus. Die Schleimhäute bleiben grundsätzlich frei. Wie die generalisiert auftretende, familiäre Kälteurtikaria gehört auch die *cholinergische Kälteurtikaria* zu den Urtikariaformen, bei denen die Quaddeln oder Schwellungen nicht auf das Kältekontaktareal beschränkt bleiben, sondern sich über den ganzen Körper ausbreiten können. Die cholinergische Kälteurtikaria entsteht nach Anstrengung in der Kälte und ist durch kleine flüchtige Quaddeln gekennzeichnet.

Systemische Manifestationen

Selbst bei mäßigem Kältereiz müssen sehr empfindliche Patienten bei allen Kälteurtikariaformen stets mit systemischen Reaktionen rechnen. Das gilt auch bei weniger empfindlichen Patienten mit Kälteurtikaria nach ausgedehnter Exposition. Es können Hitzegefühl, Kopfschmerz, Schüttelfrost, Schwindel, Tachykardie, Bauchschmerzen, Übelkeit, Erbrechen, Muskelschmerzen, Atemnot und sogar Bewußtlosigkeit auftreten. Man hat selbst bei mäßiger Kälteexposition einen Anstieg der Magensäuresekretion gemessen. Auch funktionelle Störungen des ZNS sind bei Kälteurtikariapatienten möglich, und zwar in Form einer Dysregulation der Körpertemperatur, von verändertem Eßverhalten, Angstgefühl und Depressionen.

**5.4.4
Assoziierte Krankheiten**

Die Kälteurtikaria kann idiopathisch oder als Manifestation bzw. Begleitsymptom bei zahlreichen Krankheiten (vgl. folgende Übersicht) auftreten, deren gemeinsamer Nenner die Produktion abnormer Serumproteine ist.

Krankheiten, mit denen eine Kälteurtikaria assoziiert sein kann

I. Soforttypreaktionen:
  1. Urtikaria
     a) Urticaria factitia,
     b) Cholinergische Urtikaria,
     c) Wärmeurtikaria
     d) Aquagene Urtikaria,
     e) Lichturtikaria;
  2. Nahrungsmittelallergien;
  3. Belastungsabhängiges Asthma;
  4. Insektenstichreaktionen;
  5. Quallengiftreaktionen.
II. Infektionskrankheiten:
  1. Syphilis, Borreliose,
  2. Masern,
  3. Varizellen,
  4. Hepatitis,
  5. Infektiöse Mononukleose,
  6. HIV-Infektion.
III. Krankheiten mit abnormalen Serumproteinen:
  1. Kryoglobulinämie
     a) Primär
     b) Sekundär bei chronischer lymphatischer Leukämie, Myelom, Lymphosarkom, leukozytoklastischer Vaskulitis, angioimmunoblastischer Lymphadenopathie, M. Waldenström;
  2. Kryofibrinogenämie
     bei Bindegewebskrankheiten, hämatologischen Erkrankungen, Neoplasien;

3. Kältehämolysine
bei Spätsyphilis und kongenitaler Syphilis;
4. C 2- und C 4-Defekte.

Sekundäre erworbene Kälteurtikaria wird gelegentlich im Zusammenhang mit viralen oder bakteriellen Infekten beschrieben. Allerdings ist bisher unklar, ob diese assoziierten Infektionen bei der Auslösung und/oder Unterhaltung der Erkrankung überhaupt eine Rolle spielen. Das Ansprechen eines Teils der Kälteurtikariapatienten auf Antibiotika (20 – 50%) spricht dafür, daß neben den bisher in Assoziation mit einer Kälteurtikaria beschriebenen Spirochäteninfektionen wie der Syphilis und der Borreliose auch nicht erkannte bakterielle Infekte in die Pathogenese der Kälteurtikaria involviert sein könnten. Zu den wenigen Indizien für eine pathogenetische Bedeutung viraler Infektionen gehören die im Serum von Kälteurtikariapatienten signifikant häufiger gefundenen Antikörper gegen verschiedene Viren (DOEGLAS et al. 1986). Neben Masern, Varizellen, Hepatitis und infektiöser Mononukleose können auch HIV-Infektionen mit Kälteurtikaria assoziiert sein (LIN u. SCHWARTZ 1993). Aber auch nichtinfektiöse Mechanismen scheinen pathogenetisch bedeutsam zu sein, denn nach Insektenstichen (HERTL u. MEN 1994) oder Exposition gegenüber anderen Tiergiften, bei Nahrungsmittelallergien, belastungsabhängigem Asthma oder in Assoziation mit anderen Urtikariaformen hat man eine Kälteurtikaria nachgewiesen.

Auch Medikamente kommen als Kausalfaktoren in Frage. So konnte durch Auslaß- und Reexpositionsversuche bewiesen werden, daß u. a. Griseofulvin, orale Kontrazeptiva und Penicillin eine Kälteurtikaria induzieren können.

Die Assoziation mit Atopie wird in der nordamerikanischen Bevölkerung mit 40% angegeben, während sie in den Niederlanden und Indien nicht höher als bei der Normalbevölkerung lag.

In einer von uns in Berlin durchgeführten Studie litten sogar 46% der Kälteurtikariapatienten zusätzlich an einer Atopie (MÖLLER et al. 1995).

Fallberichten zufolge ist die sekundäre, erworbene Kälteurtikaria häufig an eine primäre oder sekundäre Kryoglobulinämie gekoppelt (s. Übersicht, S. 71). Während bei bis zu 20% der Patienten mit Kälteurtikaria Kryoglobuline nachgewiesen werden, ist umgekehrt die Inzidenz einer Kälteurtikaria bei Kryoglobulinämie sehr gering. Die Kälteurtikaria kann der Diagnose einer Kryoglobulinämie und eines Myeloms um mehrere Jahre vorausgehen, und sie kann zusammen mit dem Absinken der Kryoglobulinspiegel durch eine wirksame Chemotherapie verschwinden. Hauterscheinungen bei Kryoglobulinämie entstehen nur dann, wenn die Titer oberhalb von 500 mg/dl liegen. Eine Purpura wird in diesen Fällen häufiger beobachtet als bei gewöhnlicher Kälteurtikaria. (Neben einer Kälteurtikaria können ein Raynaud-Phänomen, Hyperpigmentierungen, Papillomatosen und Hyperkeratosen auftreten.) Der größte Teil der

Kyroglobuline gehört der IgG-Klasse an; aber auch gemischte IgA-IgG- bzw. IgG-IgM-Kryoglobuline wurden beschrieben. Eine Kryoglobulinämie als Ursache einer Kälteurtikaria kommt bei Patienten mit Bindegewebserkrankungen, bei Erkrankungen des hämatopoetischen Systems und bei Neoplasien vor.

5.4.5
Diagnostik

Bei anamnestischem Verdacht auf eine Kälteurtikaria sollte in 2 Schritten vorgegangen werden:

- Provokationstestungen zur Bestätigung der Diagnose, und
- klinische und Laboruntersuchungen zum Ausschluß einer sekundären Kälteurtikaria.

Diagnostik bei Kälteurtikaria

I. Provokationstestungen:
 1. Eiswürfeltest,
 2. Kaltwasserarmbad,
 3. Kaltes Vollbad,
 4. Kaltluft- oder Kaltwindtest.
II. Weitere Untersuchungen:
 1. Lues-, Borrelien-, Epstein-Barr-Virus-, HIV-Serologie;
 2. Bestimmung von Kälteproteinen im Serum;
 3. Ausschluß von SLE sowie hämatologischen und lymphatischen Krankheiten;
 4. Auslaßversuch von verdächtigten Medikamemten.

Provokationstestungen
Als Screeningtest für die Praxis wird von einigen Autoren das Sprühen von *Chloräthyl* auf die Haut empfohlen. Zuverlässiger, diagnostisch eindeutiger, gebräuchlicher und auch sehr einfach ist der *Eiswürfeltest*. Dabei werden Eisstücke mit Wasser in einem Plastikbeutel oder -becher oder in einem Kupferzylinder gewöhnlich 3 – 5 min lang auf den Unterarm gehalten. Bei weniger stark ausgeprägter Kälteurtikaria sind auch längere Expositionszeiten von 10 oder sogar 20 min erforderlich, wobei sich nach NEITTANMÄKI (1985) in 76% der Fälle nach 10 und bei 100% nach 20 min eine Reaktion zeigt (NEITTANMÄKI 1985). Der Test gilt als positiv, wenn sich nach Wiedererwärmung eine Quaddel oder ein Angioödem entwickelt.

Die Ermittlung des Zeitminimums bis zur Induktion einer Quaddel *(Kältestimulationszeittest)* kann zur Verlaufs- und Therapiekontrolle nützlich sein. In diesem Fall wählt man nach einer Provokation von z. B. 10 min immer kürzere Expositionszeiten an anderen Körperstellen, bis keine Quaddelbildung mehr erfolgt. Bei längerem Eiswürfelkontakt muß darauf geachtet werden, daß keine Frostschäden entstehen, weil sie durch das Hautödem eine positive Reaktion vortäuschen können.

Eine Verfeinerung der oben beschriebenen Methode ist die Applikation eines Kupferzylinders, der mit einem Thermostat zur Konstanthaltung der Temperatur ausgerüstet ist. Dieses Instrument hat den zusätzlichen Vorteil, daß nur eine kleine Kontaktfläche mit der Haut erforderlich ist und mehrere Temperaturen simultan getestet werden können.

Bei all diesen Testmethoden schützt der Plastikbeutel bzw. der Kupferzylinder die Haut vor direktem Kontakt mit dem Eis und dessen Tauwasser und hilft so, Kälteurtikaria von aquagener Urtikaria zu unterscheiden. Es ist jedoch zu bedenken, daß sich dabei Kondenswasser bilden kann, das sich insbesondere bei hoher relativer Luftfeuchtigkeit an der Außenwand niederschlägt und auf die Haut herunterläuft.

Bei negativem Eiswürfel- oder Kupferzylindertest sollte man einen *Kaltwassertest* durchführen. Dabei wird ein Arm des Patienten bis zu 15 min lang in ein Wasserbad von 8–10 °C getaucht. Falls negativ, kann ein kühles Vollbad durchgeführt werden. Bei diesen Testungen ist eine sorgfältige Überwachung erforderlich, da es bei massiver Histaminausschüttung zum anaphylaktischen Schock kommen kann. Der Vorteil der Testungen am Arm besteht darin, daß die systemischen Auswirkungen bei Kältetests durch Anbringen eines Tourniquets an der exponierten Extremität verhindert werden können. Ein Nachteil aller Testungen mit Wasserbädern ist die mangelnde Unterscheidungsmöglichkeit zur Wasserkontakturtikaria.

Wenn sowohl Eiswürfeltest als auch Kaltwassertestungen negativ ausfallen, wie dies bei der generalisierten Kälteurtikaria der Fall sein kann (s. S. 70), bleiben noch der *Kaltlufttest* bzw. der *Kaltwindtest*. Der Patient wird dabei mit nur leichter Kleidung in einen kalten Raum von 4 °C gesetzt und reagiert typischerweise mit generalisierter Urtikaria, nachdem er zu frösteln beginnt. Bei mangelndem Kälteraum oder je nach individueller Empfindlichkeit des Patienten gelingt gelegentlich auch die Auslösung durch kalten Luftzug oder einen kalten Haarföhn.

Die Wertigkeit der verschiedenen Testverfahren ist aufgrund der Literatur nur schwer zu erheben, weil in den meisten Studien nur eines der oben genannten Testverfahren angewandt wurde. Da beim einzelnen Patienten nur eine der Methoden positive Resultate ergeben kann, sollte man jedoch mit allen vertraut sein.

Weitere Untersuchungen

Neben den Kältetestungen sollten routinemäßig bei allen Patienten mit Kälteurtikaria die folgenden Laboruntersuchungen durchgeführt werden:

Lues-, Borrelien-, HIV- und Epstein-Barr-Virusserologie, die Diagnostik zum Ausschluß eines SLE sowie Bestimmungen von Kryoglobulinen, Kälteagglutininen, Kryofibrinogen und Kryohämolysinen. Ferner müssen hämatologische oder lymphatische Erkrankungen durch entsprechende klinische und labortechnische Untersuchungen ausgeschlossen werden. Bei möglicherweise medikamentös induzierter Kälteurtikaria sollte ein Auslaßversuch erfolgen.

5.4.6
Differentialdiagnosen

Andere Urtikariaformen (s. unten) können meist durch eine sorgfältige Anamnese unter Berücksichtigung der Art der Quaddeln sowie ihrer Entstehung im zeitlichen Zusammenhang mit bestimmten Auslösern abgegrenzt werden. Wenn z. B. ein Patient festgestellt hat, daß seine Urtikaria mit dem Baden im Zusammenhang steht, sollte er befragt werden, ob die Quaddeln während des Schwimmens in kaltem Wasser oder unmittelbar nach dem Frottieren entstehen. Im letzteren Fall muß an eine *Urticaria factitia* oder ein *vibratorisches Angioödem* gedacht werden. Auch eine *aquagene Urtikaria* sollte durch weitere Befragung bezüglich Quaddelgröße und Auslösung unter anderen Umständen wie warmem Duschen ausgeschlossen werden.

Pruritus oder *Prurigo hiemalis* (Kältejuckreiz) findet man bevorzugt bei Männern während der kalten Jahreszeit. Die Patienten entwickeln während der Wiedererwärmung nach Kälteexposition vorwiegend an den Extremitäten einen Pruritus, ohne daß sichtbare Hautveränderungen auftreten. Kältetestungen sind negativ, aber die Symptome sind reproduzierbar, wenn die natürlichen Auslösebedingungen nachgeahmt werden. Zwei seltene, ungewöhnliche Reaktionen, das mit Pruritus, aber ohne Quaddeln auftretende *Kälteerythem* und die bei Wiederaufwärmung mit Papeln einhergehende *Kälteprurigo*, stellen wahrscheinlich abortive Formen der Kälteurtikaria dar.

Differentialdiagnose der Kälteurtikaria

1. Andere Urtikariaformen wie
   a) Urticaria factitia,
   b) Vibratorisches Angioödem,
   c) Aquagene Urtikaria;
2. Kälteurtikariafragmente wie
   a) Pruritus (Prurigo) hiemalis,
   b) Kälteerythem,
   c) Kälteprurigo;
3. Kältepannikulitis.

Die *Kältepannikulitis* könnte aufgrund ihrer klinischen Erscheinung mit der verzögerten Kälteurtikaria verwechselt werden. Betroffen sind oft Kinder, aber auch Jugendliche und Erwachsene. Die Läsionen erscheinen 6 – 72 h nach Kältekontakt als schmerzhafte, tiefe Schwellungen, die eine diskrete Hyperpigmentierung hinterlassen. Auch Fettnekrosen können auftreten. Die Kältepannikulitis kann nicht anhand der klinischen Merkmale, sondern nur aufgrund der Lokalisation des lymphohistiozytären, von Eosinophilen durchsetzten Infiltrates im tiefen Fettgewebe von der verzögerten Kälteurtikaria unterschieden werden. Bei letzterer sind primär die oberen und mittleren Dermisschichten infiltriert.

5.4.7
Therapie

Wichtigste Basis der Behandung (s. unten) ist eine sorgfältige Aufklärung der Patienten bzw. der Eltern, damit manchmal lebensgefährliche Situationen wie der Genuß von Speiseeis, kalten Getränken oder ein Sprung ins kalte Wasser vermieden werden. Am stärksten gefährdet sind solche Patienten, die schon nach weniger als 3 min bei einem Kältetest reagieren, obgleich selbst Patienten mit einem negativen Kaltwassertest schon systemische Schockreaktionen beim Baden erlitten haben.

Therapie der Kälteurtikaria
1. Patientenaufklärung,
2. Therapie zugrundeliegender Krankheiten
   (Versuch einer Antibiotikatherapie),
3. Vermeiden der Kälteexposition,
4. Symptomatische Therapie mit H_1-Blockern,
5. Stanazolol,
6. Dapson,
7. β_2-Sympathomimetika und Aminophyllin,
8. Induktion von Kältetoleranz.

Spezielle Vorsichtsmaßnahmen sind auch bei notwendigen chirurgischen Eingriffen zu treffen. Die Raumtemperatur des Operationsraums muß gegebenenfalls erhöht werden, und intravenöse Infusionen müssen auf 37 °C erwärmt werden. Als zusätzliche Vorsichtsmaßnahme sollten präoperativ H_1- und H_2-Blocker wie bei Patienten mit Intoleranzreaktionen verabreicht werden. Stark gefährdete Patienten sollten auch ein Notfallbesteck mit Adrenalin zur Selbstbehandlung bei sich tragen.

Da bei 25 – 50% der Patienten laut Literatur die Kälteurtikaria nach hochdosierter zweiwöchiger Penicillinbehandlung verschwindet, empfiehlt sich bei jedem Patienten solch ein Therapieversuch. Aufgrund unserer Erfahrungen bei einer Patientin mit Penicillinallergie und erhöhten Borreliosetitern kann auch eine Tetrazyklinbehandlung eine Heilung herbeiführen.

Bei sekundärer Kälteurtikaria muß selbstverständlich die Grunderkrankung behandelt werden. Mit deren Besserung ist auch ein entsprechendes Ansprechen der Kälteurtikaria zu erwarten, wie es z. B. bei chronisch lymphatischer Leukämie mit Kryoglobulinämie nach Chemotherapie in der Literatur beschrieben ist.

Zur Milderung der Symptome sollte man Patienten mit Kälteurtikaria mit H_1-Blockern behandeln. Nach klinischen Studien sprechen Patienten sehr unterschiedlich auf die verschiedenen Präparate an. Die in der älteren Literatur bevorzugte Behandlung mit Cyproheptadin, einem starken H_1-Blocker und Serotoninantagonisten mit zusätzlicher milder anticholinergischer Komponente, läßt sich durch neuere Untersuchungen nicht stützen. Zudem bestehen wie bei Ketotifen Probleme mit Gewichtszunahme. In einer Vergleichsstudie der sehr potenten H_1-Blocker Doxepin (30 mg/Tag) und Hydroxyzin (40 mg/Tag) mit Cinnerizin (30 mg/Tag) waren alle 3 Präparate gleich wirksam und besser als Placebo. Mäßige bis gute Erfolge konnten auch mit den neueren, nichtsedierenden H_1-Blockern beobachtet werden (VILLAS-MARTINEZ et al. 1992). Unwirksam ist dagegen, wegen mangelnder Resorption, oral verabreichte Cromoglicinsäure. Auch Kombinationen von H_1- mit H_2-Blockern bringen keine wesentlichen Vorteile.

Bei schwer befallenen Patienten, die nicht ausreichend auf H_1-Blocker ansprechen, lohnt sich ein Versuch mit Dapson. ORMEROD et al. beschreibt bei familiärer Urtikaria eine Besserung der Symptomatik durch Behandlung mit Stanazolol (ORMEROD et al. 1993). Eine kurzfristige Behandlung mit mittleren Kortisondosen unterdrückt die Symptome nur teilweise. Interferon α (3mal 3 Mio. I.E./Woche) brachte bei einer unserer Patientinnen selbst nach 6wöchiger Behandlung keine Besserung. Kürzlich wurde auch über gute Behandlungsergebnisse mit β_2-Sympathomimetika in Kombination mit aminophyllinhaltigen Substanzen berichtet (HUSZ et al. 1994).

Bei sehr guter Motivation und Kooperation kann man sich die bei einigen Patienten bis zu mehreren Tagen dauernde Refraktärphase nach Kälteexposition zu Nutzen machen (HENQUET et al. 1992). Die Induktion der Kältetoleranz muß unter stationären Bedingungen und unter Antihistaminikaschutz erfolgen. Dabei wird mehrmals täglich eine Kaltwasserexposition mit ansteigender Expositionsfläche und Expositionsdauer sowie absteigenden Temperaturen durchgeführt, bis der Patient 1 oder 2 kühle Duschen oder Vollbäder/Tag toleriert. Die Anfangstemperaturen sollten 5 °C über der höchsten Provokationstemperatur im Hauttest liegen. Während der Induktionsphase kann es wiederholt trotz großer Vorsicht zur Schockfragmenten kommen, so daß eine dauernde Überwachung des Patienten während der Expositionen unabdingbar ist. Wird die Erhaltungstherapie nicht täglich oder jeden 2. Tag konsequent durchgeführt, verliert sich die Kältetoleranz wieder, und es kann bei Reexposition zu gefährlichen Schockreaktionen kommen, wovor der Patient gewarnt werden muß.

Nach eigenen Erfahrungen ist die Durchführung dieser Therapie jedoch sehr mühsam, so daß sie von den Patienten nach einiger Zeit oft aufgegeben wird.

5.5
Wärmeurtikaria
B. Cremer

5.5.1
Definition und Ursachen

Die Wärmeurtikaria wird durch direkte äußere Wärme- oder Hitzewirkung auf die Haut ausgelöst. Auslösende Faktoren sind alle Stimulanzien, die ein Gefühl von Wärme auf der Haut erzeugen.

5.5.2
Allgemeine Aspekte

Die Wärmeurtikaria ist äußerst selten. Nur von wenig mehr als 20 Fällen wurde seit Dukes erster Beschreibung (1924) in der Literatur berichtet, wenngleich man davon ausgehen muß, daß weitere Fälle nicht publiziert oder nicht als Wärmeurtikaria diagnostiziert wurden.

Extrem selten ist die hereditäre Wärmeurtikaria vom verzögerten Typ. Die Mehrzahl der Patienten sind junge erwachsene Frauen.

5.5.3
Klinik

Nach lokaler Applikation von Wärme entwickeln sich Quaddeln innerhalb von 3–5 min, selten erst nach 10 min.

In den hereditären Fällen und beim ersten von Duke beschriebenen Patienten entstanden die Quaddeln nach einer Verzögerung von 60–90 min. Erythem und Quaddel bleiben auf die Kontaktstelle beschränkt. Die Quaddeln selbst sind klein oder konfluent (Abb. 5.7).

Die Hautläsionen halten gewöhnlich eine Stunde an, können aber auch 6–10 h, manchmal sogar mehrere Tage lang bestehen bleiben. In Einzelfällen kann es statt der typischen urtikariellen Reaktion auch zu einer indurierten Hautveränderung kommen. Im allgemeinen bestehen lokal intensiver Juckreiz

Physikalische Urtikaria

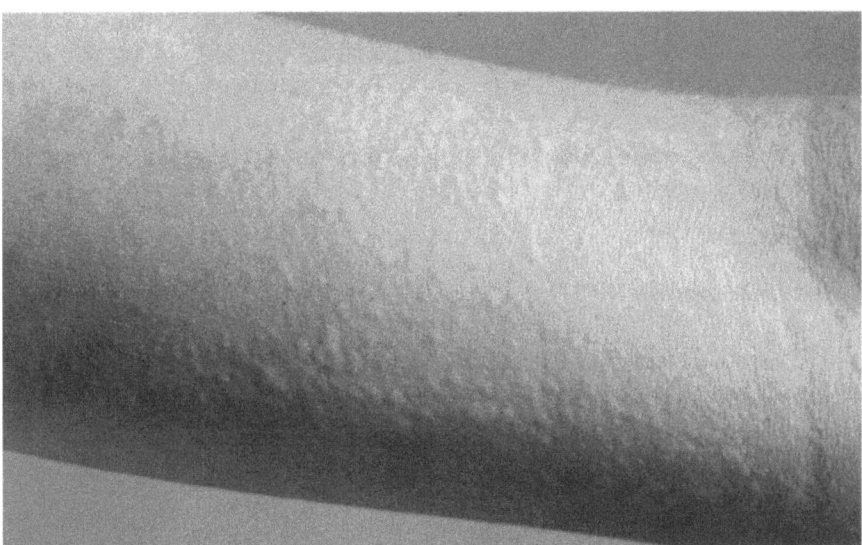

Abb. 5.7. Rötung und diffuse Schwellung des Arms mit stecknadelkopfgroßen Quaddeln bei einer Patientin mit Wärmeurtikaria nach einem warmen Armbad

und Brennen, aber auch Dysästhesien. Die auslösende Temperatur reicht von 38°–56 °C. Betroffene Areale können für 24 h vereinzelt auch bis zu 3 Wochen refraktär sein. Die Symptome der Wärmeurtikaria sind in den warmen Monaten des Jahres am auffälligsten. Nur bei ausgedehntem Befall kommt es zu systemischen Reaktionen wie Müdigkeit, Kopfschmerzen, Schwindel, Nausea, Diarrhöe und sogar Bewußtlosigkeit.

5.5.4
Assoziierte Erkrankungen

Es besteht eine relativ hohe Inzidenz der Atopie bei den Patienten und ihren Familien (42%), hauptsächlich als allergische Rhinitis; kausale Zusammenhänge bestehen jedoch vermutlich nicht. In der Literatur wurden bei jeweils einem Patienten ein assoziierter urtikarieller Dermographismus, eine Kälteurtikaria, eine Lichturtikaria sowie eine ASS-Intoleranz beschrieben.

5.5.5
Diagnostik

Die Haut sollte für 3–5 min, evtl. auch 10 min lokal erwärmt werden, entweder durch ein warmes Armbad (Abb. 5.7) oder durch Applikation eines mit warmem Wasser gefüllten Metallzylinders auf der Beugeseite des Unterarms. Die auslösende Temperatur beträgt meist 38° – 41°, individuell aber auch bis zu 56°. Anamnestisch bekannte verzögerte Reaktionen sollten nach 2 – 4 h kontrolliert werden.

Die Routinelaboruntersuchungen sowie die immunologischen Serumparameter sind unauffällig.

5.5.6
Differentialdiagnosen

Die Wärmeurtikaria muß differentialdiagnostisch von der Lichturtikaria und von der cholinergischen Urtikaria (Hitzereflexurtikaria) abgegrenzt werden (Diagnostik: s. Abschn. 5.6.3 bzw. 6.5).

5.5.7
Prognose

Die Wärmeurtikaria kann viele Jahre lang bestehen. So persistierte die Krankheit bei einer 48jährigen Patientin seit ihrer späten Kindheit. Da in der Literatur keine Beschreibungen spontaner Remissionen existieren, ist es schwierig, eine definitive Aussage über die Dauer der Erkrankung zu machen. Die Wärmeurtikaria ist individuell unterschiedlich belastend für die Patienten, auf ihre Lebenserwartung hat sie jedoch keinen Einfluß.

5.5.8
Therapie

Ein symptomatischer Therapieversuch mit Antihistaminika ist lohnend, da die Hälfte der Patienten wegen der Mastzellabhängigkeit der Reaktion darauf positiv reagiert. Bei anderen Patienten spielt das Komplementsystem eine pathogenetische Rolle, so daß sich Therapieversuche mit Entzündungshemmern (Chloroquin, Dapson) lohnen.

Außerdem soll wie bei der Kälteurtikaria auch ein „Hardening" in Form steigender Expositionsdauer, Körperfläche und Temperatur von Erfolg sein.

5.6
Lichtinduzierte Urtikaria
T. ROSENBACH

5.6.1
Allgemeine Aspekte

Die lichtinduzierte Urtikaria kann durch Lichtstrahlen des Wellenlängenbereichs von 280–760 nm ausgelöst werden. Ausgeschlossen wird der Infrarotbereich, da eine infrarotinduzierte Urtikaria der Wärmeurtikaria zugerechnet wird. Die Lichturtikaria gehört zu den sehr seltenen Formen der Urtikaria. Frauen sind unwesentlich häufiger betroffen, und der Krankheitsbeginn liegt meistens zwischen dem 20. und 40. Lebensjahr. Eine erhöhte Inzidenz allergischer Erkrankungen liegt nicht vor. Die Ursachen dieser Urtikaria sind meistens nicht bekannt. Pathogenetisch gibt es Hinweise, daß die Lichturtikaria möglicherweise durch Serumfaktoren verursacht wird, die nach Bestrahlung als Photoallergene wirken. Ähnliche Hautveränderungen können aber auch bei einer Porphyrie, einem systemischen Lupus erythematodes oder als Arzneimittelnebenwirkung vorkommen. Beim einzelnen Patienten kann die Urtikaria oft einem bestimmten Wellenlängenbereich zugeordnet werden (UV-B, UV-A, sichtbares Licht).

Klassifikation der Lichturtikaria

1. Idiopathisch:
   UVB   (280–320 nm),
   UVA   (320–400 nm),
   Sichtbares Licht (400–760 nm).

2. Sekundär bei:
   Porphyrien (erythropoetische Protoporphyrie und Porphyria cutanea tarda),
   systemischem Lupus erythematodes,
   Arzneimittelreaktion.

5.6.2
Klinik

Lokal. Diffuse Erytheme und Quaddeln, oft mit einem Reflexerythem in der Umgebung, entwickeln sich typischerweise sehr schnell nach entsprechender Exposition (Abb. 5.8). Der Zeitraum beträgt meist 30 s bis 3 min, und nur sehr selten tritt eine verzögerte Reaktion nach 20 min auf. Die Effloreszenzen sind auf die exponierten Hautareale begrenzt (Abb. 5.9). Bei einer geringen Bestrahlungsdosis können sich die Hautveränderungen auf diffuse Erytheme be-

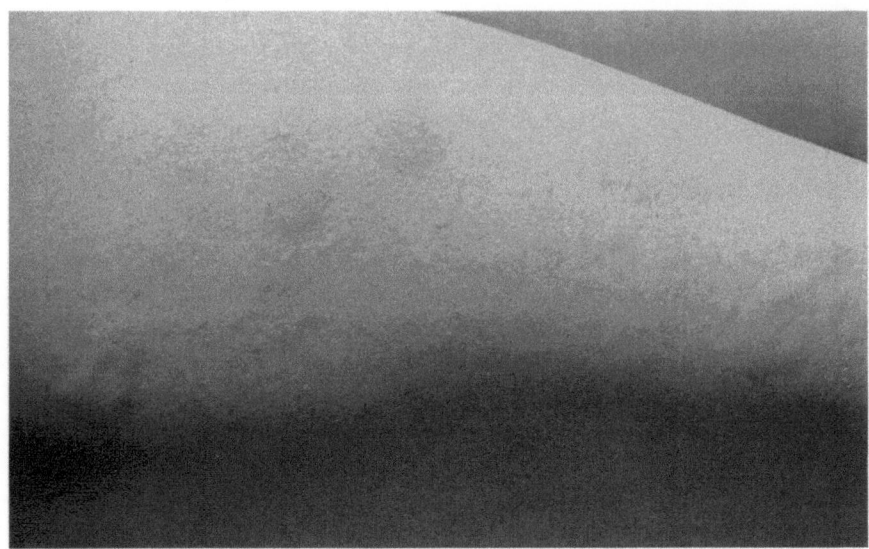

Abb. 5.8. Kleine, unregelmäßig geformte Quaddeln bei einem Patienten mit Lichturtikaria nach geringer UV-Licht-Exposition

schränken. Das Auftreten von Erythemen und Quaddeln wird von einem intensiven Juckreiz begleitet, aber auch Stechen und Brennen werden bisweilen angegeben. Die Quaddeln bilden sich nach 15–30 min zurück und sind typischerweise nach 1 h verschwunden. Erytheme können bis zu 3 h persistieren. Die ständig lichtexponierten Körperareale wie das Gesicht und die Hände sind meistens ausgespart und zeigen damit ein gegensätzliches Verhalten zur polymorphen Lichtdermatose. Effloreszenzen treten typischerweise an den ersten sonnigen Frühjahrstagen auf, wenn die Haut noch nicht gegenüber dem Licht „abgehärtet" ist.

Systemisch. Falls großflächige Körperareale betroffen sind, kann es auch zu systemischen Symptomen kommen. Hierzu gehören Mattigkeit, Kopfschmerzen, aber auch Schocksymptomatik. Die durchschnittliche Dauer dieses Krankheitsbildes beträgt in den publizierten Fällen 7 Jahre, wobei der längste Fall eine Persistenz von 48 Jahren zeigte.

5.6.3
Diagnostik

Routinemäßig erhobene Laborparameter der betroffenen Patienten liegen im Normbereich. Die Histologie zeigt lediglich ein dezentes entzündliches Infiltrat um die Gefäße und trägt damit nicht wesentlich zur Diagnostik bei. Wie

Abb. 5.9. Ausgedehnte Schwellung mit Erythem bei einer Patientin mit Lichturtikaria. Die Hautveränderungen traten nach einem Sonnenbad auf. Nur die Regionen, die durch den Badeanzug bedeckt waren, sind nicht betroffen

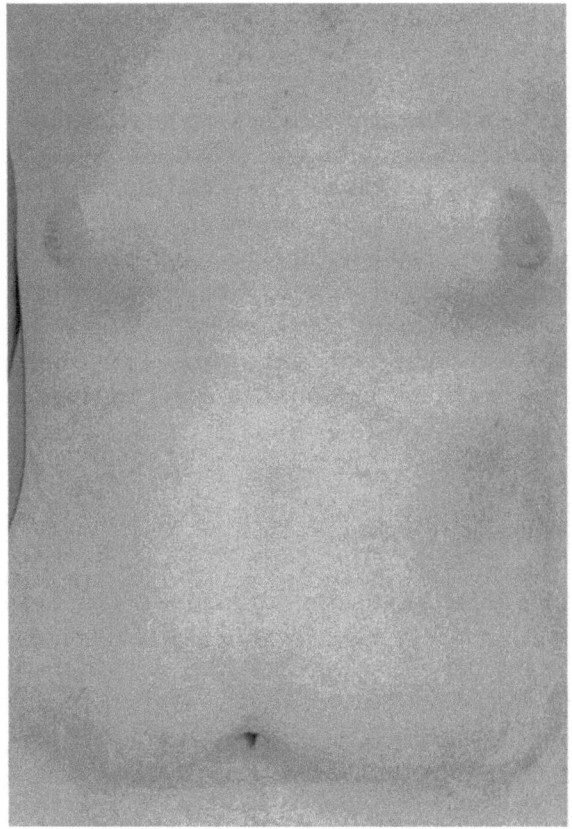

bei den anderen Urtikariaformen kommt der sorgfältigen Anamneseerhebung eine besondere Bedeutung zu. So sollte bei schneller Entwicklung eines Pruritus und Quaddelbildung nach Lichtexposition immer an eine Lichturtikaria gedacht werden. Bevor mit der weitergehenden Lichtdiagnostik begonnen wird, sollten eine Porphyrie und ein systemischer Lupus erythematodes durch entsprechende Laboruntersuchungen ausgeschlossen werden. Falls die Patienten angeben, daß die Effloreszenzen auch nach Bestrahlung durch Fensterglas oder bei künstlichem Licht auftreten, ergeben sich damit schon die ersten Hinweise auf den auslösenden Wellenlängenbereich.

Die Lichttestungen werden gewöhnlich am Rücken in ungefähr 1 cm^2 großen Testarealen durchgeführt. Als Strahlenquellen werden UV-B-Lampen (280–320 nm), UV-A-Lampen (320–400 nm) und sichtbares Licht (400–760 nm) benutzt.

Mit jeder Lichtquelle werden mehrere Areale in ansteigender Dosierung bestrahlt. Nach der Bestrahlung wird das Auftreten von Erythemen und

Quaddeln in 2 minütigen Intervallen beobachtet. Zeigt sich nach 5 min noch keine Reaktion, können die Ableseintervalle zuerst auf 5 min und dann auf 15 min erhöht werden. Ist nach 2 h noch keine Reaktion eingetreten, kann die Beobachtung abgebrochen werden. Es sollten aber dann nach 24 und 48 h noch Ablesungen erfolgen, um mögliche phototoxische oder photoallergische Reaktionen zu erfassen. Als ein möglicherweise auftretendes Problem bei der Lichttestung sollte beachtet werden, daß sowohl die minimale Dosis als auch die auslösende Wellenlänge beim individuellen Patienten innerhalb von 2 bis 3 Tagen merklich variieren kann. Außerdem ist zu beachten, daß bereits bestrahlte Hautareale über mehrere Tage refraktär sind, d.h. es können keine neuen Quaddeln ausgelöst werden. Lichttestungen sollten deshalb nur an Hautarealen durchgeführt werden, die mehrere Tage lang nicht lichtexponiert waren.

5.6.4
Differentialdiagnosen

Die Lichturtikaria läßt sich durch die Anamneseerhebung und entsprechende Testungen gut von der Wärmeurtikaria abgrenzen.

Differentialdiagnose der Lichturtikaria
- Wärmeurtikaria,
- Polymorphe Lichtdermatose,
- Photoallergische Kontaktekzeme,
- Phototoxische Kontaktekzeme,
- Systemischer Lupus erythematodes,
- Porphyrie.

Auch die polymorphe Lichtdermatose ist allgemein gut zu differenzieren, da sie meistens einen papulösen und ekzematösen Charakter der Effloreszenzen aufweist, Gesicht und Nacken bevorzugt und länger persistiert (Abb. 5.10). Ähnliches gilt für die Differentialdiagnose gegenüber den photoallergischen und phototoxischen Kontaktekzemen, aber auch gegenüber der Porphyria cutanea tarda, der erythropoetischen Protoporphyrie und dem systemischen Lupus erythematodes: Hier erfolgt die Abgrenzung zur Lichturtikaria durch die längere Latenz und Persistenz.

5.6.5
Therapie

Der Gebrauch von Antihistaminika ist im Gegensatz zu anderen Urtikariaformen meist enttäuschend. Aufgrund vereinzelter positiver Ergebnisse ist

Abb. 5.10. Erythematöse Papeln im Gesicht einer Patientin mit polymorpher Lichtdermatose. Im Gegensatz zu den Quaddeln bei der Lichturtikaria persistieren diese Hautveränderungen für viele Tage

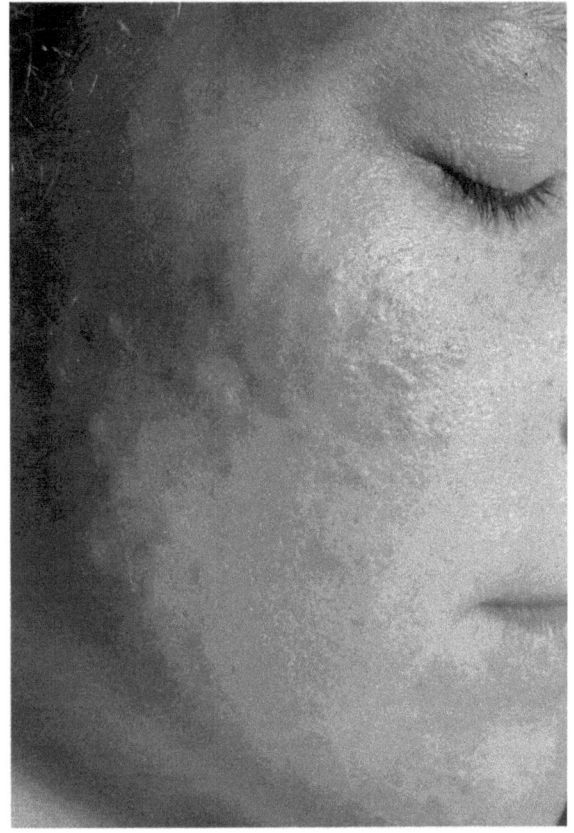

allerdings ein Therapieversuch mit H_1-Antihistaminika durchaus angezeigt, auch in Kombination mit anderen Therapieformen.

Im Vordergrund sollte das Erzeugen einer Toleranz gegenüber Licht stehen (s. unten). Unter kontrollierten Bedingungen wird eine Lichttherapie in ansteigender Dosierung durchgeführt. Eine „Abhärtung" durch UV-B-Licht bringt allerdings oft nur kurzfristige Erfolge für einige Tage. Im Vordergrund sollte deshalb die UV-A-Bestrahlung zusammen mit Methoxypsoralen (PUVA) stehen, die einen Schutz bis zu einigen Wochen erzielen kann. Als praktische Verfahrensweise bietet sich zuerst eine Ganzkörper UV-A-Bestrahlung mit niedrigen Dosierungen in stündlichen Intervallen unterhalb der Auslöseschwelle an. Nach Erzeugen einer gewissen Toleranz kann dann vorsichtig auf eine PUVA-Bestrahlung umgestellt werden. Dieses Vorgehen kann den mühsamen Start mit multiplen niedrigen Dosierungen erleichtern und verkürzt die Gesamtbehandlungszeit mit PUVA.

Sollte diese Behandlung keine Erfolge zeigen oder nicht möglich sein, bieten sich topische Lichtschutzpräparate an. Dabei sollte beachtet werden, daß die verwandten Mittel einen möglichst breiten Wellenlängenbereich abdecken und auch tatsächlich eine Schutzwirkung in dem verursachenden Wellenlängenbereich zeigen.

Da bei einigen Formen der Lichturtikaria Serumfaktoren als Auslöser diskutiert werden, wurden auch Behandlungsversuche mit einer Plasmapherese vorgenommen, die teilweise länger anhaltende Remissionen erbrachten. Diese Therapie sollte allerdings entsprechend ausgerüsteten Kliniken vorbehalten werden.

Therapie der Lichturtikaria

- Abhärtung durch Lichttherapie (UV-A, PUVA),
- Topischer Lichtschutz (symptomatisch),
- Antihistaminika (fraglicher Erfolg),
- Plasmapherese.

Literatur

Barlow RJ, Warburton F, Watson K, Black AK, Greaves MW (1993) Diagnosis and incidence of delayed pressure urticaria in patients with chronic urticaria. J Am Acad Dermatol 29: 954-958

Breathnach SM, Allen R, Milford Ward A, Greaves MW (1983) Symptomatic dermographism: Natural history, clinical features, laboratory investigations and response to therapy. Clin Exp Dermatol 8: 463-476

Czarnetzki BM (1985) Die Pathophysiologie physikalischer Urtikariaformen. Hautarzt 36 [Suppl VII]: 41-42

Czarnetzki BM (1986) Urticaria. Springer, Berlin Heidelberg New York Tokio

Czarnetzki BM, Meentken J, Rosenbach T, Pokropp A (1984) Clinical, pharmacological and immunological aspects of delayed pressure urticaria. Br J Dermatol 111: 315-323

Czarnetzki BM, Cap H-P, Forck G (1987) Late cutaneous reactions to common allergens in patients with delayed pressure urticaria. Br J Dermatol 117: 695-701

Davis KC, Mekori YA, Kohler PF, Schocket AL (1986) Possible role of diet in delayed pressure urticaria - preliminary report. J Allergy Clin Immunol 77: 566-569

Doeglas HMG, Rijnten WJ, Schröder FP, Schirm J (1986) Cold urticaria and virus infection: a clinical and serological study in 39 patients. Br J Dermatol 114: 311-318

Dover JS, Black AK, Ward AM, Greaves MW (1988) Delayed pressure urticaria. Clinical features, laboratory investigations, and response to therapy of 44 patients. J Am Acad Dermatol 18: 1289-1298

Eichelberg D (1988) Desensibilisierung („Hardening") der Wärmeurtikaria. Z Hautkr 63: 385-386

Freeman PA, Watt GJ (1988) Localized heart urticaria. Austr J Dermatol 29: 43-46

Henquet CJM, Martens BPM, Van Vloten WA (1992) Cold urticaria: a clinico-therapeutic study in 30 patients; with special emphasis on cold desensitization. Eur J Dermatol 2: 75-77

Henz BM, Ziegert FS, Kunkel G, Jeep S (im Druck) Dermal and bronchial hyperreactivity in urticarial dermographism. Allergy

Hertl M, Merk HF (1994) Occurrence of cold urticaria in insect venom allergic individuals. Allergo J 3: 379-381

Hölzle E (1995) Solar urticaria. In: Krutmann J, Elmets CA (Hrsg) Photoimmunology. Blackwell, Oxford, S 199 – 208.

Husz S, Toth-Kasa I, Kiss M, Dobozy A (1994) Treatment of cold urticaria. Int J Dermatol 33: 210 – 213

Illig L, Kunick J (1969) Klinik und Diagnostik der physikalischen Urtikaria. Hautarzt 20: 167 – 178

Jeep S, Czarnetzki BM (1994) Urtikarieller Dermographismus, Urticaria factitia, verzögerte Druckurtikaria. Allergologie 17: 12 – 16

Kalogeromitros D, Katsarou A, Armenaka M, Polizou E, Zografakis L, Stratigos L (1995) Familial cold urticaria: a father and daughter with typical clinical and laboratory features. Ann Allergy Asthma Immunol 74: 295 – 298

Leenutaphong V, Hölzle E, Plewig G (1989) Pathogenesis and classification of solar urticaria: A new concept. J Am Acad Dermatol 21: 237 – 240

Leenutaphong V, Hölzle E, Plewig G (1990) Solar urticaria: Studies on mechanisms of tolerance. Br J Dermatol 122: 601 – 606

Lin RY, Schwartz RA (1993) Cold urticaria and HIV infection. Br J Dermatol 129: 465 – 467

Möller A, Henning M, Zuberbier T, Czarnetzki BM (im Druck) Epidemiologie und Klinik der Kälteurtikaria. Hautarzt

Neittaanmäki H (1985) Cold urticaria. Clinical findings in 220 patients. J Am Acad Dermatol 13: 636 – 643

Olson NA, Kolski GB (1993) Physical urticaria. Ann Allergy 71: 205 – 212

Ormerod AD, Smart L, Reid TMS, Milford-Ward A (1993) Familial urticaria. Investigation of a family and response to stanazolol. Arch Dermatol 129: 343 – 346

Roelandts R (1985) Pre-PUVA UVA desensitization for solar urticaria. Photodermatol 2: 174 – 176

Sussman GL, Harvey RP, Schocket AL (1982) Delayed pressure urticaria. J Allergy Clin Immunol 70: 337 – 342

Villas-Martinez F, Contreras FJ, Lopez-Cazana JM, Lopez-Serrano MC, Martinez-Alzamora F (1992) A comparison of new nonsedating and classical antihistamines in the treatment of primary acquired cold urticaria (AUC). J Invest Allergol Clin Immunol 2: 258 – 262

Warin RP (1989) Clinical observations on delayed pressure urticaria. Br J Dermatol 121: 225 – 228

Wong RC, Fairley JA, Ellis CN (1984) Dermographism: A review. J Am Acad Dermatol 11: 643 – 652

Zip CM, Ross JB, Greaves MW, Seriver CR, Mitchell JJ, Zoar S (1993) Familial cold urticaria. Clin Exp Dermatol 18: 338 – 341

6 Cholinergische Urtikaria

T. ZUBERBIER

6.1 Definition

Das charakteristische Erscheinungsbild der cholinergischen Urtikaria sind stecknadelkopfgroße Urticae auf erythematösem Grund, die nach kurzzeitiger Erhöhung der Körperkerntemperatur auftreten (JORIZZO 1987; CASALE et al. 1986; HIRSCHMANN et al. 1987).

Die *häufigsten Auslöser* sind:
- Körperliche Anstrengung,
- Passive Überwärmung,
- Emotionaler Streß.

Seltene Auslöser sind:
- Heiße Speisen,
- Scharf gewürzte Speisen,
- Alkohol.

Als Synonym ist gelegentlich auch der Begriff Wärmereflexurtikaria verwendet worden. Um Verwechslungen mit der Wärmeurtikaria zu vermeiden, sollte jedoch der international gebräuchliche Begriff cholinergische Urtikaria beibehalten werden.

6.2 Epidemiologie

In milder Ausprägung ist die cholinergische Urtikaria in der primär betroffenen Altersgruppe von 16 bis 35 Jahren häufig (Tabelle 6.1). Eine eigene Untersuchung an 493 Personen dieser Altersgruppe (ZUBERBIER et al. 1994), zeigte eine Prävalenz von 11,2%, mit einem Maximum im Alter von 26 bis 28 Jahren (Prävalenz 20%). Die niedrige Inzidenz in der Praxis erklärt sich aus dem oft geringen Leidensdruck. So gaben 80% der untersuchten Personen an, daß sie keine Therapie benötigten.

Tabelle 6.1. Epidemiologie der cholinergischen Urtikaria		
	Primär betroffene Altersgruppe	16–35 Jahre
	Prävalenz in dieser Altersgruppe	ca. 11%
	Erkrankungsdauer	ca. 6 Jahre

Die Erkrankungsdauer liegt im Durchschnitt bei 6 Jahren. Die Spannweite ist jedoch beträchtlich (2 bis 30 Jahre). Männer und Frauen sind gleich häufig betroffen. Eine familiäre Häufung ist nicht bekannt, es liegt jedoch eine erhöhte Assoziation zu atopischen Erkrankungen vor.

6.3
Klinik

Das typische Bild sind stecknadelkopfgroße Quaddeln auf gerötetem Grund, die während oder bis zu 10 min nach Provokation auftreten und 30–60 min, selten auch für 3 h bestehen bleiben (Abb. 6.1). Die Quaddeln treten bevorzugt im Bereich von Armen, Brust, Beinen, Rücken und Bauch auf. Hand- und Fußsohlen sowie Axillen bleiben dagegen regelmäßig ausgespart. Das Gesicht ist in nur 18% der Fälle betroffen, kann aber, v. a. periorbital, gerötet und geschwollen sein.

Die einzelnen Quaddeln können konfluieren und so das typische Bild verwischen (Abb. 6.2). Parallel zu den Urticae tritt an den betroffenen Stellen ein intensiver Pruritus auf. Einige Patienten geben prodromal Juckreiz im Bereich der Kopfhaut an.

Nach dem Verschwinden der Urticae besteht oft eine Refraktärperiode von 8–24 h, in Einzelfällen auch für einige Tage. Saisonal beobachtet ein Teil der Patienten Remissionen während der Sommermonate.

Klinik der cholinergischen Urtikaria

- Stecknadelkopfgroße Urticae auf gerötetem Grund,
- Symptome während oder bis ca. 10 min nach Provokation (Dauer 30–60 min),
- Anschließende Refraktärzeit von 8–24 h möglich,
- Extrakutane Symptome möglich (z. B. Kopfschmerzen).

Die cholinergische Urtikaria tritt normalerweise nicht während des Schlafes auf, typischerweise gehen bestimmte Auslöser den Symptomen voraus, die zu einer Erhöhung der Körpertemperatur führen. Häufig genannt werden Laufen, Fahrradfahren, Sportarten wie Squash, aber auch Tanzen, heißes Duschen, Sauna, scharf gewürzte Speisen und alkoholische Getränke. Fieber kann ebenfalls die cholinergische Urtikaria auslösen, genauso wie die emotionale Belastung während einer Prüfung.

Cholinergische Urtikaria

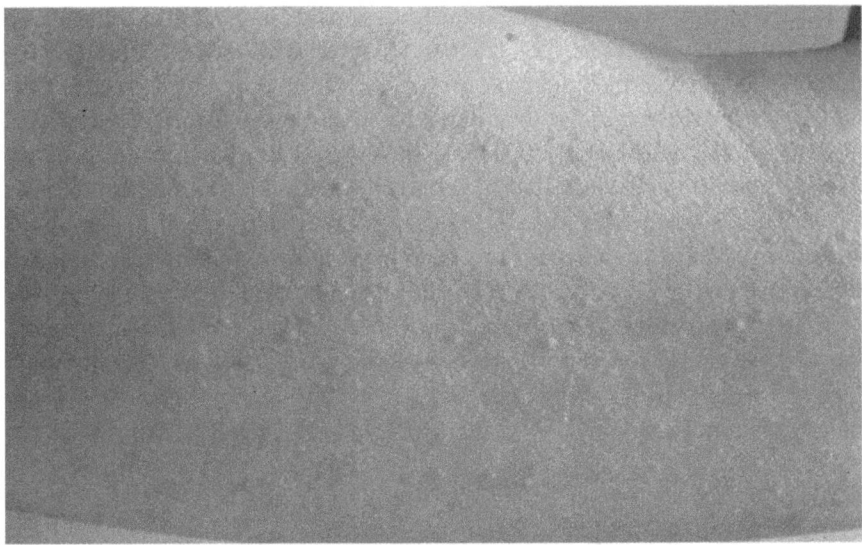

Abb. 6.1. Das typische Erscheinungsbild der cholinergischen Urtikaria. Stecknadelkopfgroße, juckende Urticae am Oberarm, 5 min nach körperlicher Belastung

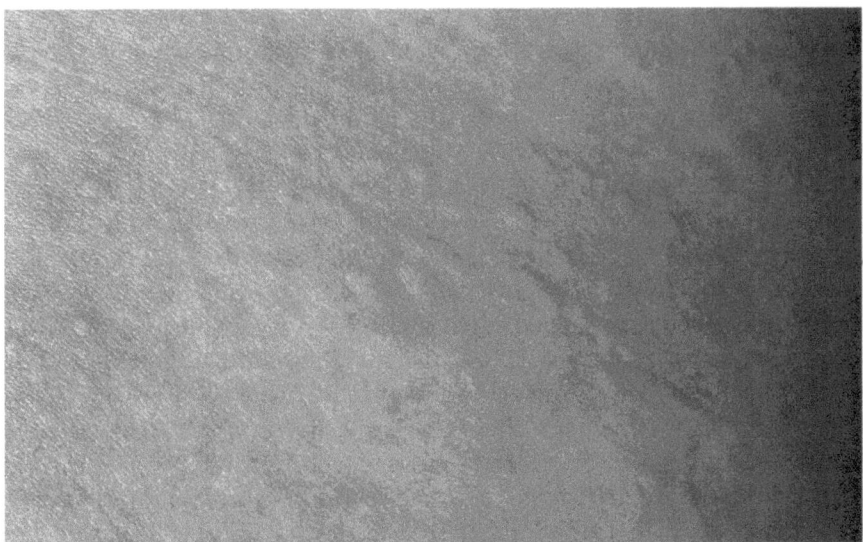

Abb. 6.2. Durch das Konfluieren der Quaddeln kann die typische Morphologie der cholinergischen Urtikaria (Abb. 6.1) überlagert werden. Zusätzlich besteht ein intensives Erythem auf unbefallener Haut

Insgesamt treten jedoch hohe interindividuelle Unterschiede hinsichtlich der persönlichen Relevanz der einzelnen Auslöser auf. Gleiches gilt für die Ausprägung der Urtikaria; obgleich sie grob mit der Stärke des Stimulus, dem Ausmaß des Schwitzens und der Erhöhung der Körpertemperatur korreliert, gibt es große individuelle Unterschiede im Schweregrad. Bei der eingangs genannten Untersuchung (ZUBERBIER et al. 1994) wurde die Ausprägung bei 62% als leicht, bei 22% als mäßig, aber in 11% als stark ausgeprägt mit Beeinträchtigungen im Alltagsleben angegeben. Neben kutanen Symptomen können bei schwer betroffenen Personen auch extrakutane Erscheinungen auftreten. Die häufigsten Begleitsymptome sind Schwindel, Übelkeit und Kopfschmerzen. Weniger häufig kommt es zu weitergehenden gastrointestinalen Symptomen, Rhinorrhöe oder Bronchospasmus und nur sehr selten zu systemischen Reaktionen wie Blutdruckabfall oder einem anaphylaktischen Schock.

6.4
Assoziierte Erkrankungen

Die Inzidenz atopischer Erkrankungen ist erhöht (45,5% gegenüber 30,8% bei gleichaltrigen Normalpersonen; ZUBERBIER et al. 1994). Andere Urtikariaformen können gleichzeitig bestehen, es besteht jedoch keine auffällige Häufung.

6.5
Diagnostik

Die größte Bedeutung kommt der Anamnese zu. Aufgrund des engen zeitlichen Zusammenhangs zwischen Auslöser und Reaktion geben die meisten Patienten eine diagnostische Beschreibung ihres Leidens. Die Verifizierung erfolgt im Provokationstest. Bewährte Provokationen sind Kniebeugen, Treppenlaufen oder Belastung auf dem Fahrradergometer. Die ideale Voraussetzung sind warme Kleidung und ein warmer Raum (COMMONS u. GREAVES 1978). Da eine Erhöhung der Körpertemperatur Bedingung für das Auftreten der Urtikaria ist, sollte diese vor und nach der Provokation bestimmt werden. Falschnegative Testergebnisse können durch eine Temperatursenkung nach starkem Schwitzen durch Verdunstungskälte bei leichter Bekleidung auftreten. Im Zweifelsfall sollte nach Möglichkeit der anamnestisch bedeutsamste Provokationsfaktor verwendet werden. Insbesondere warme Vollbäder (40°C, 10–15 min) bieten eine aufwendige, aber meist zuverlässige Provokationsmöglichkeit. Es muß jedoch eine Abgrenzung zur aquagenen und Wärmeurtikaria mittels feuchtem Brustwickel, bzw. warmem Armbad (s. dort) durchgeführt werden.

6.6
Differentialdiagnosen

Die definitionsgemäße Flüchtigkeit der Quaddel erlaubt eine einfache Unterscheidung zu der morphologisch bisweilen ähnlichen Miliaria oder anderen länger bestehenden Dermatosen. Die Abgrenzung zu anderen Urtikariaformen, insbesondere der solaren und aquagenen Urtikaria, erfolgt im Provokationstest. Schwierig ist die Differentialdiagnose zur adrenergen Urtikaria. Diese sehr seltene Urtikaria wurde 1985 erstmals von SHELLEY u. SHELLEY (1985) beschrieben. Sie tritt unter emotionalem Streß auf und ist im klinischen Bild der cholinergischen Urtikaria sehr ähnlich. Als Unterscheidungsmerkmal gilt ihre Unterdrückbarkeit durch β-Blocker wie Propanolol.

Eine weitere schwierige Differentialdiagnose kann die „exercise-induced anaphylaxis" (EIA) sein (CASALE et al. 1986; ORFAN u. KOLSKI 1993). Hier treten Juckreiz und Wärmegefühl, die übergehen in Urtikaria und Angioödem, 5–30 min nach körperlicher Anstrengung auf. Zusätzliche Symptome sind Larynxödeme, Luftnot, gastrointestinale Symptome und Kollaps. Zum Teil ist das Auftreten der Symptome an die vorausgegangene Aufnahme bestimmter Nahrungsmittel gekoppelt. Als auslösende Lebensmittel werden z.B. Sellerie und Krabben beschrieben.

Im Unterschied zur cholinergischen Urtikaria sind die Quaddeln größer, außerdem bestehen die anaphylaktoiden Symptome bis zu 48 h. Ein weiterer Unterschied ist die hohe Assoziation der EIA zur Atopie: Eine atopische Diathese wird bei 80% der Patienten beschrieben.

Die Differenzierung erfolgt mit den oben beschriebenen Wärmebädern: Patienten mit EIA zeigen hierbei keine Symptome. Der Test sollte möglichst auf nüchternen Magen durchgeführt werden, da Angioödeme auch nach Nahrungsmittelaufnahme mit anschließendem heißen Bad entstehen können (ZUBERBIER et al. 1993).

Differentialdiagnosen

- Andere Urtikariaformen:
  - Anamnese,
  - körperlicher Provokationstest,
  - evtl. Versuch mit Propanolol (Ausschluß adrenerger Urtikaria);
- Exercise-induced anaphylaxis:
  - Anamnese,
  - Wärmebäder.

6.7
Verwandte Krankheitsbilder

Cholinergischer Pruritus: Dieser ist möglicherweise eine Minimalvariante der cholinergischen Urtikaria. Es fehlen jedoch sämtliche sichtbaren Hautsymptome.

Cholinergische Erytheme: Nach Anstrengung treten Juckreiz und Erytheme auf, jedoch keine Urticae.

Cholinergischer Dermographismus: Dies ist eine Sonderform des urtikariellen Dermographismus (s. Abschn. 5.2.4). Er beginnt mit punktförmigen Urticae, die konfluieren und punktförmige Satellitenherde aufweisen.

6.8
Therapie

Mittel der Wahl sind nichtsedierende Antihistaminika. Gewöhnlich werden hiermit Juckreiz und Urticae zufriedenstellend unterdrückt (ZUBERBIER et al. 1995). Die Dosierung kann den Symptomen angepaßt werden. In einigen Fällen reicht die prophylaktische Anwendung vor bekannten Auslösern wie dem Sport aus.

Einige Patienten beschreiben auch, wie sie sich die Refraktärperiode therapeutisch zu Nutzen machen, beispielsweise durch Sport vor dem Diskothekenbesuch, bei dem sie gern erscheinungsfrei wären.

Literatur

Casale TB, Keahey TM, Kaliner M (1986) Exercise-induced anaphylactic syndromes: Insight into diagnostic and pathophysiologic features. JAMA 255: 2049 – 2053

Commons CA, Greaves MW (1978) Tests to establish the diagnosis in cholinergic urticaria. Br J Dermatol 98: 47 – 51

Hirschmann JV, Lawlor F, English SJC, Louback JB, Winkelmann RK, Greaves MW (1987) Cholinergic urticaria. Arch Dermatol 123: 462 – 467

Jorrizzo JL (1987) Cholinergic urticaria. Arch Dermatol 123: 455 – 457

Orfan NA, Kolski GB (1993) Physical urticarias. Ann Allergy 171: 205 – 215

Shelley WB, Shelley ED (1985) Adrenergic urticaria: a new form of stress-induced hives. Lancet II: 1031 – 1033

Zuberbier T, Böhm M, Czarnetzki BM (1993) Food intake in combination with a rise in body temperature: a newly identified cause of angioedema. J All Clin Immunol 91: 1226 – 1227

Zuberbier T, Althaus C, Chantraine-Hess, Czarnetzki BM (1994) Prevalence of cholinergic urticaria in young adults. J Am Acad Dermatol 31: 978 – 981

Zuberbier T, Aberer W, Burtin B, Rihoux J-P, Czarnetzki BM (1995) Efficacy of cetirizine in cholinergic urticaria. Acta Derm Venereol (Stockh) 75: 147 – 149

7 Kontakturtikaria

J. GRABBE

7.1 Definition

Die Kontakturtikaria ist die frühest beschriebene Urtikariaform. Schon die Schule des Hippokrates erwähnt das Auftreten von Quaddeln an den entsprechenden Körperstellen nach Kontakt mit Brennesseln (Urtica dioica bzw. Urtica urens).

Im engeren Sinn stellt die Kontakturtikaria eine sofortige, in Ausnahmefällen verzögerte Reaktion dar, die nach Penetration eines chemischen Agens durch die Epidermis oder das Schleimhautepithel auftritt und von einer Urtikaria nach Kontakt mit physikalischen Stimuli abzugrenzen ist.

Neben streng auf den Einwirkort lokalisierten Formen kommen durchaus häufig auch eine generalisierte Urtikaria, extrakutane Symptome und anaphylaktische Reaktionen vor. Bei entsprechender Hauttestung mit den verdächtigten Substanzen überwiegt jedoch eindeutig die lokalisierte Urtikaria. Dementsprechend wurde von KROGH u. MAIBACH (1982) eine Einteilung der Reaktionen nach ihrem Schweregrad vorgeschlagen (Tabelle 7.1).

Die auslösenden Substanzen sind nach ihrem Wirkmechanismus zu unterscheiden in Allergene mit IgE-vermittelter Mastzelldegranulation, Histaminliberatoren, vasoaktive Peptide und Amine sowie Stoffe, bei denen der Auslösemechanismus noch unbekannt ist. Während erstere Ursache der sog. allergischen Kontakturtikaria sind, rufen die übrigen eine nichtallergische Kontakt-

Tabelle 7.1. Kontakturtikaria – klinische Schweregrade

Grad	Symptome
1	Lokalisierte Urtikaria (Juckreiz – Rötung – Quaddeln)
2	Generalisierte Urtikaria
3	Rhinokonjunktivitis, Bronchospasmus, Beschwerden in Oropharynx und Gastrointestinaltrakt
4	Anaphylaktischer Schock

urtikaria hervor, die zwar die häufigere Form darstellt, den Patienten aber oft gar nicht zum Arzt führt (Beispiele: Pflanzenkontakt, Insektenstiche).

7.2
Epidemiologie

Die Inzidenz der Kontakturtikaria insgesamt ist nicht bekannt, es liegen meist nur Beschreibungen sporadischer Fälle vor.

Erst die zunehmende Bedeutung der Latexallergie hat zu epidemiologischen Untersuchungen dieses Problems geführt (s. 7.9.2).

Außerdem werden von einigen Autoren auch Symptome wie transienter Juckreiz oder Brennen der Haut, die nicht selten nach Anwendung von Externa beobachtet werden, als abortive Formen der Kontakturtikaria zugerechnet. Dabei sind einige Berufsgruppen aufgrund ihrer besonderen Exposition gegenüber Proteinallergenen in pflanzlichen und tierischen Produkten oder bestimmten niedermolekularen Substanzen bevorzugt von einer Kontakturtikaria betroffen.

Berufsgruppen, bei denen gehäuft eine Kontakturtikaria beobachtet wird (ZAJONZ u. FROSCH 1994)

- Hausfrauen,
- Köche,
- Bäcker, Konditoren,
- Fleischer,
- Tierärzte,
- Gärtner, Floristen,
- Krankenpflegepersonal, Ärzte,
- Zahnärzte, Zahntechniker,
- Friseure,
- Kosmetikerinnen,
- Chemiearbeiter,
- Drucker, Buchbinder u. ä.,
- Photographen,
- Beschäftigte in:
  - Lederindustrie,
  - Holzverarbeitung,
  - Gummiindustrie.

Die Liste der auslösenden Substanzen wächst von Jahr zu Jahr, und vermutlich ist diese Urtikariaform insgesamt relativ häufig.

Während die nichtallergische Kontakturtikaria (s. Abschn. 7.4) gleichermaßen bei Atopikern und Nichtatopikern vorkommt, betrifft die allergische

Form bevorzugt Personen mit atopischer Diathese oder manifester Erkrankung; als Beispiel seien die Latexallergiker genannt, unter denen Atopiker 70% der Betroffenen ausmachen.

7.3
Klinik

Lokal
Schwellung und Reflexerythem der Haut nach Kontakt mit einer auslösenden Substanz lassen keine Unterschiede zu einer Urtikaria anderen Typs erkennen. Die Konfiguration der Effloreszenzen kann jedoch hinweisgebend auf den Auslöser sein: streifenförmige Anordnung tritt oft bei Pflanzenkontakt (Brennesseln) auf, punktförmig sind die Reaktionen nach Insektenstichen, und Abrinnspuren deuten auf Flüssigkeiten als Auslöser hin. Nach Penetration entlang der Haarfollikel bildet sich ein entsprechendes Muster kleiner Quaddeln aus. Da auch Stäube und Dämpfe als Auslöser vorkommen, ist eine Verteilung der Hauterscheinungen wie bei der aerogenen Kontaktdermatitis möglich.

Die Urtikaria beschränkt sich nicht immer auf den Ort des Hautkontakts, sondern es kann durchaus zu generalisierten Hauterscheinungen kommen, so daß der Untersucher möglicherweise nicht an ein lokal einwirkendes Agens denkt und auf eine falsche diagnostische Fährte gelenkt wird.

Begleitend kommt es zu Kribbeln, Juckreiz oder auch Brennen der Haut. Besonders bei der nichtallergischen Kontakturtikaria hängt die Intensität der Beschwerden von der Menge und Konzentration des Auslösers ab und umfaßt ein Spektrum von alleinigem Juckreiz über zusätzliche Rötung bis zur voll entwickelten urtikariellen Reaktion mit Quaddelbildung. Nahrungsmittelallergene rufen beim Essen Brennen der Lippen und der Mundschleimhaut, aber auch Pharynxödeme hervor. Diese Schleimhautreaktionen treten meist sehr rasch auf, während die an der Haut wegen der langsameren Penetration innerhalb von 30–60 min, gelegentlich aber auch erst nach 4–6 h zu beobachten sind.

Die ödematöse Schwellung der Haut verschwindet normalerweise innerhalb von 2 h, während die Rötung bis zu 6 h anhalten kann. Daneben sind persistierende Schwellungen über 24 h und eine zweigipflige Reaktion mit Wiederauftreten nach 4–6 h möglich. Bei Formaldehyd wurde beobachtet, daß sich eine Quaddelbildung erst verzögert nach wiederholtem Kontakt an der gleichen Körperstelle über mehrere Tage einstellte. Bei manchen Patienten treten bei der Hauttestung nach einer initialen Quaddelreaktion 48–72 h später auch ekzematöse Hautveränderungen auf. Solche verzögerten Reaktionen wurden sowohl bei niedermolekularen Substanzen wie Nickel, Epoxidharzen und Zimtaldehyd als auch bei hochmolekularen Inhaltsstoffen von Nahrungsmitteln und Pflanzen beobachtet.

Der pathogenetische Zusammenhang zwischen Sofort- und verzögerten Reaktionen ist vielfach noch unklar. Dem entspricht, daß bei einzelnen Betroffenen beide Formen beobachtet werden, aber auch separat auftreten können.

Systemisch

Bis zu 15% der Patienten zeigen bei einem auf die äußere Haut beschränkten Kontakt auch extrakutane Symptome (Bronchospasmus, Rhinokonjunktivitis, Schwellungen der oberen Atemwege, gastrointestinale Beschwerden oder Schocksymptome) und können diese auch bei Hauttestungen mit den verdächtigen Substanzen entwickeln. Die Häufigkeit dieser Reaktionen ist bei der IgE-vermittelten Kontakturtikaria oder einem Allergenkontakt über die Schleimhäute vermutlich noch höher.

7.4
Formen der Kontakturtikaria

Für die Beurteilung der Reaktion des jeweiligen Patienten, die Interpretation von Testresultaten, die Einschätzung der urtikariogenen Bedeutung einer Substanz und gelegentlich auch das therapeutische Vorgehen ist es wichtig, eine Einteilung der Kontakturtikaria nach den zugrundeliegenden Pathomechanismen vorzunehmen. Die *allergische* (oder *immunologische*) *Kontakturtikaria* beruht auf dem Vorhandensein von spezifischem IgE, d. h. einer Sensibilisierung. Daher zeigt sie auch die typischen Merkmale einer allergischen Reaktion: Symptome treten erst nach wiederholtem Kontakt, also einer Sensibilisierungsphase auf, schon geringe Mengen des Allergens können eine Reaktion hervorrufen, und es sind jeweils nur einzelne der exponierten Personen betroffen. Die *nichtallergische* (oder *nichtimmunologische*) *Kontakturtikaria* wird dagegen von Stoffen ausgelöst, die entweder eine direkte, d. h. IgE-unabhängige Freisetzung von Mastzellmediatoren hervorrufen oder selbst als vasoaktive Substanzen wirken. Daraus folgt, daß es wie beim toxischen Kontaktekzem keiner vorausgehenden Sensibilisierung bedarf, d. h. eine Reaktion schon beim Erstkontakt auftreten kann. Daher sind auch die meisten oder sogar alle exponierten Personen betroffen. Abgesehen von Ausnahmefällen bleiben hier die Hautveränderungen auf den Ort des Kontakts beschränkt und rufen nur selten systemische Symptome hervor. Menge und Konzentration der auslösenden Substanzen sowie die Lokalisation der Kontaktstellen beeinflussen deutlich die Intensität der Beschwerden.

7.4.1
Allergische Kontakturtikaria

Die Liste der Substanzen, die nachweislich oder wahrscheinlich durch das Vorhandensein von antigenspezifischem IgE zu einer Kontakturtikaria führen

Tabelle 7.2. Beispiele für Auslöser einer Kontakturtikaria durch nachgewiesene oder wahrscheinliche allergische Mechanismen. (Weitere Übersichten s. Literatur)

Nahrungsmittel, Pflanzen	Medikamente, Externa
Fisch, Hummer	Östrogencremes
Huhn, Lamm, Truthahn	Menthol
Milcheiweiß, Käse	Monoamylamin
Eier	Cetylstearylalkohol
Kartoffeln	Penicillin G
Möhren	Gentamycin
Äpfel	Streptomycin
Zitronen	Neomycin
Melone	Chephalosporine
Endivien	Mechlorethaminhydrochlorid
Knoblauch	Aspirin
Kartoffeln	Tetanus-Antitoxin
Tomaten	Benzophenone
Zwiebeln	Chlorpromazin
Gurken	Promethazin
Lauch	Diäthyltoluamid
Schnittlauch	Aminophenazon
Petersilie	Polyäthylenglykol
Meerrettich	Polysorbat 60
Gewürze	Bacitracin
Weizenmehl	Lebertran
Reis	
Pollen	
Algen, Flechten	
Alkohlol	
Parfums	
Gelatine	
Latex	

Industriestoffe	Tierische Stoffe	Textilien
Platin-, Iridiumsalze	Haare	Perlon
Nickel	Speichel	Wolle
Akrylatmonomere	Schuppen	Seide
Aliphatische Polyamide	Insektengifte	
Phthalsäureanhydride	Plazenta	
Aminothiazol	Serum	
Ammoniak	Seminalplasma (human)	
Rhizinusbohnen	Mehlwürmer	
Lindan	Küchenschaben	
Natriumsulfit	Kasein	
Schwefeldioxyd		
Formaldehyd		
Terpinylacetat		
Phenylquecksilberpropionat		
Enzyme:		
– Amylase		
– Cellulase		
– Xylamase		

können, ist lang (Tabelle 7.2). Dies darf jedoch nicht zu epidemiologischen Fehlschlüssen führen, da für viele Allergene nur von Einzelfällen berichtet wird. Neben Latexprodukten stehen nach der Häufigkeit die Lebensmittel als Verursacher an erster Stelle. Insbesondere Atopiker mit Sensibilisierung gegen Blütenpollen sind von Reaktionen beispielsweise gegen Möhren, Sellerie und andere Gemüse, Äpfel, Haselnüsse, Steinobst oder Kräuter und Gewürze betroffen und können besonders bei Verzehr in rohem Zustand Schleimhautsymptome und anaphylaktische Reaktionen entwickeln.

Viele der Allergene in Lebensmitteln sind ebenso wie diejenigen tierischer oder pflanzlicher Herkunft noch nicht vollständig charakterisiert. Es dürfte sich dabei hauptsächlich um Proteine oder Glykoproteine handeln. Dagegen sind die Allergene aus dem medizinischen und industriellen Bereich meist definierte niedermolekulare Substanzen.

Die schon erwähnten ekzematösen Hautveränderungen nach vorhergehenden urtikariellen Reaktionen haben klinisch als sog. Proteinkontaktdermatitis, insbesondere bei Beschäftigten der Nahrungsmittelbranche, Bedeutung erlangt.

Auslöser sind Obst, Gemüse, Gewürze, tierische Eiweiße, Mehle und Enzyme (z. B. bei Bäckern). Ebenso können bei Trägern von Gummihandschuhen die Latexproteine nicht nur eine Kontakturtikaria hervorrufen, sondern gelegentlich auch Ursache von Ekzemen sein. Nicht immer gehen jedoch dem Auftreten eines Ekzemschubs merkbar Juckreiz, Brennen und urtikarielle oder vesikulöse Hautveränderungen als Sofortreaktionen voraus. Bei alleiniger Durchführung eines Epikutantests mit dem vermuteten Allergen, der in vielen Fällen einer Proteinkontaktdermatitis falsch-negativ bleibt, kann eine relevante Sensibilisierung übersehen werden; erst ein Scratch- oder Pricktest mit nativem Material gibt den entscheidenden Hinweis auf den Auslöser (JANSSENS et al. 1995).

7.4.2
Nichtallergische Kontakturtikaria

Manche der Substanzen, die einer der folgenden Kategorien zugeordnet werden, können jedoch über mehrere Mechanismen urtikarielle Hauterscheinungen hervorrufen und wie die Insektengifte bei sensibilisierten Patienten zusätzlich Auslöser typischer allergischer Allgemeinsymptome sein.

Histaminliberatoren. Vermutlich ist eine Reihe ganz verschiedener Substanzen in der Lage, direkt die Freisetzung von Histamin und anderen Mediatoren aus Mastzellen zu stimulieren, wobei dieser Mechanismus als Ursache einer Kontakturtikaria bislang nur für DMSO und Kobaltchlorid gesichert ist (Abb. 7.1). Andere als Kontaktstoffe relevante Auslöser, die wahrscheinlich

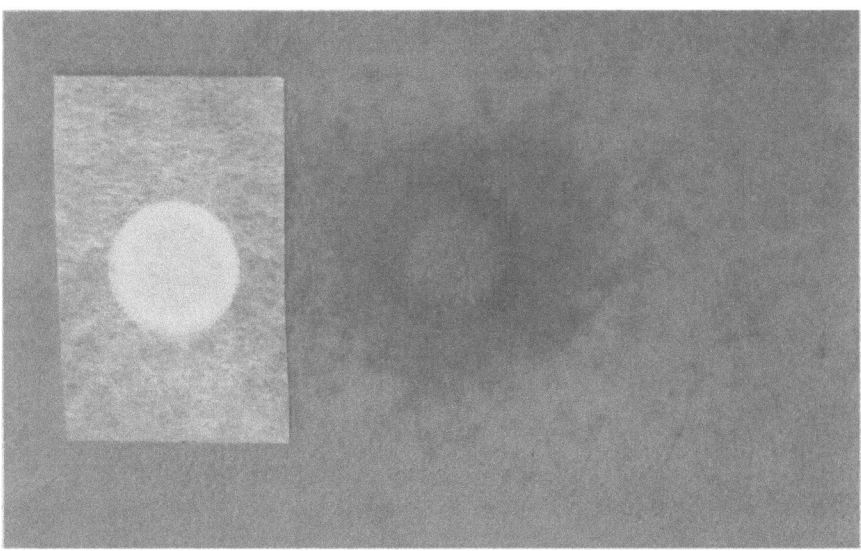

Abb. 7.1. Kontakturtikaria, 30 min nach Applikation DMSO (100%). Eine Finn Chamber (Hermal Chemie, Reinbeck) illustriert das Testvorgehen

ebenfalls zu dieser Gruppe zählen, sind Inhaltsstoffe von Brennesseln, Raupen, Muscheln, Quallen, Hühnereiweiß, Erdbeeren sowie das Mellitin im Bienengift und das Lokalantibiotikum Bacitracin.

Vasoaktive Substanzen. Pflanzen und Tiere können bei Kontakt Quaddeln hervorrufen, meist durch Verletzung der Haut mit ihren Stacheln oder Nesselhaaren (Abb. 7.2). Diese enthalten ein Gemisch aus Substanzen, die unter Umgehung der Mastzellen direkt auf Gefäße, Muskeln oder Nerven wirken. Es handelt sich dabei um verschiedene Toxine, vasoaktive Amine, Acetylcholin, Serotonin, Leukotriene, organische Säuren u. a. Als Beispiele aus dem Pflanzenreich sind die Urticaceae, Euphorbiaceae, Losaceae und Hydrophylaceae zu nennen. Viele Meerestiere können ebenfalls eine lokale oder generalisierte Kontakturtikaria verursachen. Die bekanntesten sind die Portugiesische Galeere, ein Nesseltier, und verschiedene Quallenarten, die aus ihren Tentakeln Toxine freisetzen und damit sogar lebensbedrohliche Erscheinungen hervorrufen können. (Eine eindrucksvolle Schilderung eines tödlichen Badeunfalls, verursacht durch den Kontakt mit der Gelben Haarqualle – „lion's mane" – gibt Sir Arthur Cannon Doyle in seiner Kriminalerzählung „Die Löwenmähne"). Andererseits sind auch Arthropoden Verursacher dieser Art von Kontakturtikaria: bestimmte Raupen- und Mottenarten, Bienen, Wespen, Hornissen, Mücken, Milben, Wanzen, Flöhe und Ameisen.

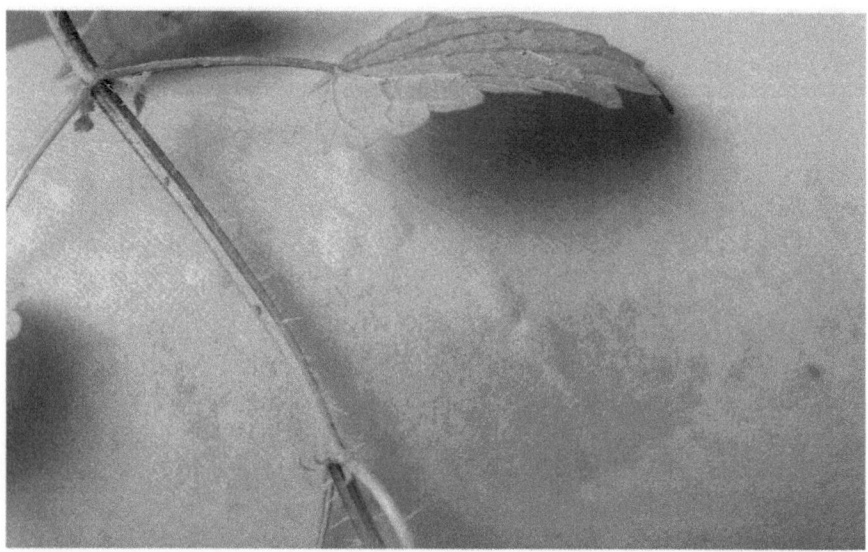

Abb. 7.2. Punktförmige Schwellungen mit umgebender Rötung nach Kontakt mit Brennesselhaaren

7.4.3
Substanzen mit unbekanntem Auslösemechanismus

Eine Reihe von Stoffen konnte bislang nicht eindeutig einem der beschriebenen pathophysiologischen Mechanismen zugeordnet werden. Es handelt sich meist um niedermolekulare Verbindungen, die oft primär als Auslöser eines allergischen Kontaktekzems bekannt sind. Ein klassisches Beispiel ist das Haarbleichmittel Ammoniumpersulfat, auf das einige Exponierte schon beim anamnestisch ersten Kontakt reagieren und bei dem Versuche passiven Transfers negativ blieben, beides Zeichen einer nichtallergischen Kontakturtikaria. Dagegen sprechen das Vorkommen sogar schwerer Allgemeinsymptome und die Beobachtung, daß nur vereinzelt Probanden eine positive Hautreaktion auf diese Substanz zeigen, für eine allergische Form. Perubalsam und seine Inhaltsstoffe Zimtsäure, Zimtaldehyd und Benzoesäure kommen natürlicherweise in Nahrungsmitteln, aber auch als Additiva vor; auch Natriumbenzoat und Sorbinsäure – letztere z. B. in einigen Handschuhpudern – werden als Konservierungsstoffe eingesetzt. Andere Substanzen mit Bedeutung im täglichen Leben sind Polyäthylenglykole (Emulgatoren in verschiedenen Externa), Nickel, Formaldehyd, Kunststoffbestandteile (Polyvinylchlorid und Butylhydroxytoluen) und Bufexamac, ein topisches Antiphlogistikum. Auch Gummiinhaltsstoffe wie Carbamate, Thiurame und Paraphenylendiamin gehören vermutlich zu diesen Substanzen. (Eine Übersicht findet sich u. a. bei LAHTI et al. 1985).

7.5
Diagnostik

Bei Erhebung von Anamnese und klinischem Befund ist zu beachten, daß ein assoziiertes Ekzem die typischen urtikariellen Effloreszenzen überlagern kann. In diesem Fall sollte daher bei dem Verdacht auf eine Kontakturtikaria ausdrücklich nach Beschwerden wie Juckreiz, Brennen und Rötung gefragt werden, die wenige Minuten nach Kontakt mit einer Substanz auftreten.

Natürlich kann nur im Falle einer allergischen Kontakturtikaria die Bestimmung von spezifischem IgE im Serum eine diagnostische Hilfe darstellen. Es muß jedoch berücksichtigt werden, daß sie bei Patienten mit Allgemeinsymptomen zwar häufig positiv ist, aber auch falsch-negativ ausfallen kann (s. auch 7.9.6).

Die Diagnose ist daher durch Hauttestungen mit dem verdächtigen Agens zu bestätigen.

Zur Vermeidung möglicher extrakutaner Reaktionen empfiehlt sich ein abgestuftes Vorgehen, wie ZAJONZ und FROSCH (1994) beschrieben. Die Substanzen sollten dabei 15–30 min auf der Haut verbleiben und Ablesungen hinsichtlich urtikarieller Reaktionen sofort sowie nach 30 und 60 min erfolgen. Eine abschließende Untersuchung 24 und 48 h später kann gelegentlich eine verzögerte ekzematöse Reaktion aufdecken. Bei anamnestischen Angaben von Allgemeinsymptomen muß diese Testung natürlich in Notfallbereitschaft erfolgen.

Abgestuftes Vorgehen bei Verdacht auf Kontakturtikaria

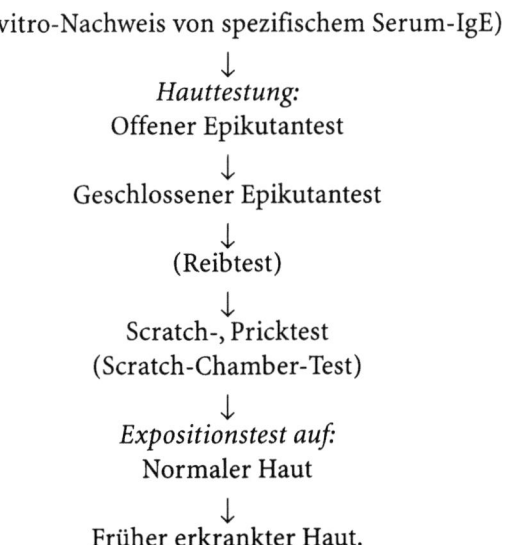

(In-vitro-Nachweis von spezifischem Serum-IgE)
↓
Hauttestung:
Offener Epikutantest
↓
Geschlossener Epikutantest
↓
(Reibtest)
↓
Scratch-, Pricktest
(Scratch-Chamber-Test)
↓
Expositionstest auf:
Normaler Haut
↓
Früher erkrankter Haut.

Bei den nichtinvasiven Testarten zeigt sich wegen erschwerter Penetration höhermolekularer Substanzen wie Nahrungsmittel- oder Latexproteinen manchmal erst in noch leicht entzündeter oder früher befallener Haut eine positive Reaktion.

Gerade bei verdächtigten Nahrungsmitteln liefern meist nur Hauttestungen mit den nativen Substanzen, also nicht mit kommerziell erhältlichen Extrakten, einigermaßen verläßliche Ergebnisse.

Außerdem ist das Vehikel der Testsubstanz von Bedeutung: alkoholische Lösungen oder Suspensionen ergeben raschere und flüchtigere Reaktionen, während diese bei Vaseline länger anhalten. Bei nicht eindeutigen Testresultaten sollte unter Simulation der Alltagsbedingungen des Patienten eine Expositionstestung mit dem vermuteten Auslöser, z. B. durch manuelle Bearbeitung von Lebensmitteln durchgeführt werden.

Wichtig ist bei allen positiven Testreaktionen auf Substanzen, die als Auslöser einer Kontakturtikaria bislang nicht bekannt waren, die Untersuchung von 10–20 Kontrollprobanden; dies gilt insbesondere für die invasiveren Testmethoden.

Zu beachten ist, daß nicht nur Antihistaminika – wie im Falle der allergischen Kontakturtikaria oder bei Histaminliberatoren – die Testreaktionen beeinflussen, sondern daß auch die Einnahme nichtsteroidaler Antiphlogistika bei der nichtallergischen Kontakturtikaria, beispielsweise auf Perubalsam und andere Substanzen, zu falsch-negativen Resultaten führten kann (s. auch Abschn. 7.8).

7.6
Differentialdiagnosen

Bei einer Urtikaria, die sich auf bestimmte Körperregionen beschränkt, sind die verschiedenen Formen der physikalischen Urtikaria abzugrenzen. Druckurtikaria und Erysipele sind insbesondere dann differentialdiagnostisch zu berücksichtigen, wenn ausgedehnte und tiefe Schwellungen vorkommen. Urtikarielle Effloreszenzen beim Tragen von Gummihandschuhen können auch durch eine cholinergische Urtikaria bedingt sein. Ekzematöse Hautreaktionen, wie sie im Rahmen einer Proteinkontaktdermatitis vorkommen, sollten Anlaß geben, nach gleichzeitig bestehenden Typ-IV-Allergien als Ekzemursache zu suchen.

7.7
Assoziierte Erkrankungen

Auf das bevorzugte Auftreten der allergischen Kontakturtikaria bei atopischer Diathese wurde bereits hingewiesen. Vorbestehende Ekzeme verschiedener Genese, z. B. durch eine Sensibilisierung gegen Akzeleratoren in Gummihandschuhen oder durch irritativ-toxische Schädigung, können die Entstehung IgE-vermittelter Allergien wie einer Latexkontakturtikaria fördern.

7.8
Therapie

Die Behandlung einer Kontakturtikaria erfolgt durch symptomatische Therapie und Meiden der Auslöser, wie in Kapitel 11 dargestellt. In einigen Fällen von allergischer Kontakturtikaria auf Seminalplasma des Partners und Kinderwunsch konnte eine erfolgreiche Hyposensibilisierung der betroffenen Patientinnen durchgeführt werden. Ein Ansprechen auf H_1-Blocker ist naturgemäß nur bei der allergischen und der durch Histaminliberatoren verursachten Form zu erwarten. Demgegenüber sollen bei Auslösern der nichtallergischen Kontakturtikaria, deren Wirkmechanismen bislang ungeklärt sind, Zyklooxygenasehemmer wie Azetylsalizylsäure die Symptome unterdrücken können.

7.9
Latexallergie
R. BREHLER

7.9.1
Verwendung von Latex

Naturlatex wird überwiegend aus dem Milchsaft des zu den Wolfsmilchgewächsen zählenden Baumes Hevea brasiliensis gewonnen, der hauptsächlich in Asien kultiviert wird. Der native Baumsaft enthält etwa 30 – 40% Kautschuk, 50 – 60% Wasser sowie 5 – 8% Nichtkautschukbestandteile, darunter 1 – 2% Proteine. Um Bakterienwachstum und Koagulation des frisch gewonnenen Baumsaftes zu verhindern, werden meist Ammoniak, gelegentlich auch andere Chemikalien zugesetzt. Durch Zentrifugation kann der Kautschukgehalt auf bis zu 60% erhöht werden, wobei mit dem wäßrigen Serum ein Teil der enthaltenen Proteine abgetrennt werden kann.

Im weiteren Verarbeitungsprozeß werden der Latexsuspension verschiedene Akzeleratoren, Konservierungsmittel, Alterungsschutzmittel, Farbstoffe, Füllstoffe usw. zugesetzt. Durch Vulkanisation, d. h. Vernetzung der Kautschukmoleküle, entsteht das Endprodukt „Gummi".

Latex wird zu den verschiedensten Produkten verarbeitet, die im privaten Bereich wie auch im Berufsleben Verwendung finden (Tabelle 7.3). Aus allergologischer Sicht ist der Einsatz von Latexprodukten im medizinischen Bereich

Tabelle 7.3. Häufiger vorkommende Latexprodukte im privaten und medizinischen Bereich

Privater Bereich	Medizinischer Bereich
Schnuller	Handschuhe
Sauger	Fingerlinge
Luftballons	Katheter
Gummiringe	Darmrohre
Kleber	Intubationstuben
Radiergummi	Ambubeutel
Wärmflaschen	Beatmungsmasken
Kompressionsstrümpfe	Blutdruckmanschetten
Bademützen	Infusionsbestecke
Taucherbrille	Perfusorspritzen
Schuhsohlen	Gummistopfen
Autoreifen	Gummiunterlagen
Fahrradschläuche	Pflaster
Textilien	OP-Schuhe
Kondome	Kofferdam

hervorzuheben; gerade der Verbrauch von Latexhandschuhen ist in den letzten Jahren insbesondere wegen der Aids-Problematik massiv angestiegen.

7.9.2
Epidemiologie

Die erste epidemiologische Studie zur Latexallergie stammt von TURJANMAA aus dem Jahre 1987. Danach waren etwa 2,9% des medizinischen Pflegepersonals gegen Latex sensibilisiert; die Prävalenz unter OP-Personal war mit 5% deutlich höher. Es folgten in den letzten Jahren weitere Studien, anhand derer belegt werden kann, daß die Sensibilisierungsrate in den letzten Jahren sprunghaft angestiegen ist. Nach YASSIN et al. (1994) ist bei bis zu 17% des Pflegepersonals in Krankenhäusern mit einer Latexsensibilisierung zu rechnen.

HEESE et al. zeigten 1995, daß auch Zahnmedizinstudenten ein erhebliches Risiko zur Entwicklung einer Latexallergie aufweisen. Während im 7. Semester bei nur etwa 2% der Studenten eine Sensibilisierung nachgewiesen werden kann, beträgt die Prävalenz im 10. Semester 10,4%.

Aber nicht nur bei medizinischem und zahnmedizinischem Personal stellt die Latexallergie ein zunehmendes Problem dar, auch spezielle Patientengruppen sind überdurchschnittlich häufig betroffen. So ist bei bis zu 50% der Patienten mit Spina bifida eine Sensibilisierung gegen Latexproteine nachweisbar (KELLY et al. 1993). In eigenen Studien konnte gezeigt werden, daß auch bei Kindern, die mehrfach operiert wurden, mit einer hohen Sensibilisierungsrate gerechnet werden muß. Studien über die generelle Häufigkeit einer Latexsensibilisierung in der Bevölkerung liegen derzeit nicht vor (Tabelle 7.4).

Tabelle 7.4. Epidemiologische Studien zur Prävalenz von Latexallergien

Autor	Gruppe	Sensibilisierungsrate [%]
Turjanmaa 1987	Krankenschwestern	2,9
	OP-Schwestern	5,6
Lagier et al. 1992	OP-Schwestern	10,7
Jacobelli et al. 1993	Klinikpersonal	14,4
Yassin et al. 1994	Klinikpersonal	17,0
Hesse et al. 1995	Zahnmedizinstudenten	8,7
Kelly et al. 1993	Spina-bifida-Patienten	50,6

7.9.3
Klinik

Das klinische Erscheinungsbild einer Latexallergie ist nicht von einer Kontakturtikaria gegen andere Substanzen zu unterscheiden. Bei Auslösung durch Tragen von Latexhandschuhen entstehen typische Quaddeln, meist zunächst volar an den Handgelenken und auf den Handrücken. Auch generalisierte Urtikaria, rhinokonjunktivale und asthmatische Beschwerden können beobachtet werden, im Extremfall anaphylaktische Reaktionen mit Kreislaufbeteiligung. Dabei dürfen aber lokale Rötung, Juckreiz und Urtikaria, wie sie besonders häufig nach Tragen von Latexhandschuhen auftreten, nicht automatisch mit einer Latexallergie gleichgesetzt werden. Abzugrenzen sind nichtimmunologische Reaktionen im Sinne einer cholinergischen oder physikalischen Urtikaria, ausgelöst durch Schwitzen im Handschuh oder mechanische Irritation, insbesondere durch Handschuhpuder. Selten kann eine Kontakturtikaria auch durch andere Zusatzstoffe in Gummi oder im Handschuhpuder verursacht werden (Akzeleratoren, Kasein, Sorbinsäure). Die von Betroffenen meist vermutete Allergie gegen Puderbestandteile bestätigt sich nur in Ausnahmefällen.

In den letzten Jahren werden vermehrt schwere generalisierte Systemreaktionen bei Latexallergikern beobachtet, wobei oft nicht sicher zu entscheiden ist, ob es sich tatsächlich um generalisierte Reaktionen nach lokalem Kontakt handelt, oder ob an Puderstaub haftende Latexproteine, die über die Atemwege aufgenommen werden, verantwortlich sind. Besonders bei der Abklärung von Narkosezwischenfällen muß eine Reaktion auf Latex in die differentialdiagnostischen Überlegungen einbezogen werden.

7.9.4
Prädisponierende Faktoren

Wie die epidemiologischen Studien nahelegen, ist insbesondere medizinisches und zahnmedizinisches Personal betroffen. Für die ansteigende Rate der Latexallergiker ist sicherlich das häufigere Tragen von Latexhandschuhen als ursächlicher Faktor auszumachen. Aber auch Patienten, die im Rahmen ihrer Erkrankung häufigen Haut- und Schleimhautkontakten mit Latexprodukten ausgesetzt sind und bei denen wiederholt operative Eingriffe vorgenommen wurden, sind betroffen.

Prädisponiert sind Atopiker. Während nach verschiedenen Studien in der Bevölkerung mit einem Anteil von etwa 30% Atopikern zu rechnen ist, findet sich bei Latexallergikern in ca. 70% eine entsprechende Veranlagung.

Latexallergiker in medizinischen Berufen leiden bis zu etwa 70% gleichzeitig an Handekzemen. Vermutlich können Latexproteine die Hautbarriere nach Vorschädigung besser durchdringen und sekundär zu einer Sensibilisierung führen.

7.9.5
Allergencharakterisierung

Allergene in Latexprodukten stellen die zu 1–2% im nativen Baumsaft enthaltenen Proteine dar. Eine Neogenese allergener Bestandteile im Rahmen der Verarbeitung von Kautschuk scheint keine wesentliche Rolle zu spielen.

In Immunoblotuntersuchungen wurden in Patientenseren allergenspezifische IgE-Antikörper gegen Proteine mit einem Molekulargewicht zwischen 10 und 100 kD nachgewiesen. Als ein Major-Allergen wurde von der Arbeitsgruppe um Baur (CZUPPON et al. 1993) der „Rubber elongation factor" identifiziert. Es handelt sich dabei um ein homotetrameres Molekül mit einem Molekulargewicht des Monomers von etwa 14,6 kD. Daneben ist von einer Anzahl weiterer allergener Proteine auszugehen.

7.9.6
Diagnostik

Hauttestung
Für Pricktestungen hat sich High-ammoniated-Latexmilch bewährt, die u. a. von Handschuhherstellern beziehbar ist. Gute Resultate können auch durch Testung mit Handschuhextrakten erzielt werden, die z. B. durch 60minütige Extraktion in physiologischer Kochsalzlösung hergestellt werden können. Zu berücksichtigen ist, daß der Protein- und der Allergengehalt in Handschuhen unterschiedlicher Hersteller massiv variiert und chargenabhängigen Einflüssen unterliegt.

In-vitro-Untersuchungen
Der Nachweis von allergenspezifischem IgE gegen Latex im Serum ist mit den üblichen Systemen verschiedener Hersteller möglich. Die Allergene werden in der Regel aus Latexmilch gewonnen.

Die Sensitivität der Untersuchung wird in der Literatur mit 60 – 80 % beziffert. Bei Patienten mit beginnender Latexsensibilisierung kann der Nachweis von allergenspezifischem IgE gegen Latex im Serum negativ ausfallen. Nach neueren Untersuchungen liegt auch die Spezifität der In-vitro-Diagnostik nicht bei 100 %. Besonders in Seren mit hohem Gesamt-IgE kann gelegentlich allergenspezifisches IgE gegen Latex nachgewiesen werden, ohne daß das Ergebnis durch anamnestische Angaben der Patienten, Hauttestungen oder Handschuhprovokationstestungen verifiziert werden kann. Nach Angaben von MÄKINEN-KILJUNEN u. TURJANMAA (1995) liegt bei Atopikern die Spezifität des CAP-FEIA (Pharmacia) zur Bestimmung von allergenspezifischem IgE gegen Latex bei 70 %, wobei bei falsch-positiven Resultaten auf bekannte Kreuzreaktionen geachtet werden muß. Bei den meisten solcher Patienten war IgE gegen Banane im Serum nachweisbar.

Provokationstestung

Zur Überprüfung der klinischen Relevanz einer Latexsensibilisierung kann ein Handschuhprovokationstest durchgeführt werden, außer bei Patienten mit potentiell lebensbedrohlichen Reaktionen. Der Patient trägt dabei entweder ganze Latexhandschuhe oder auch nur Fingerabschnitte, zunächst maximal 30 min, bei ausbleibender Reaktion anschließend 30 min nach Anfeuchten. Da gelegentlich urtikarielle, aber auch asthmatische Spätreaktionen auftreten können, sollten die Patienten ggf. nach einem Provokationstest sicherheitshalber für 4 – 6 h nachbeobachtet werden.

Auch beim Handschuhprovokationstest muß der unterschiedliche Allergengehalt in Produkten verschiedener Hersteller beachtet werden. Wir verwenden bei anamnestisch hochsensiblen Patienten zunächst einen Handschuh mit bekanntermaßen niedrigem Allergengehalt und nur bei ausbleibender Reaktion im Anschluß einen hoch allergenhaltigen Handschuh.

Bei korrekter Durchführung und Indikationsstellung sind Allgemeinreaktionen nur selten zu beobachten und werden in üblicher Vorgehensweise medikamentös therapiert. Ggf. müssen die Patienten hospitalisiert werden. Schon aus juristischen Gründen müssen Patienten vor einer Provokationstestung ausführlich aufgeklärt werden.

7.9.7
Kreuzreaktionen

Über gleichzeitige Sensibilisierung gegen Latex und verschiedene Früchte (Banane, Avocado, Eßkastanie, Passionsfrucht, Feige, Melone, Ananas, Tomate, Pfirsich, Weintraube, Orange und Buchweizen) ist verschiedentlich berichtet und auf z. T. schwere anaphylaktische Reaktionen nach Genuß entsprechender Früchte hingewiesen worden (LAVAUD et al. 1992; BLANCO et al. 1994; BREHLER et al. 1995). Durch „RAST-Inhibitionsuntersuchungen" wurden in verschiedenen Arbeiten Kreuzsensibilisierungen bewiesen, die auf gemeinsamen allergenen Determinanten der Latex- und Fruchtproteine beruhen. Die Identifikation dieser für die Kreuzreaktionen verantwortlichen Proteine steht aus.

Unter Kenntnis dieser Kreuzallergien müssen einerseits Latexallergiker auf mögliche Lebensmittelallergien hingewiesen werden, andererseits muß bei entsprechenden Lebensmittelallergien an eine zugrundeliegende Latexsensibilisierung gedacht werden. Nach eigenen Erfahrungen korrelieren aber weder die Ergebnisse der Hauttestungen mit nativen Früchten noch die Konzentration des spezifischen Serum-IgE gegen Früchte gut mit tatsächlichen Unverträglichkeitsreaktionen. Der sichere Nachweis einer aktuellen Lebensmittelunverträglichkeit ist derzeit nur durch orale Provokationstestung möglich.

7.9.8
Therapie

Eine kausale Behandlung im Sinne einer Hyposensibilisierung ist bei fehlenden Allergenextrakten derzeit nicht möglich. Prophylaktisch muß der Kontakt mit Latexmaterialien strikt gemieden werden, was im täglichen Leben häufig ein Problem darstellt, da Latex in vielen Produkten von Patienten nicht vermutet wird.

Auf latexfreie Bedingungen muß insbesondere auch bei medizinischen Behandlungen und operativen Eingriffen geachtet werden. Dabei ist der Austausch von Handschuhen einfach zu realisieren, aber in vielen Fällen nicht ausreichend. Gerade bei hochsensiblen Patienten können bedrohliche Reaktionen auch durch Verwendung anderer latexhaltiger Gegenstände wie Katheter, Darmrohre usw. auftreten.

7.10
Aquagene Urtikaria
J. Grabbe

Die aquagene Urtikaria ist aufgrund ihrer andersartigen Pathogenese von den übrigen Formen der Kontakturtikaria abzugrenzen, da in diesem Fall Wasser nicht das wirkliche kausale Agens darstellt, sondern vermutlich lediglich die Funktion eines Vehikels hat. Experimentelle Untersuchungen bei betroffenen Patienten lassen den Schluß zu, daß ein wasserlösliches Antigen aus dem Stratum corneum der Epidermis nach Wasserkontakt in die Dermis diffundiert und dort die Degranulation von Mastzellen, die mit spezifischem IgE beladen sind, auslöst (Czarnetzki et al. 1986).

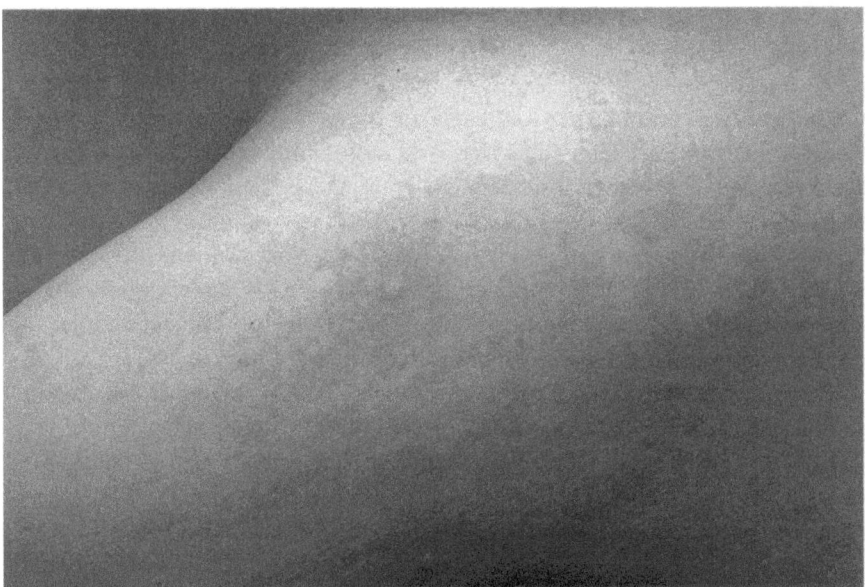

Abb. 7.3. Aquagene Urtikaria: kleine Quaddeln mit deutlichem Reflexerythem im Brustbereich

Diese oft von Ärzten verkannte oder übersehene Erkrankung tritt in der ersten Lebenshälfte, im Mittel um das 18. Lebensjahr, auf und betrifft Frauen 5mal häufiger als Männer. In einigen Fällen wurde das Vorkommen bei mehreren Mitgliedern einer Familie beobachtet. Angaben über die gewöhnliche Krankheitsdauer liegen nicht vor, es wird jedoch in einem Falle von einem Verlauf über 23 Jahre berichtet.

Bei den Betroffenen löst jeder Kontakt der Haut mit Wasser, unabhängig von dessen Herkunft, Salzgehalt und Temperatur, damit manchmal auch der eigene Schweiß, nach 5–10 min eine urtikarielle Reaktion aus; ihr Maximum ist nach 30 min erreicht, und nach weiteren 30–60 min geht sie zurück. Exponierte Areale verhalten sich gegenüber erneuter Stimulation für mehrere Stunden refraktär. Die Hautveränderungen gleichen in ihrer Morphologie und Verteilung denen der cholinergischen Urtikaria (vgl. Abschn. 6.3): Es handelt sich um heftig juckende stecknadelkopfgroße Quaddeln in den Kontaktarealen, die nach Ganzkörperexposition mit Wasser bevorzugt am Stamm und im Nacken, weniger an Schultern und Hüften auftreten; Handflächen und Fußsohlen bleiben ausgespart. Systemische Reaktionen und Veränderungen von Laborparametern wurden bislang nicht berichtet.

Die einfachste Testmethode zur Verifizierung der Diagnose besteht in einem 30- bis 40minütigen Vollbad bei 35–36 °C. Alternativ kann auch eine mit physiologischer Kochsalzlösung getränkte Kompresse für 40 min auf den Rücken des Patienten gelegt werden; auch dabei ist mit einem eingelegten Thermometer die Temperatur zu kontrollieren. Deren Konstanz ist wichtig für die Abgrenzung von Kälte-, Wärme- und cholinergischer Urtikaria, die als Differentialdiagnosen der aquagenen Urtikaria zu erwägen sind. Außerdem sollte an das gleichzeitige Vorliegen einer Urticaria factitia oder einer cholinergischen Urtikaria gedacht werden, mit denen die aquagene Urtikaria assoziiert sein kann. Bei alleinigem Juckreiz ohne Hautveränderungen kann ein aquagener Pruritus vorliegen, der sich durch sein häufigeres Vorkommen, auch bei älteren Patienten, und die Therapie von der aquagenen Urtikaria unterscheidet; die Abgrenzung ist wegen der möglichen Assoziation einer Polycythaemia vera mit dem aquagenen Pruritus von besonderer Bedeutung.

Therapeutisch kommen bei der aquagenen Urtikaria primär H_1-Antagonisten in Frage; deren Einnahme vor dem Kontakt mit Wasser bewirkt bei einem Teil der Patienten völlige Beschwerdefreiheit, bei einem anderen wenigstens eine Besserung. In einem Fall wird auch das Ansprechen auf eine PUVA-Therapie berichtet. Einige Patienten nutzen auch die Induktion einer Toleranz durch Aufrechterhaltung der Refraktärphase aus, ähnlich wie es bei Formen der physikalischen Urtikaria praktiziert wird.

Literatur

Blanco C, Carillo T, Castillo R, Cuevas M (1994) Latex allergy: clinical features and cross-reactivity with fruits. Ann Allergy 73: 309–314

Brehler R, Rütter A (1995) Nahrungsmittelallergien bei Typ I-Sensibilisierung gegen Latex. Allergologie 18: 379–382

Czarnetzki BM, Breetholt K-H, Traupe H (1986) Evidence that water acts as a carrier for an epidermal antigen in aquagenic urticaria. J Am Acad Dermatol 15: 623–627

Czuppon AB, Chen Z, Rennert S, Engelke T, Meyer HE, Heber M, Baur X (1993) The rubber elongation factor of rubber trees (Hevea brasiliensis) is the major allergen in latex. J Allergy Clin Immunol 92: 690–697

DeGroot AC (1994) Patch testing. Amsterdam: 301–303

DeGroot AC, Weyland JW, Nater JP (1994) The contact urticaria syndrome. In: DeGroot AC, Weyland JW, Nater JP (eds) Unwanted effects of cosmetics and drugs used in dermatology. Amsterdam: 155–168

Heese A, Peters K-P, Stahl J, Koch HU, Hornstein OP (1995) Häufigkeit und Zunahme von Typ-I-Allergien gegen Gummihandschuhe bei Zahnmedizinstudenten. Hautarzt 46: 15–21

Jacobelli AM, McCullough JA, Ownby DR (1993) The prevalence of latex allergy in high risk medical personnel. J Allergy Clin Immunol 91: 216

Janssens V, Morren M, Dooms-Goossens A, Degreef H (1995) Protein contact dermatitis: myth or reality? Br J Dermatol 132: 1–6

Kelly KJ, Kurup V, Zacharisen M, Resnick A, Fink JN (1993) Skin and serologic testing in the diagnosis of latex allergy. J Allergy Clin Immunol 91: 1140–1145

Klaschka F (1990) Kontakturtikaria und Proteinkontaktdermatitis. In: Kühl M, Klaschka F (Hrsg.) Berufsdermatosen. München: 52–60

Krogh G von, Maibach HI (1982) The contact urticaria syndrome – an updated review. J Am Acad Dermatol 5: 328–342

Lagier F, Vervoloet D, Lhermet I, Poyen D, Charpin D (1992) Prevalence of latex allergy in operating room nurses. J Allergy Clin Immunol 90: 319–322

Lahti L (1986) Contact urticaria to plants. Clin Dermatol 4: 127 – 136
Lathi A, Krogh G von, Maibach HI (1985) Contact urticaria syndrome. An expanding phenomenon. In: Stone J (ed) Dermatologic immunology and allergy. St. Louis: 379 – 390
Lavaud F, Cossard C, Reiter V, Bernard J, Deltour G, Holmquist I (1992) Latex allergy in patients with allergy to fruit. Lancet 339: 492 – 493
Mäkinen-Kiljunen S, Turjanmaa K (1995) Laboratory evaluation of latex CAP-FEIA. Allergy 50 [Suppl 26]: 39
Presti ME, Druce HM (1989) Hypersensitivity reactions to human seminal plasma. Ann Allergy 63: 477 – 482
Turjanmaa A (1987) Incidence of immediate allergy to latex gloves in hospital personnel. Contact Dermatitis 17: 270 – 275
Yassin MS, Lierl MB, Fischerr TJ, O'Brien K, Cross J, Steinmetz C (1994) Latex allergy in hospital employees. Ann Allergy 72: 245 – 249
Zajonz C, Frosch PJ (1994) Ursachen von Kontakturtikaria unter besonderer Berücksichtigung von Arbeitsstoffen. Hautarzt 45: 63 – 73

8 Urtikaria-Vaskulitis-Syndrom

W. NÜRNBERG

8.1
Einleitung

In Arbeiten von McDuffy wurde erstmals Anfang der 70er Jahre von einer Gruppe von Patienten berichtet, bei denen sich eine nekrotisierende kutane Vaskulitis mit Hautveränderungen wie bei chronischer Urtikaria darstellte. Dieses Syndrom der Urtikaria-Vaskulitis stellt ein relativ seltenes Krankheitsbild dar und ist durch ein weites Spektrum an klinischen Symptomen und Laborveränderungen, bestimmte histologische Veränderungen und eine relative Therapieresistenz gekennzeichnet. Neben der idiopathischen Form (primäre Urtikaria-Vaskulitis) wird wiederholt von diesem Syndrom in Verbindung mit schweren Allgemeinerkrankungen, z. B. dem systemischen Lupus erythematodes, der Hepatitis B und Neoplasien, berichtet. Entsprechend ist die Abgrenzung der Urtikaria-Vaskulitis von der „normalen" Urtikaria von eminenter Bedeutung, was sich u. a. in einer unterschiedlichen Therapie und Prognose der beiden Krankheitsbilder äußert. Aufgrund entsprechender Laborveränderungen unterscheidet man heute eine hypokomplementämische von einer normokomplementämischen Vaskulitis.

8.2
Epidemiologie

Das Urtikaria-Vaskulitis-Syndrom tritt überwiegend bei Frauen jüngeren bis mittleren Alters auf, wobei in einzelnen Fällen eine Krankheitsmanifestation auch vor Erreichen der Pubertät beschrieben wurde. Die Häufigkeit der Erkrankung wird je nach Definition in der Literatur sehr unterschiedlich angegeben. Entsprechend eigener Erfahrungen dürfte sie einen Wert von 0,5 bis 1% des an chronischer Urtikaria leidenden Patientenkollektivs erreichen.

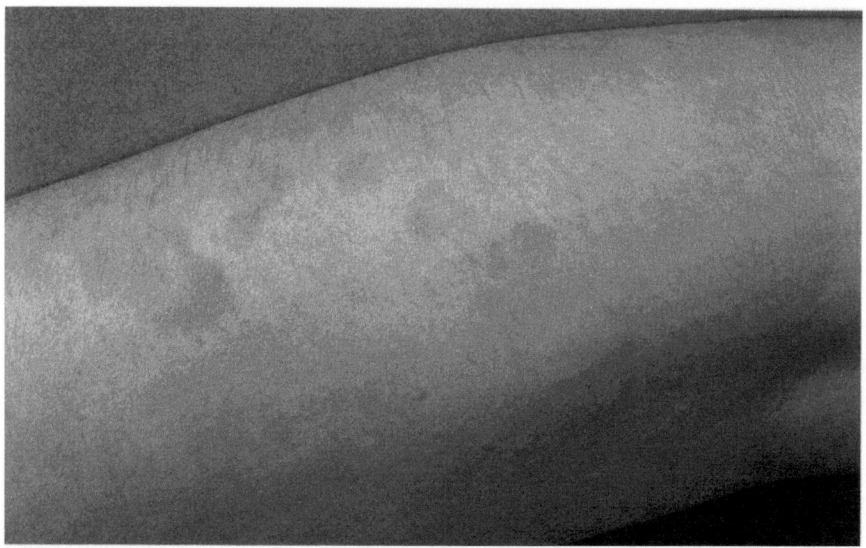

Abb. 8.1. Urtikaria-Vaskulitis bei einem Patienten mit einem systemischen Lupus erythematodes

8.3
Klinik

Die Urtikaria-Vaskulitis manifestiert sich obligat an der Haut, daneben können allerdings auch Veränderungen im Bereich der Schleimhäute und extrakutane Beteiligungen beobachtet werden. An der Haut imponiert die Urtikaria-Vaskulitis typischerweise in Form von Quaddeln (Abb. 8.1, 8.2), die mit lokalisiertem Juckreiz oder auch mit Schmerzen assoziiert sind (ABOOBAKER u. GREAVES 1986). Innerhalb der Läsionen können feine, purpuraähnliche Effloreszenzen beobachtet werden. Die einzelnen Hautveränderungen bleiben 24 h bis eine Woche lang bestehen. Darüber hinaus können postinflammatorische Hyperpigmentierungen, Schuppung oder eine diskrete Purpura noch einige Zeit lang persistieren. Neben den typischen urtikariellen Hautläsionen können auch bullöse Hautveränderungen, makulöse Erytheme, Erythema-multiforme-artige Hautveränderungen und Livedo racemosa auftreten (Tabelle 8.1). Häufig sind die Hautmanifestationen von extrakutanen Symptomen begleitet. Arthralgien und arthritisartige Beschwerden überwiegend der kleinen Gelenke werden immerhin bei 75% der Patienten beobachtet. Von besonderer klinischer und prognostischer Bedeutung ist der Befall der Nieren und Lungen, der in 55 – 60% bei der hypokomplementämischen Urtikaria-Vaskulitis auftritt. Demgegenüber lassen sich derartige Veränderungen bei der syste-

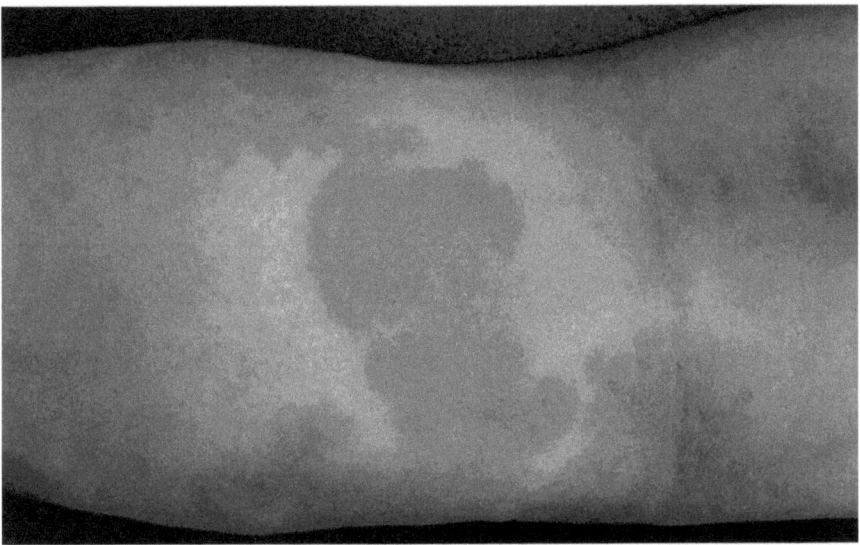

Abb. 8.2. Zentrifugalwärts fortschreitende Hautläsion bei histologisch gesicherter Urtikaria-Vaskulitis. Die zentral abheilenden Areale weisen eine purpurfarbene Hautverfärbung auf

mischen, normokomplementämischen Urtikaria-Vaskulitis nur in 20–30% nachweisen. Bei ungefähr einem Drittel der Patienten kann sich die Erkrankung zusätzlich in Form von gastrointestinalen Beschwerden bzw. einer Augenbeteiligung im Sinne einer Uveitis oder Episkleritis äußern. Symptome wie Fieber, Abgeschlagenheit, Gewichtsverlut, Lymphadenopathie, Raynaud-Anfälle oder rezidivierende Kopfschmerzen sind eher als uncharakteristische Symptome zu werden und treten bei einer Vielzahl anderer Erkrankungen auf.

8.4
Diagnostik

Bei der Diagnosestellung einer Urtikaria-Vaskulitis kommt neben der typischen Klinik den histo- und immunopathologischen Veränderungen sowie den Laboruntersuchungen eine besondere Rolle zu. Histopathologisch imponiert die Urtikaria-Vaskulitis als eine fibrinoide, nekrotisierende Venulitis, die durch ödematöse Veränderungen der oberen Dermis, neutrophile Infiltrate in und um die Gefäßwände sowie durch Leukozytoklasie und Erythrozytenextravasate in der Dermis gekennzeichnet ist (Tabelle 8.2). Gelegentlich lassen sich Eosinophileninfiltrate sowie Mastzellvermehrungen nachweisen. Mit Hilfe der direkten Immunfluoreszenz findet man bei 30–60% feine granuläre Ablage-

Tabelle 8.1. Klinische Symptome bei Urtikaria-Vaskulitis

Organ	Häufigkeit [%]		Klinische Manifestation
	hypokomplementämische Form	normokomplementämische Form	
Haut, Schleimhäute	100	100	Erhabene, teil indurierte, erythematöse, juckende oder brennende Quaddeln, Angioödem, Larynxödem, Bullae, makulöse Erytheme, Erythema exsudativum multiformeartige Läsionen, Livedo racemosa, Purpura oder petechiale Einblutungen innerhalb der Quaddel, selten Nekrosen
Gelenke	75	75	Arthralgien, Arthritis einzelner oder mehrerer Gelenke, keine bleibenden Deformitäten
Nieren	60	3	Hämaturie, Proteinurie, verminderte Kreatininclearance im Rahmen einer Glomerulitis oder Glomerulonephritis
Lungen	55	25	Chronisch-obstruktive Lungenerkrankung, Larynxödem, Pleuritis
Augen	35	10	Uveitis, Episkleritis, Konjunktivitis, selten Optikusatrophie
Verdauungstrakt	30	30	Retrosternaler und abdominaler Schmerz, Nausea, Erbrechen, Diarrhöe
Fieber	10	30	<39 °C
Nervensystem	12	<10	Mononeuritis, Myositis, benigner Hirndruckanstieg, ZNS-Pseudotumoren
Sonstige Organe, allgemein	<10	<10	Abgeschlagenheit, Gewichtsverlust, Lymphadenopathie, Hepatosplenomegalie, Raynaud-Symptomatik, Karditis, Leukopenie, Thrombozytopenie, Schock

rungen von C 1q, C 4, C 3, Properdin, Fibrinogen, IgM, IgG oder IgA entlang der dermoepidermalen Junktionszone und innerhalb der Blutgefäße. Die Ablagerungen im Bereich der epidermalen Basalmembran sind eher als unspezifisch zu werten und auch bei verschiedenen anderen entzündlichen Dermatosen nachzuweisen.

Typisch für die Urtikaria-Vaskulitis mit begleitenden systemischen Manifestationen ist eine Erhöhung der Blutsenkungsgeschwindigkeit (BSG), die im-

Tabelle 8.2. Laborchemische, histologische und immunpathologische Veränderungen bei der Urtikaria-Vaskulitis

Histopathologie	Fibrinoide nekrotisierende Venulitis; intra- und perivaskuläre neutrophile, gelegentlich auch eosinophile Infiltrate; Leukozytoklasie; dermale Erythrozytenextravasate; Endothelzellschwellungen
Immunpathologie	Läsional in den oberflächlichen Gefäßen und der dermoepidermalen Junktionszone Ablagerungen von – IgM, IgG, IgA – C 1 q, C 4, C 3 – Fibrinogen
Labor	BSG erhöht CH 50, C 1 q, C 4, C 3, C 5 normal oder erniedrigt, zirkulierende Immunkomplexe, Immunglobuline normal bis erniedrigt, gelegentlich ANA, RF, Kryoglobuline, positive Hepatitisserologie Selten: Leukopenie, Thrombozytopenie

merhin in 50–60% der Fälle nachweisbar ist. Dieser Befund stellt ein wichtiges Unterscheidungsmerkmal zu den „gewöhnlichen" Urtikariaformen und dem Angioödem dar. Hierbei ist zu beachten, daß bei der normokomplementämischen Form der Urtikaria-Vaskulitis mit ausschließlich kutaner Manifestation BSG-Erhöhungen nur selten auftreten. Pathologische Laborbefunde bezüglich des Komplementsystems lassen sich bei mehr als 50% der Urtikaria-Vaskulitispatienten nachweisen. Typischerweise kommt es zu einem Verbrauch der Komponenten des klassischen Aktivierungsweges (C 1, C 1 q, C 4, C 2 erniedrigt, gelegentlich auch C 3 und C 5), was sich durch eine Verminderung der gesamthämolytischen Aktivität (CH 50) zeigt. Erwartungsgemäß sind Spiegel an C 1-Esteraseinhibitor normal. Sowohl bei der hypokomplementämischen als auch bei der normokomplementämischen Form der Urtikaria-Vaskulitis lassen sich zirkulierende Immunkomplexe bei bis zu 50% der untersuchten Patienten nachweisen. Findet sich zugleich ein erniedrigtes CH 50, so bestehen i. allg. gravierendere Symptome, insbesondere Nierenveränderungen mit Hämaturie und Proteinurie. Für die Serumimmunglobuline lassen sich überwiegend normale oder verminderte Werte nachweisen. Kryoglobuline, Rheumafaktoren, erhöhte IgE-Spiegel sowie eine Leuko- und Thrombozytopenie wurden nur bei einigen Patienten mit Urtikaria-Vaskulitis beschrieben. Bei bis zu 30% der untersuchten Patienten fanden sich niedrigtitrig Antikörper gegen doppelsträngige DNA, in einigen Fällen auch hohe Spiegel an ssDNA-Antikörpern (Antikörper gegen einzelsträngige DNA). Ob diese Antikörper eine pathologische Relevanz haben, wird heute zunehmend in Frage gestellt.

8.5
Assoziierte Erkrankungen

Das Urtikaria-Vaskulitis-Syndrom tritt meist im Gefolge einer Grunderkrankung auf. Besonders zu erwähnen sind verschiedene immunologische Erkrankungen wie die Serumkrankheit, der systemische Lupus erythematodes oder die rheumatoide Arthritis (Tabelle 8.3). Die Abgrenzung eines systemischen Lupus erythematodes von der primären oder „idiopathischen" Urtikaria kann in der Regel recht zuverlässig gestellt werden, sofern die typischen klinischen und pathologischen Veränderungen des Lupus erythematodes nachweisbar sind.

Falls dies nicht möglich ist, so empfiehlt sich eine intensive Verlaufskontrolle mit entsprechenden regelmäßigen laborchemischen und histopathologischen Untersuchungen (Tabelle 8.4). Ebenfalls von der Urtikaria-Vaskulitis abzu-

Tabelle 8.3. Grund- und Begleiterkrankungen bei Urtikaria-Vaskulitis

Autoimmunerkrankungen	Serumkrankheit Systemischer Lupus erythematodes Sjögren-Syndrom Kryoglobulinämie Churg-Strauss-Syndrom Rheumatoide Arthritis
Infektionen	Hepatitis B Infektiöse Mononukleose
Physikalische Urtikaria	Kälte- und Druckurtikaria
Organerkrankungen	Chronische Lebererkrankungen
Physiologische Zustände	Schwangerschaft
Sonstiges	Tumoren, Arzneimittelreaktionen

Tabelle 8.4. Diagnostische Kriterien der chronischen idiopathischen Urtikaria, des Urtikaria-Vaskulitis-Syndroms und des systemischen Lupus erythematodes oder anderer Kollagenosen. *EEM* Erythema exsudativum multiforme

Klinische Zeichen	Diagnose
1. Bestanddauer einzelner urtikarieller Effloreszenzen >24 h	Chronische Urtikaria
2. Histologie: leukozytoklastische Vaskulitis 3. Purpuriforme oder EEM-artige Läsionen 4. Klinische Zeichen einer Systemerkrankung 5. BSG, zirkulierende Immunkomplexe, positive direkte IF, erniedrigter CH 50 6. Therapieresistenz gegenüber Antihistaminika	↓ Urtikaria-Vaskulitis-Syndrom ↓
7. Serologische Hinweise auf eine Bindegewebserkrankung (dsDNA-Antikörper, ENA: SS-A (Ro)- und SS-B (La)-Antikörper, positives Lupusband etc.)	Kollagenose

grenzen ist ein Komplementdefizienz-assoziierter Lupus erythematodes. Des weiteren können virale Infektionen mit dem Hepatitis-B- oder dem Epstein-Barr-Virus mit einer Urtikaria-Vaskulitis assoziiert sein. Schließlich seien noch die Urtikaria-Vaskulitisformen erwähnt, die mit Tumor- oder chronischen Lebererkrankungen verbunden sind. Vereinzelt wurde auch von dem Auftreten einer Urtikaria-Vaskulitis während der Schwangerschaft berichtet.

8.6
Differentialdiagnosen

Physikalische Urtikariaformen wie z. B. die Kälte- oder Druckurtikaria zeigen gelegentlich das Bild einer leukozytoklastischen urtikariellen Vaskulitis mit erhöhter BSG sowie kutanen und extrakutanen Manifestationen des Krankheitsbildes. Entsprechend läßt sich mit Hilfe des Kälte- und Drucktests eine Differenzierung von dem chronischen idiopathischen Vaskulitissyndrom vornehmen. Zur Abgrenzung gegenüber der „unkomplizierten" Urtikaria hat sich die Markierung einzelner Quaddeln mit einem Stift als einfaches hinweisgebendes Verfahren bewährt. Bei der „normalen" Urtikaria sind die Hauteffloreszenzen ausgesprochen wechselhaft, was sowohl die Lokalisation als auch die Dauer angeht.

8.7
Therapie

Wie bereits erwähnt zeichnet sich die idiopathische Urtikaria-Vaskulitis durch eine relative Therapieresistenz aus. H_1-Antihistaminika, meist kombiniert mit H_2-Antihistaminika, sind bei der Behandlung der Urtikaria-Vaskulitis in Verbindung mit Allgemeinsymptomen wenig hilfreich. In einzelnen Fällen kann die Antihistaminikagabe zu einer leichten Minderung des Juckreizes führen. Nichtsteroidale Antirheumatika (NSAID), insbesondere Indometacin, haben sich bei der Behandlung der assoziierten Gelenkbeschwerden bewährt, sind jedoch enttäuschend bezüglich der Hautmanifestationen. Dagegen sind Behandlungen mit Chloroquin, Sulfonen oder Colchicin in vielen Fällen wirksam (FORTSON et al. 1986; LOPEZ et al. 1984).
Bei nur geringem Ansprechen empfiehlt sich die Kombination mit nichtsteroidalen Antirheumatika. Weiterhin hat sich in einzelnen Fällen die kombinierte Gabe von DADPS mit Pentoxifyllin bewährt (NÜRNBERG et al. 1995). Orale Glukokortikoide in Dosen bis zu 40 mg täglich führen meist innerhalb weniger Tage zu einer raschen Besserung; es handelt sich auch hier wieder um eine symptomatische Therapie, wobei besonders auf Langzeitnebenwirkungen geachtet werden muß. Interferon α (Dosierung 3mal 3 Mio. I.E./Woche), nicht jedoch Interferon γ unterdrückt ebenfalls manchmal die Symptome (CZARNETZKI

et al. 1994). Chemotherapeutika wie z. B. Azathioprin, Methotrexat oder Cyclophosphamid sollten ebenso wie eine Plasmapherese nur dann angewendet werden, wenn komplizierende Systemmanifestationen aufgetreten sind und andere therapeutische Maßnahmen versagt haben.

Im Rahmen einer rezenten Studie an einem Kollektiv von 18 Patienten mit hypokomplementämischem Urtikaria-Vaskulitis-Syndrom wurde gezeigt, daß die gleichzeitige Exposition mit Zigarettenrauch einen erheblichen Risikofaktor für das Auftreten von schweren, tödlich verlaufenden Lungenfunktionsstörungen darstellt (WISNIESKI et al. 1995). Entsprechend sollten die Patienten nachdrücklich dazu angehalten werden, das Rauchen zu meiden.

Bei einer sekundären Urtikaria-Vaskulitis stellt die Behandlung der Grunderkrankung das Therapieprinzip dar. Eine Kombination mit oben genannten Therapeutika kann grundsätzlich erwogen werden.

Literatur

Aboobaker J, Greaves MW (1986) Urticarial vasculitis. Clin Exp Dermatol 11: 436–444
Czarnetzki BM, Algermissen B, Jeep S et al. (1994) Interferon treatment of patients with chronic urticaria and mastocytosis. J Am Acad Dermatol 30: 500–501
Fortson JS, Zone JJ, Hammond ME, Groggel GC (1986) Hypocomplementemic urticaria vasculitis syndrome responsive to dapsone. J Am Acad Dermatol 15: 1137–1142
Lopez LR, Davis KC, Kohler PF, Schocket AL (1984) The hypocomplementemic urticarial vasculitis syndrome. Therapeutic response to hydroxychloroquine. J Allergy Clin Immunol 73: 600–603
Nürnberg W, Grabbe J, Czarnetzki BM (1995) Urticarial vasculitis syndrome effectively treated with dapsone and pentoxifylline. Acta Derm Venereol (Stockh) 75: 54–56
Wisnieski JJ, Baer AN, Christensen J et al. (1995) Hypocomplementemic urticarial vasculitis syndrome. Medicine 74: 24–41

9 Mastozytose (Urticaria pigmentosa)
N. Haas

9.1 Definition

Die Erstbeschreibung erfolgte am Ende des letzten Jahrhunderts für eine kleinherdige Braunpigmentierung und damit verbundene Quaddelbildung nach Reizung. UNNA beschrieb als erster (1887) die örtliche Proliferation von Mastzellen in der unter den braunen Flecken liegenden Dermis. Bis in die 30er Jahre wurde die Erkrankung Urticaria pigmentosa genannt. Erst dann entdeckte man, daß neben der Haut auch andere Organe befallen sein können. SÉZARY hat den allgemeinen Ausdruck Mastozytose geprägt.

Die Erkrankung wurde aufgrund von verschiedenen Kriterien klassifiziert (LANGER u. WOLFF 1990; METCALFE 1991). Folgende Übersicht zeigt eine einfache Klassifikation der Mastozytose, die auf dem klinischen Befall in den verschiedenen Altersgruppen und auf den prognostischen Kriterien beruht.

I. Benigne kutane Mastozytose:
   1. Solitäres Mastozytom,
   2. Disseminierte Mastozytose,
      – Juvenile Form,
      – Erwachsene Form;
II. Benigne systemische Mastozytose:
   – Juvenile Form,
   – Erwachsene Form;
III. Maligne Mastozytose.

9.2 Epidemiologie

Die Mastozytose ist eine relativ seltene Krankheit. Die Inzidenz beträgt ungefähr 1 auf 1 000 – 8 000 Patienten mit Hauterkrankungen. An der Hautklinik der Universität Münster wurden 100 neue Fälle in 5 Jahren gesehen. Die Hälfte der

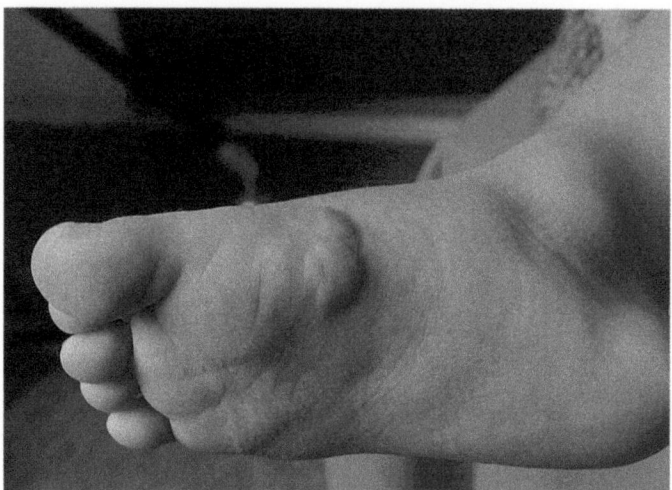

Abb. 9.1. Solitäres Mastozytom an der Fußsohle, das die zunächst nicht erklärbaren Gehverweigerungen des Kindes erklärte, da die mechanische Belastung beim Gehen zu beträchtlichen Schwellungen führte. Nach einer lokalen PUVA-Behandlung konnte das Kind wieder problemlos gehen

Betroffenen hatte die Krankheit vor der Pubertät entwickelt. Bei mehr als 90% davon wurde die Diagnose bei Geburt oder in den ersten 6 Lebensmonaten gestellt. Die Verteilung auf die Geschlechter ist ungefähr gleich. Die Beschwerdesymptomatik ist gering, insbesondere bei Kindern (CZARNETZKI u. BEHREND 1981). Viele Erwachsene zeigen Hinweise darauf, daß eine extrakutane Beteiligung besteht. Die Mastozytose wurde bei allen Rassen beobachtet und auch bei verschiedenen Arten von Säugetieren beschrieben, besonders bei Hunden (CZARNETZKI 1986).

9.3
Klinik

9.3.1
Kutane Mastozytose

Die solitären Mastozytome kommen beinahe ausschließlich in der Kindheit vor. Sie bestehen aus bis zu 5 cm großen, erhabenen, gelblichen Papeln oder Plaques, die überall am Körper auftreten können (Abb. 9.1). Die Herde bilden sich fast ausnahmslos innerhalb von einigen Jahren zurück, und die maligne Entartung ist extrem selten.

Mastozytose (Urticaria pigmentosa)

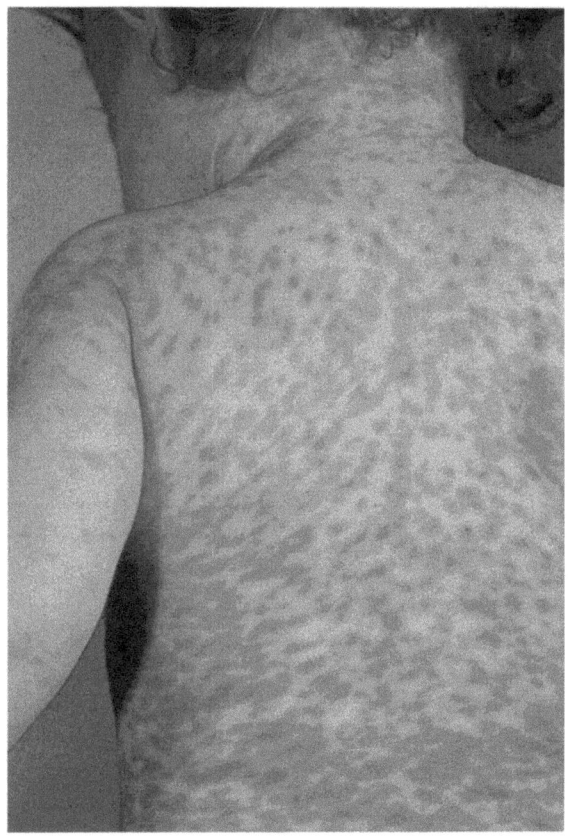

Abb. 9.2. Generalisierte Urticaria pigmentosa bei einem 9 Monate alten Mädchen. Unterhalb des Schulterblatts rechts ist an einer Stelle, wo das Kind sich gescheuert hat, ein deutliches Erythem erkennbar (positives Darier-Zeichen)

Die disseminierte kutane Mastozytose ist die häufigste Form der Erkrankung (Abb. 9.2). Bei Kindern treten meist multiple knotige Herde auf. Es wurden auch seltene Fälle von großen Tumoren beschrieben. Die disseminierten makulopapulösen Herde sind die häufigste Form der kutanen Mastozytose, besonders beim Erwachsenen. Bläschen und Blasen können, insbesondere in den ersten Jahren, auf diesen Herden entstehen (Abb. 9.3). Die Tendenz zur Blasenbildung verschwindet nach dem ersten Lebensjahr. Andere, seltene Manifestationen sind lichenoide, plaqueförmige, xanthelasmaartige, hämorrhagische, teleangiektatische oder generalisierte erythrodermische Hauterscheinungen. In seltenen Fällen fehlen persistierende Hauterscheinungen, und die Diagnose wird aufgrund einer chronischen Urtikaria und einer erhöhten Zahl von Mastzellen im histologischen Schnitt gestellt.

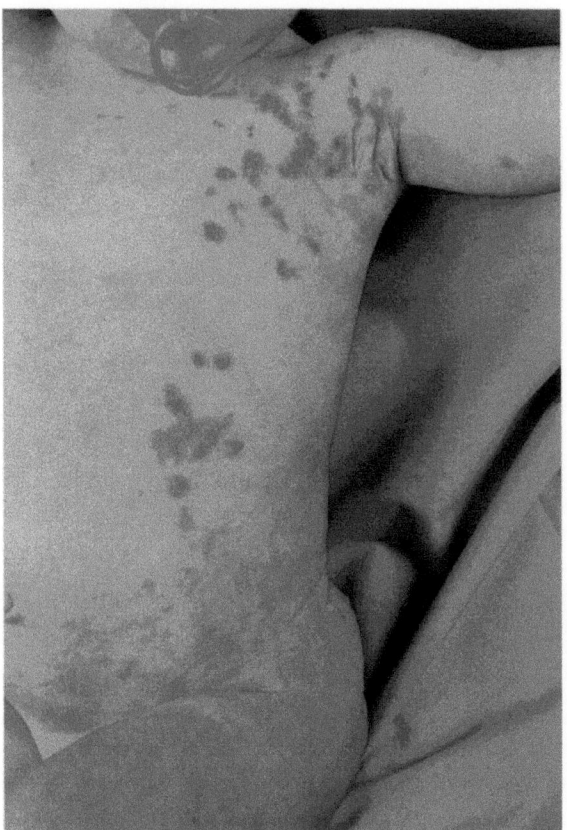

Abb. 9.3. Bullöse Herde und Erosionen, welche nach dem Aufplatzen von Blasen entstanden sind, bei einem 18 Monate alten Mädchen mit Mastozytose. Im Bereich der Windeln besteht ein diffuses Erythem und eine Verdickung der Haut. Dieses Kind litt auch an Krampfanfällen nach massiver Histaminausschüttung, z. B. während eines Bades

9.3.2
Systemische Mastozytose

Die Häufigkeit der systemischen Beteiligung variiert zwischen 4,5 und 10% der Fälle von kutaner Mastozytose bei den untersuchten Kollektiven. Sie liegt dagegen bei sorgfältiger Untersuchung des Knochenmarks bei ungefähr 50% (CZARNETZKI et al. 1988). Man findet dabei meistens eine erhöhte Zahl von Mastzellen im Knochenmark.

*Veränderungen des Knochenmarks und der Knochen
bei systemischer Mastozytose*

- Mastzellinfiltration
durch Differenzierung mononukleärer Phagozyten zu Mastzellen (CZARNETZKI et al. 1988),
- Effekte der Mastzellmediatoren auf den Knochenstoffwechsel: Osteolyse/Osteosklerose.

Leber- und Milzvergrößerung und röntgenologische Veränderungen des Skeletts treten in bis zu 70% der Fälle auf, während eine Lymphadenopathie seltener vorkommt. Veränderungen in diesen Organen bedeuten nicht unbedingt eine Mastzellproliferation. In Leber und Intestinum findet man z. B. häufig nur fibrosierende Veränderungen des retikuloendothelialen Systems. Röntgenologische Veränderungen können in Form eines einzigen osteolytischen Prozesses auftreten, besonders am Schädeldach von Kindern, während beim Erwachsenen diffuse Osteolysen am häufigsten sind. Es gibt auch systemische Mastozytosen ohne Hautbefall. Die maligne Mastozytose ist extrem selten, kommt aber bei Erwachsenen häufiger vor als bei Kindern (TRAVIS et al. 1988).

9.4
Symptomatik

Lokal. Die meisten Patienten mit Mastozytose kommen zum Arzt, weil sie sich durch die Pigmentveränderungen und auch durch die Quaddelbildung nach Reiben der Haut (DARIER-Zeichen) gestört fühlen (Abb. 9.4). In vielen Fällen tritt diese auch in klinisch normaler Haut auf. Weniger als 20% der Patienten mit ausschließlicher Hautbeteiligung beklagen sich über Juckreiz, der insbesondere bei Kindern geringer ausgeprägt und seltener ist.

Systemisch. Juckreiz und andere Symptome sind häufiger bei Erwachsenen mit systemischer Beteiligung. Eine Flushsymptomatik tritt relativ oft auf, danach kommen in absteigender Häufigkeit (Tabelle 9.1) Schwindel, Brechreiz, Bauchkrämpfe, Durchfall und peptische Geschwüre vor. Eine Tachykardie, Schocksymptomatik, Kopfschmerz oder kardiovaskulärer Kollaps, Symptome des sog. Mastozytosesyndroms (s. unten), können nach einer massiven Histaminausschüttung auftreten, die auch tödlich enden kann. Unwohlsein, Fieber und Gewichtsverlust sind Zeichen einer sich entwickelnden Malignität. Örtlich begrenzter Knochenschmerz und Schmerz über Gelenken zusammen mit Parästhesien, psychiatrischen Störungen oder sogar Krampfanfällen sind selten und stehen im Verhältnis zu den durch Mastzellen induzierten Veränderungen des Skeletts und des Nervensystems.

Abb. 9.4. Quaddelbildung und Erythem der Haut nach dem Reibetest (Darier-Zeichen) bei einem Erwachsenen mit Mastozytose

Tabelle 9.1. Häufigkeit von Symptomen bei der systemischen Mastozytose

Symptom	Häufigkeit [%]
Juckreiz	41
Flush	36
Schwindel, Brechreiz, Abdominalkrämpfe	23
Tachykardie	18
Schwäche, Müdigkeit, Unwohlsein, Fieber	12
Kopfschmerz, Schwindel	10
Gewichtsverlust	10
Peptisches Ulkus	4–7
Atembeschwerden	selten
Knochenschmerzen	selten
Krampfanfälle	selten

„Mastozytosesyndrom"

- Generalisierter Pruritus,
- Klopfende Kopfschmerzen,
- Bronchospasmus,
- Vagovasale Synkopen,
- Schock,
- Konzentrationsschwäche,
- Depressive Verstimmung.

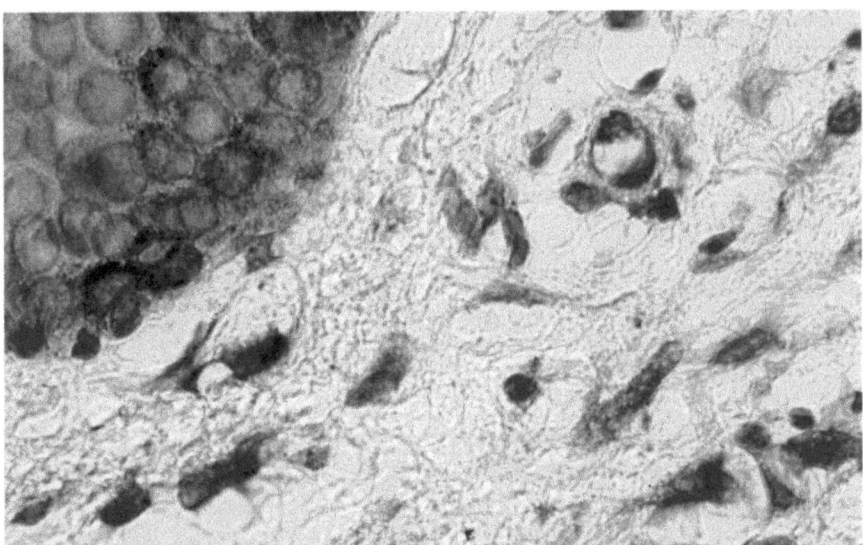

Abb. 9.5. Histologischer Schnitt mit Epidermis und oberer Dermis bei einem erwachsenen Patienten mit Mastozytose. Deutlich erkennbar ist die violette Färbung der Mastzellgranula in der Dermis aufgrund des metachromatischen Färbeverhaltens. (Toluidinblau × 400)

9.5 Histologie

Das häufigste Bild, besonders bei Beginn der Mastozytose im Erwachsenenalter, ist eine Vermehrung von spindelzelligen Mastzellen mit langen, zytoplastischen Fortsätzen in perivaskulärer Anordnung oder verteilt im oberen Korium. Fünf bis 7 Zellen in einem Gesichtsfeld (bei starker Vergrößerung) sichern die histologische Diagnose (Abb. 9.5). Besonders bei der adulten Form kann es schwierig sein zu entscheiden, ob die Zahl der Mastzellen im Gewebe wirklich vermehrt ist. In zweifelhaften Fällen sollte mehr als eine Probebiopsie aus verschiedenen Lokalisationen gemacht werden, um die Diagnose zu sichern. Nach neueren immunhistologischen Untersuchungen sind die Mastzellen in Urtikaria-pigmentosa-Herden im Vergleich zu Mastozytomen und Mastzellen aus normaler Haut unreifer, ansonsten aber unauffällig (HAAS et al. 1994; HAMANN et al. 1995). Auch der beim Menschen bekannteste Mastzellwachstumsfaktor (SCF) wird nicht vermehrt exprimiert (HAMANN et al. 1995).

Im Knochenmark findet man entweder eine fokale oder eine diffuse Vermehrung von Mastzellen (CZARNETZKI et al. 1988). Knochenmarkaspirate ergeben oft ein falsch-negatives Resultat wegen einer fokalen Mastzellvermehrung, wegen sklerosierender Veränderungen und wegen der Adhärenz der

Tabelle 9.2. Laborbefunde bei systemischer Mastozytose

Blut	Urin
Histamin ↑	Histamin u. Metaboliten ↑
Tryptase ↑	PGD$_2$ ↑
alkalische Phosphatase, Ca, P ↑	Hyaluronsäure u.
Cholesterin ↓	Chondroitinschwefelsäure ↑
Prothrombinzeit ↓	
Thromboxan B$_2$ ↑	
6 keto-PGF$_2$ ↓	

Mastzellen an die bindegewebigen Septen und an das Endost. Andere mögliche Veränderungen im Knochenmark sind eine myeloide Hyperplasie mit einer Linksverschiebung, einer Abnahme der Erythropoese und einer mäßigen bis deutlichen Eosinophilie. Bei Kindern ist eine Beteiligung des Knochenmarks selten.

Für die Gewebsuntersuchung sind Mastzell-spezifische Spezialfärbungen wie Toluidinblau-, Methylenblau- oder Giemsa-Färbung erforderlich. Mögliche Zeichen für eine maligne Transformation sind eine höhere Kernplasmarelation, weniger zytoplasmatische Granula, ein Anstieg atypischer Mitosen und eine größere Zell- und Kernpolymorphie mit Riesenzellen. Verschiedene Autoren betonen jedoch, daß es keine solchen eindeutigen Kriterien gäbe.

9.6
Laborbefunde

Der Histaminspiegel ist in der Haut, im Serum und im Urin von Patienten mit systemischer Mastozytose variabel erhöht. Von den Histaminmetaboliten im Urin nimmt man an, daß sie mit der Vermehrung von Mastzellen im Gewebe besser korrelieren als Histamin selbst. Andere Mastzellprodukte wie Prostaglandin D$_2$, Leukotriene und Glykosaminoglykane können in der Haut, im Serum oder im Urin vermehrt sein (CZARNETZKI 1986). Eine erhöhte alkalische Phosphatase, erhöhtes Kalzium und Phosphor sowie erniedrigtes Cholesterin und Prothrombin im Serum können sekundär durch Leber- und Knochenbeteiligung auftreten (Tabelle 9.2).

Blutbildveränderungen können die Verdrängung von Knochenmark durch fibrotisches Bindegewebe widerspiegeln und kommen ausschließlich bei systemischer Mastozytose vor. In diesen Fällen muß auf Zeichen einer sich entwickelnden Leukämie geachtet werden (s. unten). Zirkulierende Gewebsmastzellen wurden bei bis zu 16% der Patienten mit systemischer Mastozytose gefunden, während sich eine Eosinophilie nur bei 12% fand.

Tabelle 9.3. Diagnostische Maßnahmen bei Mastozytose. (+/–=nicht zwingend, je nach Indikation, Ca. i. S.=Kalzium, P i. S.=Phosphor im Serum)

	Kinder	Erwachsene
1. Anamnese, klinische Untersuchung	+	+
2. Darier-Zeichen (in 90% positiv)	+	+
3. Blutbild, Leberenzyme, Ca. i. S., P. i. S.	+	+
4. Hautbiopsie	+/–	+
5. Knochenmarkpunktion und -biopsie	–	+/–
6. Röntgenuntersuchung der Knochen und des Gastrointestinaltrakts	–	+/–

Hämatologische Erkrankungen bei systemischer Mastozytose

- Effekte der Mastzellen und ihrer Mediatoren auf das Knochenmark:
  - Leukozytose, Leukopenie,
  - Anämie (Verdrängung der Erythropoese),
  - Myeloproliferative Erkrankungen,
  - Mastzelleukämie.

9.7
Diagnostik

Die häufigeren Typen der kutanen Mastozytose werden aufgrund der typischen klinischen Erscheinung erkannt. Tabelle 9.3 listet die wichtigsten Schritte auf, die bei jugendlichen und erwachsenen Patienten der Reihe nach unternommen werden sollten. Bei 90% der Patienten kann die Diagnose durch die entstehende Rötung und Quaddel nach dem Reiben bestätigt werden. Etwa 50% der Patienten zeigen eine dermographische Quaddelbildung auf klinisch normaler Haut (Abb. 9.6).

Um eine systemische Beteiligung auszuschließen, sollten die Patienten oder die Eltern nach Symptomen gastrointestinaler Störungen oder nach Flush befragt werden, und die klinische Untersuchung sollte immer eine Palpation der Leber, der Milz und der peripheren Lymphknoten einschließen. Bei allen Patienten sollten eine umfassende Blutuntersuchung gemacht und die alkalische Phosphatase sowie Kalzium und Phosphor i. S. bestimmt werden.

Bei ganz kleinen Kindern kann man auf eine Hautbiopsie verzichten, da fast ausnahmslos eine gutartige Erkrankung vorliegt. Eine Biopsie ist andererseits hilfreich, um die Diagnose zu bestätigen oder um histologische Zeichen einer malignen Transformation auszuschließen. Bei Erwachsenen sollte bei vorliegender Indikation eine Knochenmarksbiopsie durchgeführt werden. Andere Untersuchungen wie Röntgen des Skeletts, Leberszintigraphie und Analyse des

Abb. 9.6. Urtikarieller Dermographismus bei einem Erwachsenen mit Mastozytose. Die langgestreckte Quaddel weist eine unregelmäßige Begrenzung auf, die dadurch zustande kommt, daß an Stellen mit größerem Mastzellgehalt eine verstärkte Quaddelbildung erfolgt

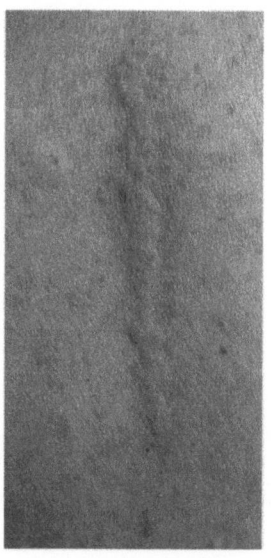

Urins auf Histaminmetaboliten können je nach Symptomatik durchgeführt werden.

9.8
Therapie

Die Therapie kann nur symptomatisch sein und richtet sich nach dem Beschwerdebild der Patienten.

Bei Juckreiz und anderen Symptomen, die durch H_1-Blocker beeinflußt werden können (CZARNETZKI 1983), empfehlen sich ein neueres nichtsedierendes Antihistaminikum wie Cetirizin 10 mg oder ein Antihistaminikum mit stärker sedierender Wirkung zur abendlichen Einnahme wie Hydroxyzin 25 mg. Bei Flushsymptomatik kann Acetylsalicylsäure in einer Dosis von 500–1500 mg wirksam sein.

Gastrointestinale Beschwerden können bei erhöhter Magensäure mit einem H_2-Blocker und bei Durchfall oder Bauchkrämpfen mit Dinatrium-Cromoglykat (z. B. Colimmune) gebessert werden (CZARNETZKI u. BEHRENDT 1981). Die wirksame Dosis von Cimetidin ist 200–800 mg/Tag, als Nebenwirkung können u. a. Brady- und Tachykardien auftreten. Dinatrium-Cromoglykat (z. B. Colimmune), von dem im Magendarmtrakt nur 1–2% resorbiert werden, ist bei Kindern in einer Dosis bis 400 mg/Tag gut wirksam; allerdings kann es zu einer Obstipation kommen, und das Präparat ist als Dauertherapie kostenintensiv.

Therapeutische Möglichkeiten bei Mastozytosen
H_1-Blocker,
ASS,
H_2-Blocker,
Dinatrium-Cromoglykat,
PUVA, auch lokalisierte Anwendung,
fluorierte Kortikosteroide unter Okklusivverbänden,
Interferon α, UV-A_1.

Umschriebene Mastozytomherde, die Beschwerden machen, z. B. an den Fußsohlen, aber auch diffuse Formen der Mastozytosen sind einer Behandlung mit PUVA zugänglich. Pruritus und Quaddelbildung werden günstig beeinflußt, die Herde können sich bereits nach mehrwöchiger Bestrahlung zurückbilden; nach ungefähr einem Jahr sind jedoch Rezidive zu erwarten (CZARNETZKI et al. 1985; KOLDE et al. 1984). Auch unter lokaler Okklusivbehandlung mit starken Kortikosteroiden, z. B. Clobetasol, verschwinden Mastozytome (TAYLOR et al. 1993), rezidivieren aber ebenfalls innerhalb eines Jahres. Eine Behandlung mit Interferon α führt bei benignen Mastozytosen zu einer meist vorübergehenden Besserung; bei aggressiven Verlaufsformen sind aber auch vereinzelt eindrucksvolle Remissionen beobachtet worden (KLUIN-NELEMANS et al. 1993; CZARNETZKI et al. 1994; KOLDE et al. 1995): Auch eine Behandlung mit UV-A_1 soll nach ersten Berichten gut wirksam sein (STEGE et al. 1995).

9.9
Prognose

Von wenigen Ausnahmen abgesehen ist die Mastozytose eine benigne Proliferation von Mastzellen (z. B. ist von Hunden mit einer Mastozytose bekannt, daß sie ein normales oder sogar höheres Lebensalter erreichen). Bei der kindlichen Form verliert sich der Stimulus zur Mastzellvermehrung in der Mehrzahl der Fälle, und die Hautherde bestehen nur selten über die Pubertät hinaus. Im Gegensatz dazu tritt eine spontane Rückbildung nur selten ein, wenn die Erkrankung nach der Pubertät beginnt, und auch bei Kindern findet man sie um so weniger wahrscheinlich, je später nach der Geburt die Erkrankung einsetzt. Eine spontane Regression kann auch noch bei systemischem Befall auftreten.

Bei Erwachsenen mit systemischer Erkrankung ohne Hautbeteiligung soll nach älteren Schätzungen ein Drittel eine maligne Mastozytose oder eine andere maligne Erkrankung des retikuloendothelialen Systems entwickeln (LENNERT u. TARWARESCH 1979). Nach neueren Daten und eigenen Beobachtungen sind diese Fälle bei Patienten mit Hautbefall sehr selten (METCALFE 1991). Lebensbedrohlich können allerdings ein kardiovaskulärer Schock nach massiver Mastzelldegranulation oder ein peptisches Ulkus sein; diese Komplika-

Tabelle 9.4. Gefährdung der Mastozytosepatienten durch unspezifische Mastzelldegranulatoren

Unspezifische Mastzelldegranulatoren	Vorsicht bei
Hitze, Kälte Mechanische Reize Alkohol	Temperaturwechsel (Bäder) Massagen
Insekten- und Schlangengifte	Bienen- und Wespengifthyposensibilisierung
Bakterielle Toxine oder Polypeptide in Nahrungsmitteln	Fische, Garnelen, Hummer
Medikamente	Curare (Narkosen) Röntgenkontrastmittel Dextrane (Volumenersatzmittel) Morphin Codein (oft in Hustensaft) Chymotrypsin (Enzympräparate) Polymyxin B Parathormon (Funktionsdiagnostik) Somatostatin (Hämostyptikum)

tionen wurden bei 4 – 7% der an systemischer Mastozytose Erkrankten beobachtet.

Die Eltern und/oder die Patienten müssen in Hinblick auf die Faktoren, die zu einer plötzlichen, massiven Freisetzung von Mastzellmediatoren führen können (Tabelle 9.4), aufgeklärt werden. Die Freisetzung von Mastzellmediatoren durch bestimmte Medikamente ist bei Verschreibungen zu berücksichtigen; anaphylaktoide Reaktionen während der Allgemeinanästhesie sowie nach Gabe von Röntgenkontrastmittel, Opiaten, Volumenersatzmitteln oder nach Peptidhormonen gefährden den an Mastozytose Erkrankten in besonderer Weise. Wenn diese Medikamente nicht vermieden werden können, sollte eine prophylaktische Behandlung mit H_1-Blockern und Kortikosteroiden eingeleitet werden. Besonders gefährdete Patienten sollten z. B. ein Adrenalin Medihaler Dosier-Aerosol bei sich tragen (oder ein Notfallset aus Antihistaminikum, Kortikosteroid und Adrenalinspray). Nach neueren Erfahrungen wird auch eine mit Vorsicht durchgeführte Schnellhyposensibilisierung bei Insektengiftallergikern gut vertragen.

Literatur

Czarnetzki BM (1983) A double-blind cross-over study of the effect of ketotifen in urticaria pigmentosa. Dermatologica 166: 44 – 47

Czarnetzki BM (1986) Urticaria. Springer, Berlin Heidelberg New York Tokyo

Czarnetzki BM, Algermissen B, Jeep S, Haas N, Nürnberg W, Müller K, Kropp J-D (1994) Interferon treatment of patients with chronic urticaria and mastocytosis. J Am Acad Dermatol 30: 500 – 501

Czarnetzki BM, Behrendt H (1981) Urticaria pigmentosa: Clinical picture and response to oral disodiumcromoglycate. Br J Dermatol 105: 563 – 568

Czarnetzki BM, Kolde G, Schoemann A, Urbanitz S, Urbanitz D (1988) Bone marrow findings in adult patients with urticaria pigmentosa. J Am Acad Dermatol 18: 45 – 51

Czarnetzki BM, Rosenbach T, Kolde G, Frosch PJ (1985) Phototherapy of urticaria pigmentosa: clinical response and changes of cutaneous reactivity, histamine and chemotactic leukotrienes. Arch Derm Res 255: 105 – 113

Hamann K, Haas N, Grabbe J, Czarnetzki BM (1995) Expression of stem cell factor in cutaneous mastocytosis. Br J Dermatol 133: 203 – 208

Haas N, Hamann K, Grabbe J, Algermissen B, Czarnetzki BM (1994) Phenotypic evaluation of skin lesions in urticaria pigmentosa and mastocytosis. Arch Dermatol Res 286: 380 – 385

Kluin-Nelemans HC, Jansen JH, Breukelman H, Wolthers BG, Kluin PM, Kroon HM, Willemze R (1993) Response of interferon α-2b in a patient with systemic mastocytosis. N Engl J Med 326: 619 – 623

Kolde G, Frosch PJ, Czarnetzki BM (1984) Response of cutaneous mast cells to PUVA in patients with urticaria pigmentosa. Histomorphometric, ultrastructural and biochemical investigations. J Invest Dermatol 83: 175 – 178

Kolde G, Sunderkötter C, Luger TA (1995) Treatment of urticaria pigmentosa using interferon alpha. Br J Dermatol 133: 91 – 94

Langer K, Wolff K (1990) Das klinische Spektrum der Mastozytosen. Hautarzt 41: 188 – 195

Lennert K, Parwaresch MR (1979) Mast cells and mast cell neoplasia. Histopathology 3: 339

Metcalfe DD (1991) Classification and diagnosis of mastocytosis; current status. J Invest Dermatol 96: 2S – 4S

Stege H, Schöpf E, Krutmann J (in press) High-dose UVA1 therapy in the treatment of patients with urticaria pigmentosa. J Invest Dermatol (Abstract)

Taylor G, Wojnarowska F, Chia Y, Kennedy C (1993) Treatment of urticaria pigmentosa by corticosteroids applied under a hydrocolloid dressing. Eur J Dermatol 3: 276 – 278

Travis WD, Li CY, Bergstrahl EJ, Yam LT, Swee RG (1988) Systemic mast cell disease, analysis of 58 cases and literature review. Medicine 67: 345 – 368

10 Diagnostik der Urtikaria

T. ZUBERBIER und B. M. HENZ

10.1 Praktische Vorgehensweise

Die Diagnostik der Ursachen einer Urtikaria ist von Ärzten oft gefürchtet, weil sie als zeitaufwendig, unergiebig und entsprechend frustrierend angesehen wird. Die hier aufgeführten allgemeinen Grundlagen (s. unten) sollen dazu dienen, den Prozeß der Diagnosestellung einfach, logisch und ergiebig zu gestalten. Die spezielle Diagnostik bei Sonderformen der Urtikaria wird in den einzelnen Kapiteln des Buches jeweils gesondert und ausführlicher behandelt.

Diagnostisches Vorgehen bei Patienten mit Urtikaria

A. Basisdiagnostik:
   1. Anamnese (Fragebogen, s. Anhang A),
   2. Körperliche Untersuchung, Befund,
   3. Routinelabor (Blutbild, Differentialblutbild),
   4. evtl. Tagebuch.
B. Bestätigung der Verdachtsdiagnose durch
   1. Provokationstestungen:
      a) Physikalische Testungen (Druck, Kälte etc.),
      b) Körperliche Übungen (cholinergische Urtikaria),
      c) Orale, inhalative Provokation,
      d) Hauttestungen (Prick-, Intrakutantest);
   2. Weitere Laboruntersuchungen *je nach Verdacht:*
      a) Mikrobiologische Kulturen (Infektionen),
      b) Serologie (Virus-, Bakterien-, Parasitenantikörper),
      c) Leberenzyme,
      d) Autoantikörper, evtl. Kryoglobuline,
      e) Komplement + C1-INH Spiegel,
      f) RAST + Gesamt-IgE,
      g) Proteinelektrophorese,

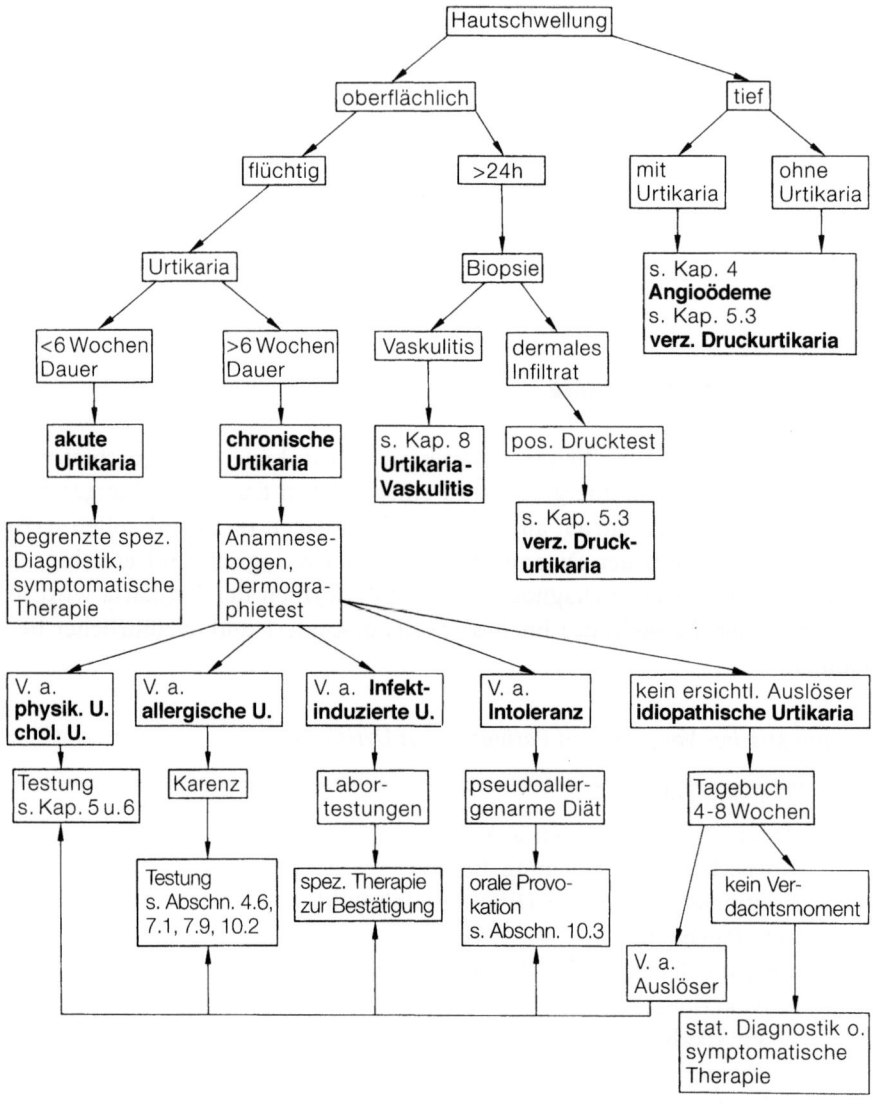

Abb. 10.1. Flußdiagramm als Hilfestellung zum diagnostischen Vorgehen bei Verdacht auf Urtikaria

    h) Stuhluntersuchungen auf Candida, Wurmeier;
    i) Gastroskopie (Helicobacter)
3. Haut- und Knochenmarkbiopsien (Vaskulitis, Mastozytose);
4. Röntgenuntersuchung (Lunge, Nasennebenhöhlen);
5. Sonographie des Oberbauchs und der Lymphknotenstationen.

C. Indirekte Diagnose durch
1. Vermeidung des potentiellen Auslösers,
2. Therapeutische Elimination des Auslösers (s. Anhang D).

Als erster Schritt zur Diagnose einer Urtikaria muß festgestellt werden, ob es sich in der Tat um Quaddeln handelt. Dies kann durch einige wenige Fragen bezüglich der Form der Herde, ihrer Verteilung, ihrer Dauer und der begleitenden lokalen und systemischen Symptome wie dem Juckreiz verifiziert werden. Falls der Patient vorweisbare Herde hat, erleichtert dies die Diagnose. Ein Dermographietest zum Ausschluß einer häufig mit anderen Urtikariaformen assoziierten Urticaria factitia kann gleichzeitig erfolgen. Der gesamte Prozeß sollte innerhalb von 2-3 min abgeschlossen sein.

Darauf folgend sollte eine eingehendere Anamnese zur Eingrenzung der Ursachen erfolgen. Da dies mindestens 15 min erfordert, kann dem Patienten ein ausführlicher Fragebogen und eine Liste möglicher Auslöser einer Urtikaria (s. Anhang) vorgelegt werden. Alternativ müssen die unten aufgeführten Punkte mit dem Patienten durchgesprochen werden (vgl. folgende Übersicht).

Aspekte, die bei einer gründlichen Anamnese erfragt werden sollten und die der Einfachheit halber in einem Fragebogen erfaßt werden können (s. Anhang)

1. Frequenz und Dauer der Urtikaria
2. Abhängigkeit von der Tageszeit,
3. Form, Größe und Verteilung der Quaddeln,
4. Assoziierte Angioödeme,
5. Assoziierte subjektive Empfindungen,
6. Familienanamnese bzgl. Urtikaria, Atopie,
7. Frühere oder z. Z. bestehende Allergien, Infektionen, internistische Probleme oder andere mögliche Auslöser,
8. Auslösung durch physikalische Reize,
9. Arzneimitteleinnahme (einschl. Injektionen, Immunisierungen und „Hausmittel"),
10. Nahrungsmittelunverträglichkeiten,
11. Rauchgewohnheiten,
12. Berufliche Tätigkeiten,
13. Freizeitbeschäftigung,
14. Bezug zu Wochenenden, Ferien, Auslandsreisen,
15. Chirurgische oder andere Implantate,
16. Reaktionen auf Insektenstiche,
17. Zusammenhang mit dem weiblichen Zyklus,
18. Ansprechen auf bisherige therapeutische Maßnahmen.

Tabelle 10.1. Zusammengefaßte Ergebnisse der Laboruntersuchungen und Labortests zweier größerer Patientenkollektive mit akuter und chronischer Urtikaria

Ergebnis	Vorkommen [%]
Sinusitis und Tonsillitis	15–17
Zahnentzündung	3–16
Candida im Stuhl	9
Urinveränderungen	3,5
Kryoglobuline	3
Campylobacter pylori	1–2
↑ BSG	1
↑ ANA	1
↓ C3 + C4	1
Eosinophilie	0–2
Wurmeier und Parasiten im Stuhl	0–1
Rheumafaktor (≥1:10)	0

Wenn sich durch die Anamnese der Verdacht auf eine Sonderform der Urtikaria erhärtet hat, sollten die entsprechenden Provokationstestungen durchgeführt werden (s. oben) wie sie weiter unten bzw. in den einzelnen Kapiteln genauer beschrieben sind. Das gleiche gilt für gezielte, einzelnen Verdachtsmomenten folgende Untersuchungen, die allerdings nur bei maximal 20% der Patienten ein positives Resultat ergeben. Die routinemäßige Bestimmung einer Standardserie von Laborparametern ist nicht lohnend und unökonomisch (Tabelle 10.1), zumal die positiven Ergebnisse nicht unbedingt für die Urtikaria verantwortlich waren.

Als weitere, ambulant durchzuführende Maßnahme kann der Patient angeleitet werden, ein Tagebuch zu führen (s. Anhang). Die Aufzeichnungen bringen oft zusätzliche Informationen und Hinweise auf eine mögliche Ursache, zumal der Patient durch die Erhebung der Anamnese bezüglich potentieller Auslöser geschult worden ist. Bei Verdacht auf Medikamentenallergie oder Intoleranz sollte das entsprechende Präparat weggelassen und, falls nötig, durch ein alternatives Medikament aus einer anderen Substanzklasse ersetzt werden. Klingt die Urtikaria dann ab, so ist die Diagnose erhärtet. Eine Reexposition mit dem verdächtigten Medikament ist in den meisten Fällen nicht erforderlich und gefährdet den Patienten unnötigerweise. Die gleichen Prinzipien gelten bei einem Verdacht auf Nahrungsmittelallergie oder Intoleranz. Selbst wenn solch ein Verdacht gering ist, lohnt sich ein Versuch mit pseudoallergenarmer Diät (s. Kap. 11), weil erfahrungsgemäß über 70% der Patienten hierdurch symptomfrei werden.

Orale oder systemische Provokationstestungen sollten in der Regel nur unter stationären Bedingungen und nach Anlegen eines intravenösen Zugangs durchgeführt werden. Dies gilt insbesondere für Arzneimittelexpositionen. Der Patient sollte allerdings vorher symptomfrei sein. Dies ist bei einer chronisch rezidivierenden Urtikaria selbst unter stationären Bedingungen nicht immer zu erreichen. Aber auch in dieser Situation kann man exponieren und den Pa-

Tabelle 10.2. Untersuchungen, die je nach Verdachtsmoment zusätzlich zu Blutbild, Differentialblutbild und BSG durchgeführt werden sollten. (BB & Diff. = Gesamt- und Differentialblutbild)

Typ-I-Allergie	Infektionen	Infestationen
Hautteste	Kulturen	BB & Diff.
Gesamt-IgE	Serologie	Gesamt-IgE
Spezielles IgE	(Mononukleosetest)	Stuhl auf Wurmeier/
BB & Diff.	Leberenzyme	Parasiten
Auslaßversuche	Oberbauchsonographie	Serologie
(Diät, Medikamente)	Nasennebenhöhlen-	Oberbauchsono-
Provokationen	untersuchung	gramm
	Zahnstatus	
	Gastroskopie	
Maligne Erkrankungen	**Autoimmunerkrankungen**	**Hormonelle Störungen**
CH 50	(s. a. Kap. 8)	T3, T4
C3, C4, C1q	Rheumafaktoren	Schilddrüsen-AK
C1-INH	Antinukleäre AK	Ca, P
Proteinelektrophorese	zirkulierende Immun-	
CEA	komplexe	
Röntgenuntersuchungen	Anti-IgE	
Sonogramm	CH 50	
Knochenmarkbiopsie	C3, C4	
	Immunhistologie	

tienten bezüglich einer Verschlechterung seiner Symptome beobachten, da es sich um einen aggravierenden Faktor bei bestehender Grundsymptomatik handeln kann (Intoleranzprovokation n. WÜTHRICH 1983).

Eine stationäre Aufnahme hat den zusätzlichen Vorteil, daß der Patient außerhalb der gewohnten Umgebung getestet wird und damit evtl. mit den die Urtikaria gewöhnlich auslösenden Reizen nicht in Kontakt kommt. Bei allen Patienten mit Verdacht auf durch Nahrungsmittel ausgelöste Urtikaria lohnt es sich, zu Beginn des Krankenhausaufenthaltes eine Minimaldiät aus Kartoffeln, Reis und Wasser zu verordnen. Nach 3 Tagen kann man eine pseudoallergenarme Diät (s. Kap. 11 und Anhang D) bzw. eine Auslaßdiät verordnen, um so die verdächtigten Auslöser zu vermeiden.

10.2
Allergiediagnostik

10.2.1
Allgemeines

Wenn sich aufgrund der Anamnese der Verdacht auf eine allergische Ursache der Urtikaria ergibt, sollten je nach verdächtiger Substanz zusätzliche Unter-

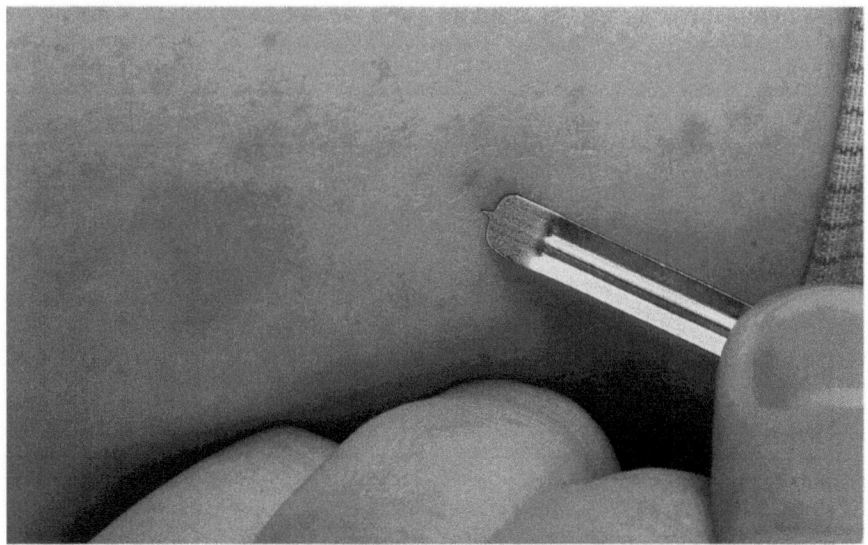

Abb. 10.2. Pricktestung mit positiver Reaktion auf einen Walnußextrakt (*links*) und 2 negativen Reaktionen (*rechts*). Die Lanzette wird durch einen Tropfen der Testsubstanz in die Haut gedrückt

suchungen folgen. In-vivo-Provokationen sind nach heutigen Erkenntnissen die aussagekräftigsten Testungen bei der Ursachensuche von Typ-I-Allergien, und bei Pseudoallergien ist es die einzige Möglichkeit (s. Abschn. 10.2.3). Dabei wird vorzugsweise der gleiche Zufuhrweg gewählt, über den der vermutete Auslöser in den Körper gelangt ist. Zuvor erfolgen bei Verdacht auf Typ-I-Allergie Hauttestungen zur orientierenden Allergensuche. Diese sind jedoch nicht geeignet für Pseudoallergien (s. Abschn. 10.2.3). Echte Allergien spielen u. a. bei chronisch intermittierender Urtikaria eine Rolle; bei chronisch kontinuierlicher Urtikaria und akuter Urtikaria sind sie dagegen von untergeordneter Bedeutung.

10.2.2
Hauttestungen bei Typ-I-Allergien

Zur Testung mastzellabhängiger Typ-I-allergischer Urtikaria gibt es 5 mögliche Hauttestmethoden.

Wegen seiner Einfachheit ist der *Pricktest* sehr gebräuchlich. Für die Testung wird ein Tropfen des Allergenextrakts auf die Haut gegeben und mit einer Lanzette im 45–90° Winkel zentral 1 mm tief durch die Epidermis gedrückt, ohne daß ein Blutstropfen austritt. Dadurch penetrieren ungefähr 3 µl der Lösung in die Haut (Abb. 10.2).

Diagnostik der Urtikaria

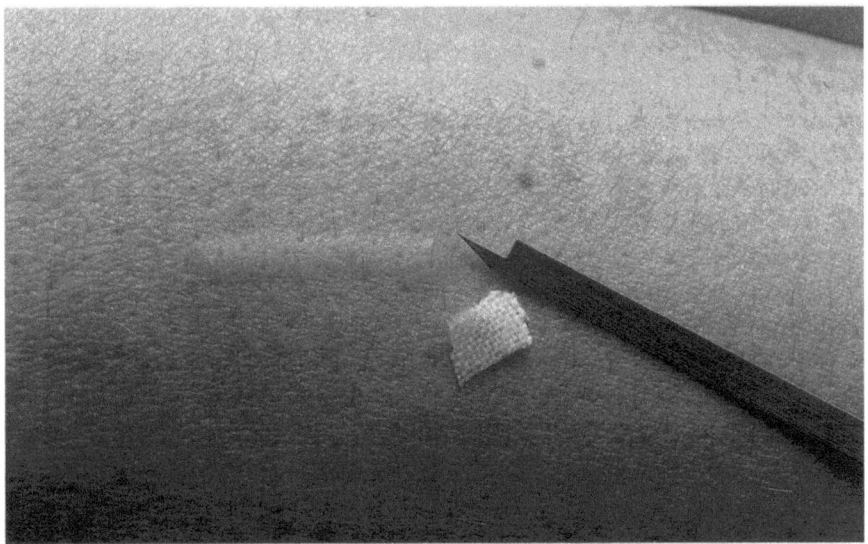

Abb. 10.3. Scratchtest mit Quaddelreaktion auf Histamin. Mit der Lanzette wurde die Haut zunächst linear angeritzt. Danach wurde die Testlösung auf die Haut aufgetragen

Bei der *Scratchtestung* wird die Haut mit einer Lanzette oder einer Nadel längs eingeritzt (Abb. 10.3) oder eine Fläche von ungefähr 1 cm^2 wird aufgerauht. Danach wird ein Tropfen des Allergenextraktes oder Nativmaterial auf diese Stelle gegeben.

Beim *Intrakutantest* werden 20 µl der Extraktlösung in einer Tuberkulinspritze mit einer feinen Kanüle (30 G) langsam intradermal gespritzt.

Der *Reibetest* wird in besonderen Fällen vor Durchführung der anderen Tests als Sicherheitsmaßnahme bei Verdacht auf eine hochgradige Sensibilisierung praktiziert. Er kann auch wie der Prick- und Scratchtest mit Nativmaterial durchgeführt werden. Alle Testungen werden gewöhnlich aus Sicherheitsgründen am Unter- oder Oberarm durchgeführt, weil man bei schweren Reaktionen hier noch mit einem Tourniquet abbinden kann. Falls Testungen am viel sensibleren Rücken durchgeführt werden, sollten die Testsubstanzen zur Sicherheit erst mit einem Pricktest am Arm vorgetestet werden. Der Abstand zwischen den einzelnen Teststellen sollte mindestens 3 cm, vorzugsweise 5 cm betragen, um falsch-positive Mitreaktionen zu verhindern bzw. bei starken Einzelreaktionen eine exakte Ablesung zu ermöglichen.

Bei allen Testungen sollten als Nativkontrolle die Trägerflüssigkeit für das Allergen und als Positivkontrolle eine Histaminlösung (0,01%ig für den Intrakutantest und 0,1%ig für den Pricktest, bzw. jeweils 1:10000 und 1:1000) mitgetestet werden.

Die Ablesung der Resultate erfolgt nach 15–20 min und nochmals nach 6–8 h zur Erfassung IgE-vermittelter Spätreaktionen. Die normale Histaminquaddel sollte im Durchmesser 4–6 mm im Pricktest und 12–16 mm im Intrakutantest betragen. Die Allergenquaddeln werden nach der Histaminquaddel quantifiziert, und zwar z. B. als 2+, wenn sie gleichgroß sind, als 3+, wenn sie größer sind, als 1+, wenn sie ungefähr halb so groß wie die Histaminquaddel sind, und als 4+ bei sehr großen Quaddeln oder Pseudopodien. Genauere Quantifizierungen erfolgen durch planimetrische Auswertungen oder indem man das Produkt der Messungen der beiden Durchmesser im rechten Winkel errechnet und durch 2 teilt.

Der *Epikutantest* wird ausschließlich bei Verdacht auf eine Kontakturtikaria durchgeführt (s. Kap. 7), evtl. in Ergänzung zum Pricktest). Er wird mit den Testpflastern wie beim Kontaktekzem üblich durchgeführt; die Ablesung erfolgt jedoch schon nach 20–60 min und dann wieder nach 8 h zur Erfassung von verzögerten urtikariellen Reaktionen (vgl. Kap. 7).

Da die intakte Haut gegenüber vielen Substanzen nicht gut durchlässig ist, kann man die Penetration des Allergens durch Einreiben mit einem festen Gegenstand fördern (Reibtest). Die Urticae erscheinen bevorzugt um die Haarfollikel, weil dort die Penetration am besten ist. Die Ablesung erfolgt nach 20 min. Der Test ist 10 000mal weniger empfindlich als der Intrakutantest, während Prick- und Scratchtest nur noch 100mal weniger sensitiv sind.

Es gibt nur wenige Kontraindikationen gegen Hauttestungen (s. unten). Zudem sollte man beachten, daß die Reaktivität der Haut durch viele Faktoren beeinflußt wird (s. unten). Besonders wichtig ist das Absetzen von H_1-Antihistaminika wenigstens 2 bis 3 Tage vor der Testung bei den gewöhnlichen Präparaten und mehrere Wochen bei langwirkenden Präparaten wie Astemizol. Für Sympathomimetika reicht dagegen eine Karenz von nur einem Tag. Beruhigungsmittel, trizyklische Antidepressiva und Neuroleptika mit H_1-rezeptorblockierender Aktivität unterdrücken ebenfalls die Quaddelreaktionen. Dagegen sind Kortikosteroide in niedrigen Dosen (bis zu 40 mg) und nach einwöchiger Therapie keine Kontraindikation zur Testung. Genauere Daten für höhere Dosen und längere Therapie stehen nicht zur Verfügung. Viele andere antiallergische oder antientzündliche Arzneimittel wie Natriumcromoglykat, Theophyllin oder Aspirin und auch H_2-Blocker haben keinen Einfluß auf die Testung. Hauttestungen können auch problemlos im Kindesalter durchgeführt werden.

Kontraindikationen gegen Hauttestungen (in Klammern: mögliche Ausnahmen)

- Schwere Systemerkrankungen wie Pneumonie, dekompensierte Herzinsuffizienz
- Schwangerschaft (relative Kontraindikation),

- Thrombozytopenie, evtl. für Intrakutantest,
- Gerinnungsdefekte, evtl. für Intrakutantest (nicht eine Kumarinbehandlung),
- Akute allergische Symptome (nicht bei Inhalationsallergien),
- Impetigo,
- Ausgedehnte Hautentzündungen.

Faktoren, welche die Reaktionen von Prick-, Scratch- und Intrakutantesten beeinflussen (↑ positive und ↓ negative Beeinflussung)

- Menge des Allergens,
- Reaktivität der Mastzellen,
- Reaktivität des Zielgewebes,
- Tiefe der Injektion,
- Körperregion (↑ am oberen Rücken),
- Tageszeit (↑ am Abend),
- Menstruationszyklus (↑ vor Menses),
- Alter (↑ im 3. Lebensjahrzehnt),
- Begleiterkrankungen
  (↑ bei Urticaria factitia, ↓ bei Ichthyosis + atopischem Ekzem),
- Immuntherapie (↓),
- Refraktärphase nach Quaddelreaktion oder Anaphylaxie (↓),
- H_1-Antihistaminika (↓),
- Psychopharmaka mit H_1-Blockeraktivität (↓),
- Sympathomimetika (↓).

Bei 2–8% der Pollen- und Hausstauballergiker sind die Hautteste positiv, aber die Patienten haben keine entsprechenden Symptome. Das Allergen ist somit klinisch nicht relevant. Diese Patienten können zu einem späteren Zeitpunkt doch noch Symptome entwickeln. Dies wird häufig bei Allergenen beobachtet, die chemisch nahe verwandt sind und immunologisch kreuzreagieren. Nach Induktion einer Toleranz, wie sie z. B. bei Kindern mit Milchallergie nach 2 bis 3 Jahren häufig beobachtet wird, bleiben die Hautteste weiterhin positiv.

Falsch-positive Testresultate werden auch durch vasoaktive Amine, Histaminliberatoren oder toxische Substanzen verursacht, die in Insekten- oder Pflanzenextrakten, aber auch in Lebensmittelextrakten und Medikamenten vorkommen können. Diese Substanzen können auch ansonsten subklinische Reaktionen verstärken. Eine gleichzeitig bestehende Urticaria factitia ist eine weitere Ursache für falsch-positive Reaktionen.

Falsch-negative Testresultate entstehen am häufigsten durch inkorrekte Applikation des Allergens oder durch unbeachtete Einnahmen von Antihistaminika durch den Patienten. Weitere Ursachen sind ein mangelnder Gehalt an für den Patienten relevanten Allergenen in dem Testextrakt. Generell sind Allergenextrakte nach Verdünnung nur von begrenzter Haltbarkeit; insbesondere solche aus Früchten und Gemüse zeigen eine hohe Instabilität. Eine Erhöhung des stabilisierenden Glyzerinzusatzes ist dagegen problematisch, weil es dann zu mehr falsch-positiven Reaktionen kommt. Es ist empfehlenswert, bei Verdacht auf eine falsch-negative Reaktion die frische Substanz im Reibe- oder Scratchtest direkt auf die Haut zu bringen. Dabei ist ein negativer Test immer noch nicht stichhaltig, weil einige Allergene sich erst im Körper durch Einfluß von pH-Änderungen oder Enzymen bilden. Als letzten möglichen Grund für eine falsch-negative Reaktion sei noch die Refraktärphase nach starken, generalisierten Quaddelreaktionen und nach einer Anaphylaxie erwähnt, wie sie z. B. nach massiven Insektenstichreaktionen beobachtet wird. Man sollte in diesem Fall 2 bis 3 Wochen mit den Testungen warten. Testungen an der gleichen Stelle in wöchentlichen Abständen sind dagegen problemlos.

10.2.3
Provokationstestungen bei Typ-I-Allergien

Wegen der Einschränkungen im Einsatz und in der Zuverlässigkeit der Hauttestungen sind orale oder parenterale Provokationen in der Diagnostik der Urtikaria of unumgänglich, wobei die üblichen Vorsichtsmaßnahmen beachtet werden müssen. Verdächtige Arzneimittel müssen bei klaren anamnestischen Hinweisen nicht notwendigerweise getestet werden. Eine Exposition mit Alternativsubstanzen ist jedoch bei Unverträglichkeit von Lokalanästhetika, Schmerzmitteln oder Antibiotika auf dem entsprechenden Expositionsweg häufiger indiziert.

Orale Provokationen mit Nahrungsmitteln können selbst bei kleinen Kindern durchgeführt werden. Je nach Anamnese werden die Substanzen roh oder gekocht für die einfach blinde Testung möglichst verdeckt gegeben, um dem Patienten durch Geschmack oder Aussehen keine Hinweise auf die Natur der Testsubstanz zu geben. Eventuell kann auch die natürliche Expositionsmethode nachgeahmt werden, z. B. durch Gabe zusammen mit alkoholischen Getränken. Dabei kann noch immer die Menge des verzehrten Allergens eine Rolle spielen, so daß bisweilen nach dem im folgenden aufgeführten Programm verfahren werden muß.

Provokationsdiät mit Stufenplan bei Verdacht auf Typ-I-Allergie

Stufe 1 *Milch und Eier:*
Käse, Joghurt, Quark, Milch, Eier, Butter, Salz, Zwiebeln.
Keine Früchte!

Stufe 2 *Kohlenhydrate und Früchte:*
Brot, Backwaren, Pudding, Honig, Marmelade,
Fruchtsäfte, Tomaten, Sellerie, frische Früchte.
Stufe 3 *Fleisch und Wurst:*
Speck, Rindfleisch, Schweinefleisch, Hühnerfleisch.
Keine Wurst- oder Fleischkonserven.
Stufe 4 *Fisch und Krustentiere:*
Tomaten, Fischkonserven, Sardinen, gekochter oder gebratener Fisch, eingelegte Heringe, Krabben.
Stufe 5 *Vollständige Exposition:*
Normales Frühstück und Abendessen.
Mittags: Ochsenschwanzsuppe, Garnelen mit Mayonnaise, Fleisch mit Soße, Kartoffelklöße, Sauerkraut, Früchte mit Schlagsahne, Rot- oder Weißwein, Kaffee.

Man kann bei Verdacht auf Nahrungsmittelallergie ohne klare Hinweise auf die Natur des Allergens auch sequentiell nach Symptomfreiheit während einer Minimaldiät aus Kartoffeln, Reis und Wasser täglich in Stufen Provokationsmahlzeiten verabreichen, wie oben dargestellt. So kann man oft innerhalb von 1 bis 2 Wochen unter stationären Bedingungen und in enger Kooperation mit einer Diätküche die auslösende Substanz identifizieren bzw. dem Patienten die Angst vor vielen für ihn unschädlichen Nahrungsmitteln nehmen. Ein ähnliches Vorgehen ist auch ambulant bei sehr kooperativen Patienten möglich. Sie werden angewiesen, in 2- bis 3tägigen Abständen einer ansonsten blanden Diät aufbauend jeweils eine verdächtige Substanz zuzugeben, bis sie eine normale Diät zu sich nehmen können. Bei Reaktionen muß die verdächtige Substanz zunächst vermieden werden, jedoch später zur Diagnosesicherung erneut getestet werden.

Bei Kindern mit Milch- bzw. Nahrungsmittelallergie sollte wie folgt verfahren werden.

Diät bei Kleinkindern und Säuglingen mit Nahrungsmittelallergien

1. Anamnese, Tagebuch während 2 Wochen;
2. Elimination von verdächtigen Substanzen;
3. Karenzdiät:
   ≤3 Monate: Muttermilch, Kaseinhydrolysat;
   3 – 6 Monate: + Reis, Getreide;
   6 – 24 Monate: + Vitamine, Möhren, Apfelmus, Birnen, Kürbis, Lamm.
4. Normale Diät, mit Zugabe neuer Nahrungsmittel in Abständen von 4 Tagen.

Allerdings muß sichergestellt werden, daß die Nahrungsmittelunverträglichkeit nicht durch organische Leiden wie Pylorusstenose zu erklären ist. Bei

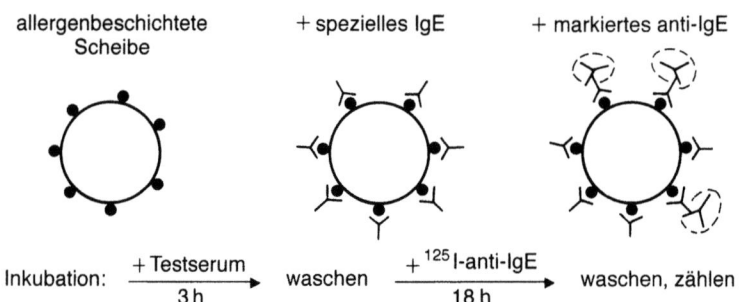

Abb. 10.4. Schematische Darstellung der RAST-Methode

hohem Atopierisiko empfiehlt sich das Meiden von Kuhmilch während der Stillzeit. Die Kinder sollten während der ersten 6 Monate mit Muttermilch oder Kaseinhydrolysaten ernährt werden, und erst nach dem 6. Monat kann feste Nahrung zugefüttert werden. Zitrusfrüchte und Weizen sind bis zum Ende des ersten Lebensjahres zu vermeiden; Eier, Nüsse und Fisch bis zum Ende des 2. Lebensjahres.

10.2.4
Laboruntersuchungen bei Typ-I-Allergien

Die Untersuchung des Gesamt-IgE-Spiegels im Serum bietet eine Orientierungshilfe bei der Diagnostik von Typ-I-Allergien. Erhöhungen weisen auf eine atopische Disposition oder einen Parasitenbefall hin, insbesondere bei Verdacht auf Typ-I-Nahrungsmittelallergien hat das Gesamt-IgE eine Bedeutung als Suchtest, mit einer Sensitivität von >90%. Die Bestimmung des für einzelne Allergene spezifischen IgE ist dagegen nur wertvoll, wenn keine Hauttestungen durchgeführt werden können und/oder wenn die Resultate mit der klinischen Anamnese nicht übereinstimmen. Die Prinzipien des ursprünglichen RAST-Testes sind in Abb. 10.4 dargestellt. Gebräuchlich sind heute meist Modifikationen des Testes, bei denen z. B. der Umgang mit Radionukliden vermieden wird. Die Aussagekraft bleibt jedoch gleich.

Nachteilig sind die hohen Kosten dieser Tests und die begrenzte Anzahl der Allergene, die untersucht werden kann. Weiterhin gelten die gleichen Einschränkungen hinsichtlich Stabilität der Allergene wie beim Pricktest. So kann auch die Bestimmung des spezifischen IgE auf Obst und Gemüse nicht empfohlen werden. Von einigen kommerziellen Labors werden auch Bestimmungen von IgG gegen eine breite Palette von Nahrungsmittelallergenen angeboten. Da der Körper gegen viele Nahrungsmittel ohnehin IgG-Antikörper bildet, die keine pathologische Bedeutung haben, sind diese Untersuchungen unseriös und führen nur zur Verunsicherung der Patienten. Ebenfalls als unseriös einzustufen ist der sog. zytotoxische Test.

Diagnostisch zuverlässig, aber aufwendiger sind In-vitro-Untersuchungen der Histaminfreisetzung aus Blutbasophilen unter Zugabe fraglicher Allergene. Nur wenig durchgesetzt hat sich auch die in vitro nach Allergenzugabe durchgeführte Basophilenzählung im Blut (Basophilendegranulationstest). Der Lymphozytentransformationstest ist nicht zuverlässig bei der Diagnose von urtikariellen Arzneimittelreaktionen.

10.3
Diagnostik der Intoleranzreaktionen

Pseudoallergische Intoleranzreaktionen sind ein häufiger Auslöser der chronischen Urtikaria und der arzneimittelbedingten Urtikaria. Wie bei anderen Unverträglichkeitsformen steht auch hier an erster Stelle die Anamnese. Bei heftigen oder akuten Reaktionen läßt sich häufiger der Auslöser, z. B. ein Analgetikum, eruieren. Schwierig ist die Anamnese bei verzögerter Reaktion und insbesondere bei den chronischen Krankheitsformen. Untersuchungen an Patienten mit chronisch rezidivierender Urtikaria zeigten beispielsweise nur eine sehr schwache Korrelation zwischen den anamnestischen Angaben der Patienten und im Provokationstest nachgewiesener ASS-Intoleranz. Es gibt verschiedene Gründe für die schlechte Korrelation zwischen Anamnese und den Ergebnissen der Provokationstestungen:

- Patienten können Symptome fälschlicherweise als krankheitsbezogen interpretieren.
- Die Reaktion wird nur unter bestimmten Umständen ausgelöst, z. B. bei einer Virusinfektion und gleichzeitiger Einnahme von Acetylsalicylsäure oder durch ein konservierungsstofffreies Essen in Verbindung mit Alkohol.
- Die exponierte Dosis ist zu gering. Insbesondere bei gleichzeitiger Aufnahme verschiedener Intoleranz auslösender Stoffe können sich diese in ihrer Wirkung summieren oder potenzieren. Provoziert man mit den einzelnen Stoffen, liegen sie unterhalb der Schwellendosis.
- Der Gehalt natürlich vorkommender Lebensmittelinhaltsstoffe, wie z. B. Salicylat und p-Hydroxybenzoesäure in Obst, unterliegen starken Schwankungen.
- Der Patient hat kurz zuvor reagiert und befindet sich z. Z. der Testung in der Refraktärperiode. In diesem Fall sollte die Exposition nach einigen Tagen wiederholt werden.
- Die beschriebene Bereitschaft zur Intoleranzreaktion hat sich im Laufe der Zeit verloren.

Trotz aller Schwierigkeiten ist die Anamnese sehr wichtig. Die Aussagekraft kann deutlich verbessert werden durch die Verwendung standardisierter Fra-

Tabelle 10.3. Anamnestische Angaben vom Patienten mit objektiven Zeichen einer Intoleranzreaktion

Objektive Symptome	Subjektive Symptome
Urtikaria	Kribbeln
Erythem (Gesicht und Brust betont)	Juckreiz
Angioödem	Kopfschmerz
Heiserkeit	Palpitationen
Schwellung der Nasenschleimhäute	Luftnot
Niesen	Hitzewallungen
Tränen der Augen	Transpiration
Bronchospasmus	Bauchschmerzen
Diarrhöe	Übelkeit
Fieber	Benommenheit
Synkope	Schwindel

gebögen, welche die Patienten in Ruhe zu Hause ausfüllen. Sehr hilfreich ist es auch, den Patienten über 2 bis 4 Wochen genau Tagebuch führen zu lassen. Da auch eine Kombination verschiedener Auslöser verantwortlich sein kann, sollte die Tagebuchführung möglichst genau sein. Mögliche Symptome sind in Tabelle 10.3 zusammengefaßt.

Leider stehen für Intoleranzreaktionen bisher keine sicheren Haut- oder In-vitro-Testverfahren zur Verfügung, wie es für die IgE-vermittelten Allergien der Fall ist. Die Überprüfung der anamnestisch gewonnenen Verdachtsmomente muß deshalb im Provokationstest erfolgen.

Alle Provokationstestungen sollten sicherheitshalber stationär durchgeführt werden. Medikamente sowie Stoffe, die zu akuten bzw. heftigen Reaktionen geführt haben, sollten grundsätzlich nur bei liegendem venösem Zugang und unter Bereithaltung von Notfallmedikamenten exponiert werden. Für Medikamente gilt weiterhin die Einschränkung, daß eine Exposition nur erfolgen sollte, wenn eine weitere Gabe unvermeidbar ist. In allen anderen Fällen sollte eine sog. Negativexposition mit Ausweichpräparaten erfolgen. Insbesondere bei Analgetika und Lokalanästhetika stehen Alternativpräparate in ausreichender Zahl zur Verfügung, so daß eine Reexposition mit dem verdächtigen Auslöser einer anaphylaktoiden Reaktion eine unnötige Gefährdung des Patienten wäre.

Besteht der Verdacht, daß ein Konservierungs- oder Hilfsstoff im Arzneimittel der Auslöser ist, kann es sinnvoll sein, die einzelnen Inhaltsstoffe unter den erwähnten Vorsichtsmaßnahmen zu exponieren. Neben dem Sicherheitsaspekt bietet der stationäre Aufenthalt den Vorteil, die Rahmenbedingungen standardisieren zu können. Eine wesentliche Vorbedingung für die Provokation ist die Symptomfreiheit des Patienten. Zu diesem Zweck werden Patienten mit Verdacht auf Nahrungsmittelintoleranz auf eine mindestens dreitägige Kartoffel-Reis-Diät gesetzt. Wenn die Patienten erscheinungsfrei sind, wird auf pseudoallergenarme Diät (s. Anhang D 1) umgestellt und mit den Austestungen begonnen. Pseudoallergene sind entweder Zusatzstoffe (Farbstoffe, Konservierungsstoffe, Antioxidanzien) oder natürlich vorkommende Inhaltsstoffe in Lebensmitteln (z. B. Salicylate, p-Hydroxybenzoesäure). Ein Schema zur Austestung ist unten dargestellt und umfaßt die häufigsten Auslöser von Intoleranzreaktionen in Lebensmitteln. Im Einzelfall kann es nötig sein, anamnestisch verdächtige Stoffe, z. B. Süßstoffe, der Liste hinzuzufügen.

Gemessen an Reaktionen auf pseudoallergenreiches Essen liegt die Häufigkeit von positiven Reaktionen auf Testungen mit verkapselt verabreichten Pseudoallergenen bei Patienten mit chronischer Urtikaria sehr niedrig (<20%, ZUBERBIER et al. 1995). Die Exposition einzelner Pseudoallergene in Gelatinekapseln ist deshalb nur zur Eingrenzung der Auslöser, nicht jedoch als Suchtest für mögliche Pseudoallergien zu empfehlen. Die Ursache für die niedrige Sensitivität liegt in dem Vorkommen weiterer, bisher nicht identifizierter Pseudoallergene in natürlichen Lebensmitteln (eigene Daten zur Veröffentlichung eingereicht).

Generell gilt für Provokationstestungen folgendes: Als Auslöser verdächtigte Medikamente müssen rechtzeitig vor Beginn der Testung abgesetzt werden, oder die Behandlung muß auf Ausweichpräparate einer anderen Stoffgruppe umgestellt werden.

Medikamente, welche die Provokation beeinflussen könnten, müssen ebenfalls abgesetzt werden. In erster Linie sind dies Antihistaminika und Kortikosteroide. Abhängig von der Dosis reicht meist ein Absetzen 3 Tage vor Testung aus. Bei hochdosierter länger dauernder Steroidtherapie können bis zu 3 Wochen Pause nötig sein. Eine weitere Ausnahme bildet Astemizol mit einer ausgesprochen langen Halbwertszeit. Hier sind 30 Tage Ausschwemmzeit nötig, die bei Bedarf mit einem anderen Antihistaminikum überbrückt werden können.

β-Blocker sollten vor der Testung abgesetzt werden, da sie für den Fall einer Schocksymptomatik die Wirkung von Adrenalin blockieren.

Die Ausführung des Provokationstestes sollte möglichst analog der normalen Exposition des vermuteten Stoffes erfolgen. In den meisten Fällen bedeutet dies die Durchführung eines oralen Provokationstestes. Ideal ist es, die Exposition der Stoffe in neutraler Kapselform und doppelt blind unter Placebokontrolle durchzuführen. Grundsätzlich sollte nur ein Stoff bzw. eine Stoffgruppe pro Tag exponiert werden. Kommt es zu einer Reaktion, müssen die Testungen wegen der beschriebenen Refraktärzeit für einen Tag, in Einzelfällen sogar für 2–3 Tage, ausgesetzt oder aber mit Placebo fortgeführt werden. Deshalb sollte die Substanz, die anamnestisch am meisten verdächtigt wird, zum Schluß oder vor dem Wochenende getestet werden.

Expositionsschema bekannter Pseudoallergene bei nachgewiesener nahrungsmittelbedingter Intoleranzreaktion – kein Suchtest

Die Gabe erfolgt in ungefärbten Gelatinekapseln. Die einzelnen Kapseln enthalten:

A) Farbstoffmix: Chinolingelb, Gelborange S, Azorubin, Amaranth, Erythrosin, Ponceau 4 R, Patentblau, Indigocarmin, Brillantschwarz, Eisen-III-oxid rot, echtes Cochenille, je 5 mg;
B 1) Sorbinsäure 500 mg;
B 2) Natriumbenzoat, p-Hydroxybenzoesäure, je 500 mg;
B 3) Natriummetabisulfit 50 mg;
C) Natriumnitrat 100 mg, Natriumglutamat 200 mg;
D) Placebo: Laktose;
E) Tartrazin 50 mg;
F) Salicylsäure 150 mg;
G) BHA (Butylhydroxyanisol), Propylgallat
BHT (Butylhydroxytoluol), Tocopherol je 50 mg,
– Die Kapseln werden als Sammelexposition zum Frühstück eingenommen, bei positiver Reaktion erfolgt die Gabe der Einzelkapseln (eine Gruppe täglich).
– Nach jeder positiven Reaktion wird ein Tag Pause eingelegt. Positive Reaktionen werden durch Reexposition verifiziert.
– **Hinweis:** Es bestehen weitere, bisher nicht identifizierte Pseudoallergene in natürlichen Lebensmitteln. Die Testung kann daher nicht als Suchtest eingesetzt werden.

Bei Intoleranzreaktionen auf Nahrungsmittel kann, wie auch bei Typ-I-allergischen Reaktionen, die Testung der Lebensmittel selbst nötig werden. Nach Möglichkeit sollten sogar Proben exakt derselben Lebensmittel exponiert werden, die verzehrt wurden und als Auslöser verdächtigt werden. Hierfür gibt es folgende Gründe:

- Gleiche Lebensmittel enthalten nicht unbedingt die identischen Inhaltsstoffe. In erster Linie trifft dies auf verarbeitete Lebensmittel wie Backwaren, Süßigkeiten und ähnliches zu. Die Produkte enthalten nicht nur von Hersteller zu Hersteller unterschiedliche, z. T. nicht deklarierte Zusätze, sondern auch die Zusammensetzung eines bestimmten Produktes kann sich von Charge zu Charge verändern, ohne daß der Konsument es bemerkt. Außer an Intoleranzreaktionen muß in diesem Zusammenhang auch an die IgE-vermittelten Reaktionen auf okkulte Allergene gedacht werden. Beispielsweise enthält Schokolade häufig nicht deklarierte Soja- und Erdnußprodukte, die als Typ-I-Allergene bekannt sind. Probleme gibt es jedoch auch bei Naturprodukten wie Gemüse, wo beispielsweise der Salicylatgehalt von Sorte, Reifegrad und Anbaugebiet abhängt.

Diagnostik der Urtikaria 153

- Viele Lebensmittel kann man nicht verkapseln. Die Alternative ist ein Pürieren und Gabe per Magensonde. Im Routinebetrieb ist dies häufig zu aufwendig.
- Vermutet man anamnestisch eine Kombination aus mehreren Lebensmitteln, kann es sinnvoll sein, den Patienten die Originallebensmittel besorgen zu lassen und in der beschriebenen Kombination zu exponieren. Eine Reihe von Intoleranzreaktionen wird nicht durch Einzelsubstanzen, sondern durch eine Kombination von Faktoren ausgelöst. Das bekannteste Beispiel ist die Kombination von unterschwelligen Auslösern mit alkoholischen Getränken.
- Im Fall von bronchialen Reaktionen auf Getränke sind möglicherweise in der Luft über den Getränken enthaltene, eingeatmete Moleküle der Auslöser. Nachgewiesen ist dies für Metabisulfit, das früher als Konservierungsstoff in Erfrischungsgetränken verwendet wurde. In wäßriger Lösung, v. a. in Gegenwart von Zitronensäure, wie z. B. in Fruchtsäften, entsteht das Irritans SO_2. Über einem Glas Orangensaft kann die Luft mehr als 1 ppm SO_2 enthalten und so bronchiale Reaktionen auslösen. 11% der Asthmatiker geben anamnestisch eine Reaktion auf bestimmte Erfrischungsgetränke an.

Eine Ausnahme von der Forderung, Provokationen so durchzuführen, wie der normale Applikationsweg einer Substanz ist, bilden i. m.-Injektionen. Hier ist das Risiko einer unbeherrschbaren, langwierigen Reaktion zu groß, so daß grundsätzlich keine Provokation i. m. erfolgen sollte.

Vorgehensweise bei der Lokalanästhetikatestung
- Möglichst Alternativpräparat austesten,
- nie den anamnestischen Auslöser einer lebensbedrohlichen Reaktion testen!
- immer i. v.-Zugang mit laufender Infusion anlegen (physiologische NaCl-Lösung),
- Notfallmedikamente bereitlegen,
- Testung immer nach Schema:
  1. Pricktest,
  2. Intrakutantest,

Falls 1. und 2. negativ ausfallen, darf die Provokation in sehr langsam steigender Dosierung erfolgen.
  3. Subkutane Injektionen im 30-minütigen Abständen mit 0,1 ml; 0,2 ml; 0,5 ml; 1 ml; 2 ml der Testsubstanz.

Analog können auch s. c.- und i. v.-Testungen von anderen Medikamenten durchgeführt werden. Die Dosierungen müssen hierbei in Abhängigkeit von der Testsubstanz gewählt werden. Prick- und Intrakutantestungen fallen zwar bei pseudoallergischen Reaktionen wie der Lokalanästhetika-Intoleranz negativ aus, sollten aber immer mit durchgeführt werden, um die sehr seltenen echten allergischen Reaktionen nicht zu übersehen.

Grundsätzlich gilt auch für Lokalanästhetikatestungen: War das Ereignis anamnestisch lebensbedrohlich, sollte mit der auslösenden Substanz nur dann provoziert werden, wenn sie therapeutisch wichtig ist. Ansonsten wird ein Alternativpräparat ohne Zusatzstoffe, bei dem wahrscheinlich keine Reaktion zu erwarten ist (z. B. Lidocain), getestet und für die Zukunft empfohlen.

10.4
Andere Laboruntersuchungen (Tabelle 10.2)

Zur Diagnostik der Urtikaria sind routinemäßig durchgeführte Laboruntersuchungen nur wenig ergiebig (s. Tabelle 10.1). Anders ist die Situation, wenn Laboruntersuchungen nach anamnestischen Verdachtsmomenten durchgeführt werden (Tabelle 10.2). Wenn spezifische Anhaltspunkte fehlen, lohnen sich evtl. noch serologische Tests zum Ausschluß klinisch nicht evidenter Borrelien- oder Virusinfekte (Hepatitis-B-Virus, Zytomegalie-, Coxsackie-Viren), oder eine Gastroskopie, da auch eine wenig symptomatische Helicobacter-Gastritis Auslöser einer chronischen Urtikaria sein kann.

10.5
Differentialdiagnosen

Die Quaddel ist aufgrund ihrer klassischen Merkmale (s. oben) klinisch leicht zu identifizieren, so daß differentialdiagnostisch wenig Schwierigkeiten bei der Abgrenzung von anderen Krankheiten bestehen (s. unten). Probleme treten nur auf, wenn die Bestandsdauer der Quaddeln bei der Erstuntersuchung nicht eindeutig festgelegt werden kann oder wenn der charakteristische Juckreiz fehlt. Zudem entstehen Unsicherheiten, wenn Quaddeln gleichzeitig mit anderen Effloreszenzen bestehen, wenn die Quaddeln lange bestehen bleiben, wie bei der Urtikariavaskulitis, oder wenn es sich um tiefer liegende Schwellungen handelt, wie bei der verzögerten Druckurtikaria. Im Zweifelsfall sollte die Effloreszenz eingezeichnet und beobachtet werden.

Differentialdiagnose der akuten und chronischen Urtikaria

- Erythema exsudativum multiforme,
- Makulopapulöse Exantheme,
- Erythema marginatum,
- Erythema chronicum migrans,
- Erythema anulare centrifugum,
- Granuloma anulare,
- Tinea corporis,
- Sweet-Syndrom.

Diagnostik der Urtikaria

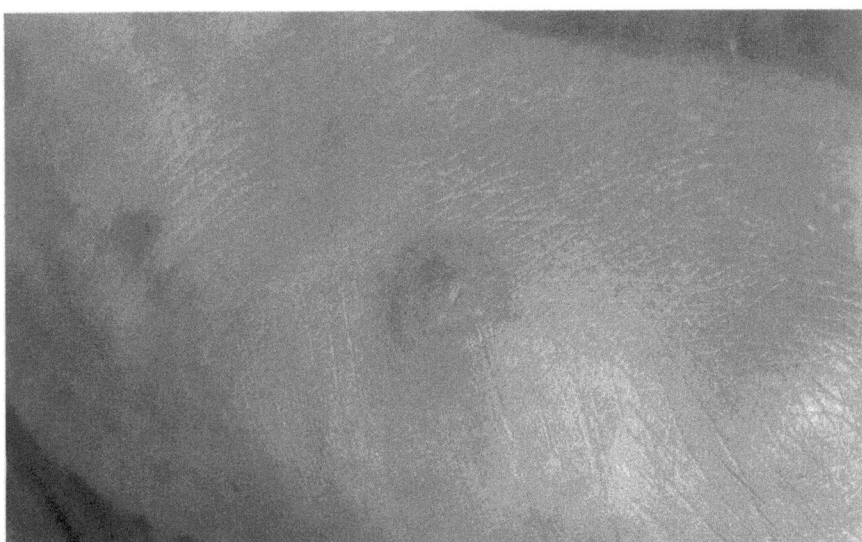

Abb. 10.5. Nahaufnahme einer typischen Kokarde von einem Patienten mit Erythema multiforme. Das Zentrum des Herdes ist gräulich verfärbt mit angedeuteter Blasenbildung

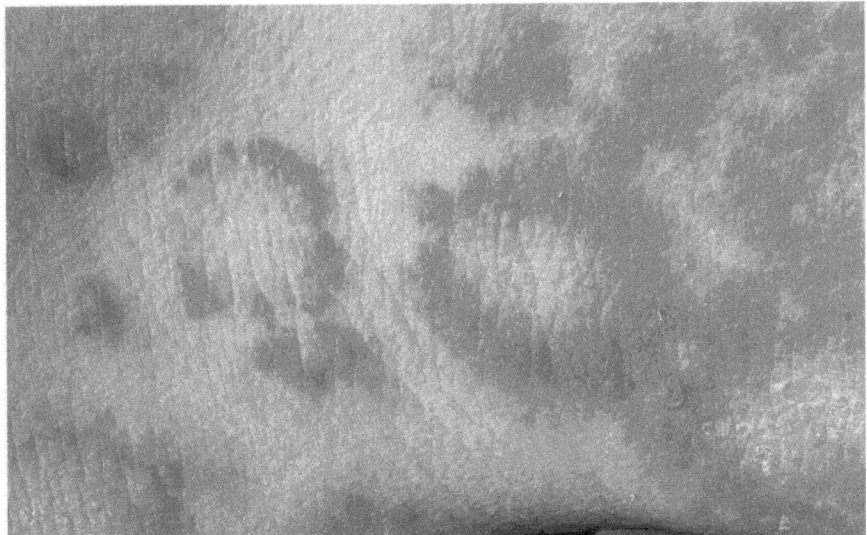

Abb. 10.6. Erythematöse Papeln in ringförmiger Anordnung beim bullösen Pemphigoid vor Entwicklung der Blasen

Ein Erythema multiforme kann gelegentlich leicht mit einer Urtikaria verwechselt werden, wenn die typischen Kokarden (Abb. 10.5) oder die Schleimhautbeteiligung fehlen. Dagegen sind makulopapulöse Exantheme bei Arzneimittelreaktionen oder Viruserkrankungen auch wegen ihrer Persistenz und

Abb. 10.7. Erythematöse Plaques mit randständigen Papeln bei einer Frau mit Sweet-Syndrom. Die Herde persistieren unverändert über mehrere Wochen

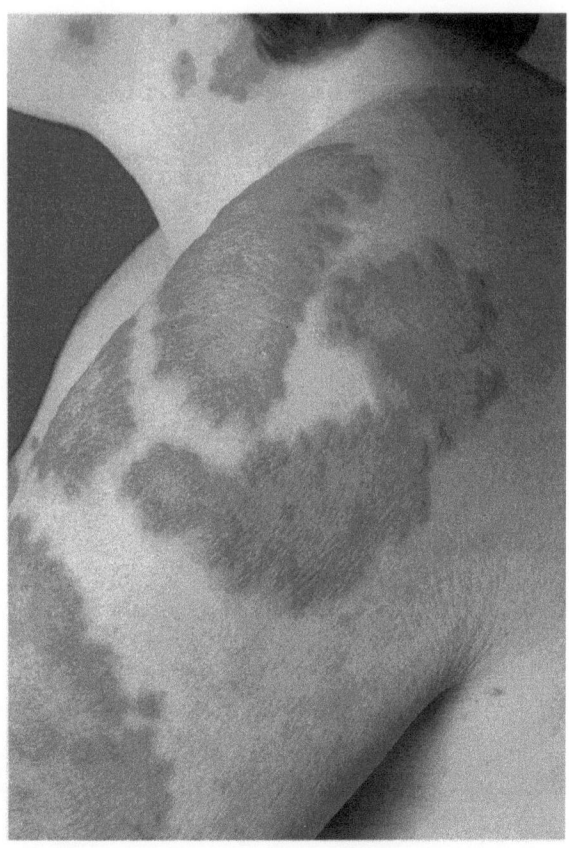

den purpurischen Residuen leicht zu unterscheiden. Problematischer sind dagegen die anulären Erytheme und Exantheme (vgl. vorstehende Übersicht), obgleich sie alle länger persistieren als eine Urtikaria. Das bullöse Pemphigoid kann vor der Entwicklung der typischen Blasen einer urtikariellen Reaktion verblüffend gleichen (Abb. 10.6). Auch das Sweet-Syndrom kann Probleme bereiten (Abb. 10.7), zumal seltene Urtikariaformen auch mit Fieber und Leukozytose einhergehen können (s. Abschn. 2.5, 5.3, 5.4). Bei der Tinea corporis ist die Schuppung ein wichtiges differentialdiagnostisches Merkmal.

Literatur

Cooper KD (1991) Urticaria and angioedema: Diagnosis and evaluation. J Am Acad Dermatol 25: 166–176
Czarnetzki BM (1986) Urticaria. Springer, Berlin Heidelberg New York Tokyo
Czarnetzki BM (1994) Neues zur Diagnostik und Therapie der Urtikaria. Allergologie 17: 2–5
Wüthrich B (1983) Allergische und pseudoallergische Reaktionen der Haut durch Arzneimittel und Lebensmitteladditiva. Schweiz Rundschau Med (PRAXIS) 72: 691–699
Zuberbier T, Czarnetzki BM (1995) Urtikaria – aktuelle Aspekte der Diagnostik und Therapie. Dtsch Dermatol 43: 148–153
Zuberbier T, Chantraine-Heß S, Czarnetzki BM (1995) The role of food intolerance in chronic urticaria – a prospective study. Acta Derm Venereol (Stockh). 75: 484–487

11 Therapie der Urtikaria

B. M. Henz und T. Zuberbier

11.1
Therapeutische Prinzipien

Im Gegensatz zur komplexen Diagnostik ist die Therapie der meisten Urtikariaformen einfach und logisch (Abb. 11.1). Sie basiert auf der schon diskutierten gründlichen Anamnese und Untersuchung. Danach setzt man an 3 möglichen Aspekten an:

- Das Meiden des Auslösers ist am naheliegendsten und effektivsten, weil dadurch die unmittelbare Ursache der Urtikaria entfernt wird und somit eine potentielle Heilung erzielt werden kann. Leider ist diese Therapie wegen der eingeschränkten Trefferquote bei der Aufdeckung der Ursachen einer Urtikaria nur in gewissem Maß anwendbar. Bei der durch IgE-vermittelten Urtikaria ist sie hingegen sehr erfolgreich.
- Eine Beeinflussung der Effektorzelle ist der nächstbeste Ansatzpunkt; dies ist jedoch mangels geeigneter Medikamente nur in beschränktem Maße möglich.

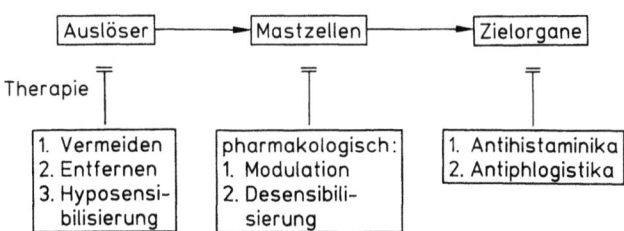

Abb. 11.1. Schematische Darstellung der therapeutischen Prinzipien aufgrund der Pathophysiologie der Urtikaria

- Am häufigsten setzt heute die Therapie der Urtikaria am Wirkungsort der Mastzellmediatoren, dem Zielgewebe, an. Zu diesem Zweck stehen sehr effektive Medikamente, die H_1-Antihistaminika (s. unten) zur Verfügung. Sie unterdrücken die Symptome der Urtikaria und verschaffen somit dem Patienten eine Erleichterung bezüglich der oft quälenden Beschwerden.

Nur wenige Sonderformen der Urtikaria können auf diesem Weg nicht wirksam behandelt werden und stellen ein therapeutisches Problem dar (s. Therapie bei Sonderformen der Urtikaria).

11.2
Kausale Behandlung

Bei diesem therapeutischen Ansatz sind Diagnose und Behandlung der Urtikaria oft schwer voneinander zu trennen, weil eine wirklich kausale Therapie eine gründliche Diagnostik mit Identifizierung des Auslösers voraussetzt, eine Abheilung der Urtikaria nach Elimination des vermuteten Auslösers sowie eine Provokation nach Reexposition wiederum aber erst den Beweis für die wirklich verursachende Rolle des Auslösers erbringt. Die kausale Therapie spielt sich auf verschiedenen Ebenen ab (Abb. 11.1).

11.2.1
Entfernen und Meiden des Auslösers

Die Situation ist am einfachsten, wenn der Auslöser der Urtikaria entfernt werden kann. Dies bedeutet z. B. die chirurgische Entfernung von Implantaten oder soliden Tumoren oder die prompte Entfernung eines Stachels nach Bienen- oder Wespenstichen. Bei der peroral ausgelösten akuten Urtikaria lohnt sich bisweilen noch eine Therapie mit Abführmitteln (**Cave**: pflanzliche Abführmittel als Ursache einer Urtikaria!), um die Ausscheidung des noch im Darm vorhandenen Auslösers zu beschleunigen. Neuerdings ist es gelungen, bei schweren Fällen von Lichturtikaria durch eine Plasmapherese länger anhaltende Remissionen zu erzielen. Wahrscheinlich ist dabei ein die Urtikaria verursachender Serumfaktor entfernt worden.

Die Behandlung einer die chronische Urtikaria unterhaltenden Grundkrankheit ist auf jeden Fall indiziert. So sollten Infektherde im HNO-Bereich oder im Magen (Helicobacter) sowie eine Candidabesiedlung des Magen-Darm-Traktes saniert werden. Parasiten sind durch spezifische chemotherapeutische Mittel zu eliminieren. Zur Behandlung von Lymphomen und Autoimmunkrankheiten sollte ebenfalls soweit möglich eine spezifische Therapie eingeleitet werden.

Viel häufiger besteht die Situation, daß der Auslöser nicht im Körper vorhanden ist, sondern vielmehr von außen zugeführt wird. In diesem Fall muß eine Strategie des Vermeidens verfolgt werden. Das bedeutet z. B. das Absetzen eines Medikamentes oder eine Diät, die das verdächtigte Agens nicht enthält. Ist der Auslöser gefunden, sollte der Patient einen entsprechenden Allergiepaß erhalten, so daß bei Behandlungsbedarf mit Medikamenten auf Alternativpräparate ausgewichen werden kann bzw. kreuzreagierende Substanzen zu vermeiden sind. Bestehen diagnostische Unsicherheiten, liefert eine Besserung der Urtikaria nach Absetzen von Medikamenten oder ein Auslaßversuch von bestimmten Nahrungsmitteln oder Zusatzstoffen den indirekten Beweis für einen möglichen kausalen Zusammenhang. Bei den physikalischen Urtikariaformen sollte man den Patienten – soweit eben möglich – zum Meiden auslösender Situationen anleiten, z. B. des Sprungs ins kalte Wasser bei Kälteurtikaria. Bei Patienten mit der schwer behandelbaren verzögerten Druckurtikaria kann diese Strategie auch einen Arbeitsplatzwechsel erforderlich machen (s. Kap. 5).

Patienten mit Urtikaria sollten auch angewiesen werden, aggravierende Faktoren zu meiden. Dazu gehören Alkohol, Wärme, Virusinfekte, Überanstrengung und oft auch Aspirin, das bei einem großen Teil der Patienten mit chronischer Urtikaria neue Krankheitsschübe induzieren kann.

11.2.2
Pseudoallergenarme Diät
I. EHLERS

Die in Abschnitt 10.3 bereits erwähnte Diät ist nicht nur wesentlich zur Diagnose, sondern auch zur Therapie pseudoallergischer Intoleranzreaktionen auf Nahrungsmittel. Sie setzt sich aus Lebensmitteln zusammen, die frei von Farb- und Konservierungsstoffen sowie Antioxidanzien und arm an natürlich vorkommenden Pseudoallergenen wie Salicylaten, Benzoesäureestern, vasoaktiven Substanzen etc. ist. Trotz weitgehender Übereinstimmungen unterscheiden sich die praktizierten Diäten z. T. hinsichtlich der erlaubten Lebensmittel.

Entwicklung und Einsatz der Diät

Die in Anhang D 1 vorgestellte Diät wurde im Virchow-Klinikum entwickelt und seither mit großem Erfolg sowohl stationär als auch ambulant eingesetzt. Es handelt sich um eine bewußt strenge Eingrenzung der erlaubten Lebensmittel, um möglicherweise versteckte Nahrungsmittelinhaltsstoffe, die eine Urtikaria auslösen könnten, zu vermeiden. Eine strikte Einhaltung der Diät führte in einer prospektiv angelegten Studie bei über 70% der Patienten zum Verschwinden der Symptome bzw. zu einer erheblichen Besserung des Hautzustands. Folgeuntersuchungen an diesen Patienten haben gezeigt, daß eine Fortführung der Diät bei der Hälfte der Personen nach 6 Monaten in Symptomfreiheit resultierte, so daß die normale Kost wieder problemlos vertragen wurde. In der Vergleichsgruppe von Personen, die nicht von der Diät profitierten, konnte im selben Zeitraum keine Remission beobachtet werden (ZUBERBIER et al., im Druck).

Lebensmittelauswahl

Die Diät vermeidet alle industriell verarbeiteten Lebensmittel, bei denen der Verdacht auf Zusatz von Farb- und Konservierungsstoffen sowie Antioxidanzien besteht. Weiterhin enthält sie keine Nahrungsmittel mit hohem Pseudoallergenpotential wie Salicylaten und p-Hydroxybenzoesäureestern in Obst, Gemüse und Gewürzen und keine Histaminliberatoren wie Erdbeeren, fermentierte Käse, Krustentiere, Mollusken, Nüsse und Schellfisch.

Besteht bei dem Patienten zusätzlich eine Typ-I-Allergie auf Proteine in Lebensmitteln, sollten die entsprechenden Allergene sowie Stoffe mit möglicher Kreuzreaktivität aus dem Diätkatalog entfernt werden. Diese Nahrungsmittel gilt es dann auch bei dem späteren Kostenaufbau zu vermeiden bzw. unter ärztlicher Aufsicht auszutesten, falls lediglich der Verdacht auf eine Reaktion besteht. Eine Typ-I-allergische Reaktion ist jedoch bei Patienten mit chronischer Urtikaria relativ selten zu beobachten.

Durchführung der Diät

Eine pseudoallergenarme Diät kann sowohl stationär als auch ambulant durchgeführt werden. Allerdings ist im Falle einer ambulanten Betreuung immer zu bedenken, daß dem Patienten gewollt oder ungewollt Diätfehler unterlaufen können, die nur bei sehr sorgfältiger Dokumentation seitens des Patienten ausgeräumt werden können.

Die Diät sollte bis zur Symptomfreiheit, mindestens jedoch 2 Wochen lang eingehalten werden. Bei der Mehrzahl der Patienten zeigt sich schon innerhalb der ersten 7 Tage, beim Rest innerhalb von 2 Wochen ein Abklingen der Symptome. Unter ambulanten Bedingungen ist eine absolut strikte Einhaltung der Diät sehr unwahrscheinlich, so daß der Verlauf der Besserung häufig langsamer als stationär erfolgt. Insofern sollte die Diät bei ambulanter Behandlung mindestens für 3 Wochen angesetzt werden, um falsch-negative Aussagen zu vermeiden. Der Rückgang der Symptomatik verläuft meist in Wellen. Bei generell abnehmender Stärke und Häufigkeit der Urticae sind trotzdem gelegentlich neue Schübe möglich. Diese können in Verbindung mit unbemerkten Diätfehlern, unbedachter Analgetikaeinnahme oder Virusinfekten stehen. Um demotivierende Frustrationen zu vermeiden, sollte der Patient darüber informiert sein, daß die langsame Besserung mit gelegentlichen Rückschlägen bezeichnend für die chronische Urtikaria ist. Tritt keine oder lediglich eine ge-

Therapie der Urtikaria 161

ringfügige Besserung des Hautzustandes ein, besteht die Möglichkeit, ein pseudoallergenreiches Essen zu verabreichen, um auszutesten, ob Nahrungsmittel als Ursache der Urtikaria ausgeschlossen werden können. Es ist allerdings auch möglich, daß nach wie vor Lebensmittel in der Diät enthalten sind, die Intoleranzreaktionen auslösen. Erfolgte die Diät ambulant, ist zu erwägen, den Patienten stationär einzuweisen, um Diätfehler mit Sicherheit auszuschalten.

Kostaufbau
Ist nach Einhalten der Diät Symptomfreiheit erreicht, sind 2 Vorgehensweisen denkbar:

- Unter stationären Bedingungen werden schrittweise verbotene Lebensmittel dem Diätkatalog hinzugefügt bzw. verkapselte Zusatzstoffe nach Schema (s. S. 152) exponiert. Dieser Weg dient der Diagnose von Substanzen, die Urtikaria auslösen, und wurde bereits in Abschn. 10.3 beschrieben.
- Unter ambulanten Bedingungen ist es vorrangig, während des Kostaufbaus die schon erlangte Symptomfreiheit weiter zu erhalten. Daher werden zunächst nur Lebensmittel eingeführt, die erfahrungsgemäß selten eine Urtikaria provozieren (Anhang D 2). Die Reihenfolge der Einführung ist abhängig von der Anamnese, läßt sich aber nach den Wünschen des Patienten ausrichten.

Die Diät sollte nur alle 3 Tage um ein neues Lebensmittel erweitert werden. Da klinische Reaktionen in 50% der Fälle erst 6–24 h nach Aufnahme des Lebensmittels in Erscheinung treten, ist dieser Zeitraum zur Gewährleistung einer sicheren Identifikation eines Nahrungsmittels als Auslöser nötig. Kommt es zum Auftreten von Symptomen, so wird das entsprechende Lebensmittel vorerst weggelassen und die Diät auf dieser Stufe bis zur erneuten Symptomfreiheit beibehalten. Danach können weitere Lebensmittel wie oben beschrieben eingeführt werden.

Es ist ratsam, nach einer längeren Zeit der Symptomfreiheit das verdächtige Lebensmittel noch einmal zu testen, um die vorangegangene Reaktion zu bestätigen. Diese erneute Provokation erfolgt im Idealfall verdeckt, so daß der Einfluß der Psyche des Patienten ausgeschaltet wird.

Bei dem Ausbau der Diät ist zu beachten, daß es zu Summationseffekten kommen kann. So ist es möglich, daß jedes neu eingeführte Lebensmittel für sich allein problemlos von dem Patienten vertragen wird, es aber in Kombination mit anderen Nahrungsmitteln zu Reaktionen kommt.

Patientenmitarbeit
Führt eine pseudoallergenarme Diät zur Besserung oder zum völligen Verschwinden der Symptome, hat dieser zeitaufwendige Kostaufbau den Vorteil, daß der Patient aktiv an der Therapie beteiligt wird. Er kann seine Symptom-

freiheit weitgehend bewahren, solange er sich an die Diät hält. Diese Verantwortung wirkt in vielen Fällen sehr motivierend, gerade wenn der Leidensdruck vor Beginn der Diät hoch war.

Andererseits stellt die Durchführung einer solchen Diät und der anschließende Kostaufbau hohe Anforderungen an den Patienten hinsichtlich Kooperationsbereitschaft und Konsequenz, die nicht jeder aufbringen will oder kann. In diesen Fällen muß eine weniger stringente Diät unter Zusatz von Antihistaminika als Bedarfsmedikation bei Diätfehlern oder aber eine rein symptomatische Behandlung mit Antihistaminika erwogen werden.

Eine detaillierte Aufklärung des Patienten über die korrekte Durchführung der Diät ist ein Grundstein für dessen Mitarbeit und damit für einen Therapieerfolg. Nur wenn der Patient weiß, was Pseudoallergene sind, in welchen Lebensmitteln sie vorkommen bzw. vorkommen können und wie wichtig die strikte Einhaltung des Diätplans für den Erfolg der Maßnahme ist, wird er in der Lage sein, entsprechend zu kooperieren.

Die Mitarbeit des Patienten läßt sich zusätzlich dadurch verbessern, daß ihm Rezeptvorschläge für Gerichte aus den erlaubten Lebensmitteln ausgehändigt werden (Beispiele s. Anhang E).

Allgemeine praktische Hinweise
Industriell verarbeitete Lebensmittel können eine Reihe von Zusatzstoffen enthalten, die dem Nahrungsmittel zur Beeinflussung der Beschaffenheit oder zur Erzielung bestimmter Eigenschaften und Wirkungen zugesetzt werden, z.B. zur Haltbarkeitsverlängerung, aufgrund technologischer Vorteile und zur Erhöhung der Attraktivität. Abgesehen von einigen Ausnahmen müssen diese Zusatzstoffe in Form ihres Namens, Gruppennamens oder ihrer E-Nummer deklariert werden. Doch gerade diese Ausnahmen können Personen, die besonders empfindlich auf einige Stoffe reagieren, das Leben schwer machen. So müssen schwefelhaltige Produkte erst bei einem Überschreiten von 50 mg Schwefeldioxid/kg oder Liter des Lebensmittels die Aufschrift „geschwefelt" tragen. Damit sind Nahrungsmittel, für die eine Höchstgrenze für Schwefel von 50 mg/kg besteht, von der Deklarationspflicht entbunden. Dies gilt z.B. für einfache Konfitüre, Zitronat und Orangeat, Stärke, Sago, Gärungsessig und einige andere Lebensmittel. Ein Problem stellen nach wie vor auch Produkte wie Joghurt mit Fruchtzubereitung dar, der häufig Sorbinsäure zur Konservierung der Früchte enthalten kann, ohne daß dies deklariert werden muß. Bei fraglichen Lebensmitteln kann nur bei der ausdrücklichen Aufschrift „ohne Konservierungsstoffe" ausgeschlossen werden, daß sie diese Zusatzstoffe enthalten. Die Aufschrift „ohne Zusatz von Zusatzstoffen" hingegen besagt lediglich, daß der Hersteller keine Zusatzstoffe beigesetzt hat, bezieht sich aber nicht auf zugekaufte Ware (in diesem Fall die Fruchtzubereitung).

Erfreulicherweise sind mittlerweile viele Lebensmittelhersteller bemüht, ihre Produkte ohne Konservierungsstoffe haltbar zu machen. So wird eine Vielzahl von Schnittbroten nicht mehr durch Sorbinsäure, sondern durch Pasteurisierung konserviert. Viele Salatsaucen, die bislang Benzoesäure enthielten, tragen inzwischen die Aufschrift „ohne Konservierungsstoffe". Bei der Margarineherstellung wird inzwischen oftmals auf den Konservierungsstoff Sorbinsäure verzichtet und lediglich Citronensäure als Säuerungsmittel eingesetzt.

In der Süßwarenindustrie und bei der Eisherstellung ist ein Trend zu natürlichen und naturidentischen Farbstoffen zu verzeichnen. Diese können zwar auch Reaktionen auslösen, verdrängen aber die für ihre Unverträglichkeit bekannten Azofarbstoffe und andere synthetische Farbstoffe.

Andererseits werden im Rahmen der Rechtsharmonisierung der EU ab 1996 für bestimmte Lebensmittel neue, in Deutschland bisher nicht zugelassene Zusatzstoffe eingeführt, deren pseudoallergisches Potential noch nicht bekannt ist.

Grundlagen zur praktischen Durchführung der Diät
Als *Grundnahrungsmittel* sollte *Brot* möglichst im Laib gekauft werden, da hier die Konservierung nicht zulässig ist, oder es sollte die Aufschrift „ohne Konservierungsstoffe" tragen. Fehlt diese Aufschrift bei Schnittbrot, ist ein Vorhandensein von Konservierungsstoffen auch dann nicht ausgeschlossen, wenn kein Konservierungsstoff deklariert ist, da konserviertes Restbrot zu 3 – 10% Mehlanteil mitverbacken werden darf. Dies ist nicht erlaubt, wenn das Schnittbrot ausdrücklich als „frei von Konservierungsstoffen" deklariert ist.
Nudeln sollten nur in Form von Hartweizennudeln, d. h. ohne Ei oder Trockenei, verzehrt werden.
Bei *Kartoffeln* ist zu berücksichtigen, daß vorgeschälte oder zerkleinerte Kartoffeln (auch Pommes frites) geschwefelt sein können. Dies wird allerdings mit Sicherheit nicht deklariert, da die Höchstgrenze bei 50 mg/kg liegt.
Weitere mögliche Grundnahrungsmittel sind *Gries, Hirse* und *Reis*. Letzterer kann auch in Form von *Reiswaffeln* verzehrt werden. Diese dürfen als Zutaten neben Reis aber nur Salz enthalten.
Stärke und Sago können Schwefel enthalten, der aber, ähnlich wie bei Kartoffeln, aufgrund der geringen Menge nicht deklarationspflichtig ist.
Als *Fette* sind nur *Butter* und *kaltgepreßte Öle* erlaubt. Butter enthält zwar im Winterhalbjahr Karotin, doch dieser Umstand hat den Erfolg der Diät bisher nicht beeinträchtigt.
Milchprodukte wie *Frischmilch, frische Sahne, reiner Quark, Naturjoghurt (Joghurt ohne Zusatz)* und *ungewürzter Frisch-* oder *Hüttenkäse* können bei Ausschluß einer Milchallergie bzw. einer Milchunverträglichkeit (z. B. Laktoseintoleranz) in der Diät eingesetzt werden. Sind dem Quark, Joghurt oder Frisch-

käse allerdings Verdickungsmittel (wie Guar- oder Johannisbrotkernmehl) zugesetzt, ist der Verzehr während der pseudoallergenarmen Kost nicht erlaubt. Vor dem Kauf dieser Produkte sollte daher immer die Zutatenliste auf Zusatzstoffe geprüft werden.

Käse enthält in Abhängigkeit vom Reifegrad biogene Amine wie Histamin, deren Aufnahme während der Diät unerwünscht ist. Da der Histamingehalt mit der Reifung des Käses ansteigt, sind *kleine Mengen an jungem Gouda* zu tolerieren.

Alle übrigen Milchprodukte wie Fruchtjoghurt, Fruchtquark, Kräuterquark und gereifte Käsesorten sind verboten.

Bei *tierischen Nahrungsmitteln* muß beachtet werden, daß auch in Fleisch- und Fischprodukten biogene Amine entstehen. Je frischer das Lebensmittel ist, desto weniger biogene Amine lassen sich nachweisen. Insofern sollte nur *frisches Fleisch* und *frisches Gehacktes* verzehrt werden. Auf Fisch wird am Anfang der Diät ganz verzichtet. Bei dem nachfolgenden Kostaufbau kann die Diät durch aminarme Sorten wie Dorsch, Scholle, Seelachs und Forelle erweitert werden.

Wurst und zubereitetes Fleisch sind wegen des Vorkommens an biogenen Aminen (besonders hoch in Rohwürsten), aufgrund ihres Gehalts an Nitritpökelsalz und wegen der häufigen Verwendung von Kräutern und Gewürzen ebenfalls nicht erlaubt.

Auch Eier sind anfangs verboten, um möglicherweise vom Huhn übertragene, versteckte Nahrungsmittelinhaltsstoffe zu vermeiden, können aber zu einem späteren Zeitpunkt eingeführt werden.

Der Verzehr von *Gemüse* ist fast uneingeschränkt möglich. Lediglich einige Gemüsesorten, hier sticht besonders die Tomate hervor, haben sich in der Vergangenheit vielfach als Auslöser urtikarieller Reaktionen erwiesen. Neben Tomaten sind Artischocken, Erbsen, Pilze, Rhabarber, Spinat, Oliven und Paprika zu meiden.

Von Champignons, Oliven und Tomatenmark ist bekannt, daß sie relativ hohe Mengen an natürlicher Salicylsäure enthalten. In Tomaten lassen sich außerdem biogene Amine nachweisen. Auch Spinat enthält biogene Amine. Im Gegensatz zu Gewürzen und Obst kommen Hydroxybenzoesäure und ihre Ester in Gemüse nur in geringem Maß vor.

Daraus ergibt sich, daß *diverse Kohlsorten, Möhren, Zucchini, Spargel, Porree, Salat* und viele andere Gemüsesorten während der pseudoallergenarmen Kost erlaubt sind. Es ist lediglich zu beachten, daß das Gemüse vor dem Verzehr gut gewaschen wird, da z. B. bei grünem Salat eine Verunreinigung mit Sulfiten möglich ist.

Obst ist wegen seines Gehalts an Frucht- und Aromasäuren und wegen der Anwesenheit von z. T. erheblichen Mengen an biogenen Aminen *generell* verboten. Insbesondere Beerenfrüchte weisen hohe Gehalte an Salicylsäure, Benzoesäure und Sorbinsäure auf, die durch Verarbeitungsprozesse noch erhöht werden können. Große Mengen an biogenen Aminen lassen sich in Zitrusfrüchten, Avocados, Bananen, Ananas, Himbeeren und Pflaumen nachweisen.

Getrocknetes Obst und Fruchterzeugnisse enthalten zur Konservierung zusätzlich häufig beträchtliche Mengen an Schwefel bzw. Schwefelverbindungen, die bei einigen Patienten zu einem Urtikariaschub führen können.

Träger des charakteristischen Aromas von *Gewürzen* sind phenolische Verbindungen. In diese Gruppe sind auch die Salicylsäure und die p-Hydroxybenzoesäure einzuordnen, deren Gehalt je nach Gewürz erheblich sein kann. Dies gilt insbesondere für Curry und scharfes Paprikapulver, aber auch für Oregano, Cumin, Senf, Anis, Pfeffer u. a.

Während der Diät sind als Würzmittel lediglich *Salz, Zucker, Schnittlauch* und *Zwiebeln* erlaubt. Andere frische Kräuter und Knoblauch sind anfangs verboten.

Süßigkeiten sind generell nicht erlaubt. Sie enthalten oft Farb- und Konservierungsstoffe oder versteckte Inhaltsstoffe, die aus der Zutatenliste nicht ersichtlich sind. So kann beispielsweise Schokolade fremde Bestandteile enthalten, die wegen ihrer geringen Menge (<5%) nicht aufgeführt werden müssen. Auch Kaugummi ist eine Süßigkeit. Hier finden neben Süßstoffen und Zuckeraustauschstoffen oft synthetische Antioxidanzien wie Butylhydroxianisol bzw. -toluol ihre Anwendung.

Die Liste der erlaubten *Getränke* beschränkt sich auf Mineralwasser, schwarzen Tee und Kaffee, wobei Mineralwasser den Hauptanteil der Flüssigkeitszufuhr ausmachen sollte. Sowohl Kräutertees als auch Alkoholika sind während der Diät verboten. Die Vermeidung von Kräutertees ergibt sich bereits aus dem Verbot von Gewürzen und Kräutern. Bier und Wein weisen neben biogenen Aminen z. T. beträchtliche Mengen an Schwefelverbindungen auf. Letzteres gilt insbesondere für süße Weine.

Neben den bereits aufgeführten *Brotbelägen* wie Quark, Frisch- und Hüttenkäse, jungem Gouda, frischem Gehacktem etc. ist der Verzehr von *Honig* erlaubt.

11.2.3
Spezifische Immuntherapie

Bei genuinen IgE-vermittelten Allergien kann u. U. eine spezifische immunologische Desensibilisierung eingeleitet werden, deren Endpunkt eine Toleranz des Fremdallergens bedeutet. Diese Behandlung ist aufwendig und potentiell gefährlich und erfordert deshalb einen erfahrenen Arzt. Zur Zeit wird sie am erfolgreichsten bei stark sensibilisierten Patienten mit Bienen- und Wespengiftallergie eingesetzt, die aufgrund ihrer Anamnese besonders gefährdet sind. Zusätzliche Indikationen sind Arzneimittelallergien (Penicillin, Insulin, Isoniazid, Hydantoin u. a.) sowie Progesteronallergie und neuerdings Allergien gegen monoklonale Antikörper, die therapeutisch bei Abstoßungsreaktionen nach Organtransplantation eingesetzt werden. Gelegentlich ist die Therapie auch bei Patienten mit hochgradiger Penicillinallergie im Rahmen einer Schnelldesensibilisierung (innerhalb von 24 h) indiziert, wenn Penicillin das einzige oder am besten wirksame Medikament ist. Nicht alle Allergene eignen sich gleich gut für eine Hyposensibilisierung. Monoallergene sind geeigneter als Antigengemische.

Hyposensibilisierungen bei Bienen- oder Wespengiftallergien werden mit käuflichen Giftextrakten durchgeführt. Traditionell wird die Therapie ambulant mit wöchentlichen Injektionen eingeleitet. In Europa hat sich die sogenannte Schnellhyposensibilisierung zur Einleitung der Therapie durchgesetzt. Dabei werden dem Patienten unter stationären Bedingungen täglich 3-4 Injektionen subkutan gespritzt, und zwar zunächst 0,2 ml der 100fachen Verdünnung der niedrigsten im Pricktest positiven Titerstufe. Nach 4 bis 5 Tagen wird dann i. allg. das unverdünnte Gift in voller Dosis vertragen, und der Patient ist somit wirksam gegen lebensbedrohliche Reaktionen geschützt. Schwere Zwischenfälle sind selten. Allerdings sollte als Vorsichtsmaßnahme ein intravenöser Zugang gelegt werden und der Patient unter ständiger Beobachtung sein. Die Therapie muß mindestens über 3 Jahre und bei hochgradig sensibilisierten Patienten evtl. 5 bis 10 Jahre lang in größer werdenden Abständen aufrecht erhalten werden (KEATING et al. 1991).

Für andere Allergene kann grundsätzlich nach den gleichen Prinzipien verfahren werden. Die gute Wirkung ist jedoch auf Insektengifte, Inhalationsallergene und Penicillin beschränkt. Bei Patienten, die das Allergen in voller Dosis rasch erhalten müssen (z. B. zur Penicillintherapie bei Streptokokkenendokarditis), kann innerhalb eines Tages eine Desensibilisierung erreicht werden. Dabei werden ansteigende Dosen in 15-Minutenabständen subkutan gespritzt. Wenn eine Dosis von 800 000 IE vertragen wird, kann auf kontinuierliche i. v.-Gabe umgestellt werden. Da die meisten Patienten während der gesamten Zeit allergische Symptome haben – das Ziel ist eine „kontrollierte Anaphylaxie" –, darf diese Desensibilisierung nur auf der Intensivstation unter Monitorüberwachung und in Reanimationsbereitschaft durchgeführt werden. Für die Zukunft ist damit zu rechnen, daß maßgeschneiderte Peptide oder Rezeptorantikörper die komplexe Immuntherapie verbessern werden (DEVRIES 1994).

11.3
Mastzellorientierte Therapie

Bei diesem Therapieansatz bieten sich nur wenige Möglichkeiten. So kann man die Bereitschaft der Mastzelle zur Freisetzung ihrer Mediatoren auf pharmakologischem Weg herabsetzen. Dies geschieht durch β-adrenerge Substanzen, durch Kalziumblocker wie Nifedipin oder Flunarizin oder durch eine Therapie mit Kortikosteroiden. Letztere verringern bei intensiver lokaler Anwendung (fluorierte Präparate unter Okklusion) auch die Anzahl der Hautmastzellen. Die gleiche Wirkung kann auch durch eine PUVA-Therapie erzielt werden (s. Behandlung der Urticaria pigmentosa, Kap. 9). In beiden Fällen ist der Therapieeffekt aber nicht von Dauer.

Sowohl Kortikosteroide wie auch PUVA sind wegen ihrer langfristigen, potentiell gravierenden Nebenwirkungen nicht zur Behandlung der chronischen Urtikaria indiziert. Eine Stoßtherapie mit Kortikosteroiden ist dagegen sehr wirksam und bei einer akuten Urtikaria auch vertretbar, insbesondere wenn der Auslöser offensichtlich und der Patient ansonsten gesund ist. Der sog. Mastzellstabilisator Cromoglicinsäure hat wegen seiner geringen Resorption durch den Gastrointestinaltrakt nur eine geringe Wirkung bei der Urtikaria. Dagegen ist er bei Patienten mit Mastozytose und mit genuinen Nahrungsmittelallergien ein wirkungsvolles Therapeutikum bei der Behandlung der gastrointestinalen Symptome. Die sog. mastzellstabilisierende Wirkung einiger neuerer, nichtsedierender Antihistaminika ist hingegen trotz der In-vitro-Befunde klinisch nicht relevant, weil die dafür erforderlichen hohen Dosen im Gewebe nicht erreicht werden. Eine Behandlung der Urtikaria mit Inhibitoren der Histaminsynthese, z.B. mit Tritoqualin, ist nach eigenen Erfahrungen nicht ausreichend zur Unterdrückung der Symptome.

Bei Patienten mit einer eindeutigen Refraktärphase kann man sich diese therapeutisch zu Nutzen machen. Möglicherweise handelt es sich hierbei um eine Erschöpfung der Histaminvorräte in den Mastzellen. Die Patienten können angeleitet werden, sich regelmäßig Reizen auszusetzen, die keine schwere Symptomatik hervorrufen. Bis zur vermuteten Neusynthese von Histamin sind sie dann bei erneuter Allergen- oder Reizexposition symptomfrei. Diese Behandlung eignet sich am ehesten für Patienten mit physikalischer und cholinergischer Urtikaria sowie mit Kontakturtikaria.

11.4
Therapie am Zielorgan

11.4.1
Antihistaminika

Die Verhinderung der Symptome bzw. deren Milderung am Zielorgan ist die gängigste symptomatische Therapie der Urtikaria (Abb. 11.1). Bis zur Entwicklung der Antihistaminika war dies nur durch schlecht wirksame Mittel möglich, wie kühlende Schüttelmixturen, evtl. mit Zusatz von Menthol. Mit den seit den 50er Jahren zur Verfügung stehenden Antihistaminika kann eine urtikarielle Reaktion in fast allen Fällen wirksam unterdrückt werden. Solch eine effektive und relativ nebenwirkungsarme pharmakologische Therapie steht für kaum eine andere Krankheit zur Verfügung (SIMONS 1992).

Histamin übt seine Wirkung über 3 verschiedene *Rezeptoren* aus:

- der H_1-Typ, durch den Gefäßpermeabilität, Juckreiz und die Kontraktion glatter Muskulatur vermittelt werden;
- der H_2-Typ, der die Sekretion der Magensäure induziert und außerdem an bestimmten Lymphozyten sowie den basophilen Granulozyten exprimiert wird;
- der erst in jüngster Zeit entdeckte H_3-Typ, der wie der H_2-Typ die Synthese und Freisetzung von Histamin durch Basophile reguliert, ansonsten aber hauptsächlich im ZNS und an freien Nervenenden in der Peripherie vorhanden ist.

Mit wenigen Ausnahmen werden praktisch alle Symptome der Urtikaria durch den H_1-Rezeptor für Histamin vermittelt, und dementsprechend bedeutsam sind die H_1-Antagonisten bei der Therapie der Urtikaria.

Bei der Wahl verschiedener H_1-Antagonisten sollten einige wichtige *pharmakologische Aspekte* berücksichtigt werden: Alle H_1-Blocker binden kompetitiv und reversibel an die spezifischen Rezeptoren im Gewebe, so daß eine prophylaktische Therapie am wirksamsten ist. Man unterscheidet die älteren Antihistaminika wegen ihrer sedierenden Wirkung von einer zweiten Generation, die in jüngerer Zeit entwickelt wurde und die keinen oder nur einen minimalen Effekt auf das ZNS hat (Abb. 11.2). Alle H_1-Antagonisten werden gut resorbiert und erreichen meist innerhalb von 1–2 h maximale Plasmaspiegel. Die Plasmahalbwertszeit variiert sehr von Substanz zu Substanz und die der biologischen Wirkung sogar noch mehr, weil einige der Metaboliten ebenfalls aktiv sind und länger als die Muttersubstanz im Körper verweilen (Tabelle 11.1). Die Wirkungsdauer der H_1-Blocker der ersten Generation ist relativ kurz (2–6 h), während die Antihistaminika der zweiten Generation in dieser Zeit ihre maximalen Plasmaspiegel erreichen. Astemizol fällt dabei aus dem Rahmen, weil die Plasmaspiegel nur sehr langsam ansteigen, die Wirkung aber wochenlang anhält. Daher eignet sich Astemizol nicht gut zur Behandlung der akuten Urtikaria. Es kann wie die anderen H_1-Blocker bei der chronischen Urtikaria für eine Langzeittherapie eingesetzt werden, allerdings erst nach Abschluß der Diagnostik. Eine Tachyphylaxie des Gewebes gegen die Wirkung der Antihistaminika besteht nicht, so daß bei einer Langzeittherapie keine Erhöhung der Dosis nötig ist.

Da die *Metabolisierung* fast aller H_1-Antagonisten zu einem großen Teil durch das P_{450}-System der Leber erfolgt, sind die Müdigkeitserscheinungen durch Alkohol und Sedativa wie Diazepam verstärkt und die Plasmaspiegel bei älteren Menschen und bei Patienten mit Leberschäden erhöht. Bei Kindern erfolgt die Metabolisierung schneller. Cetirizin, der aktive, nichtsedierende Me-

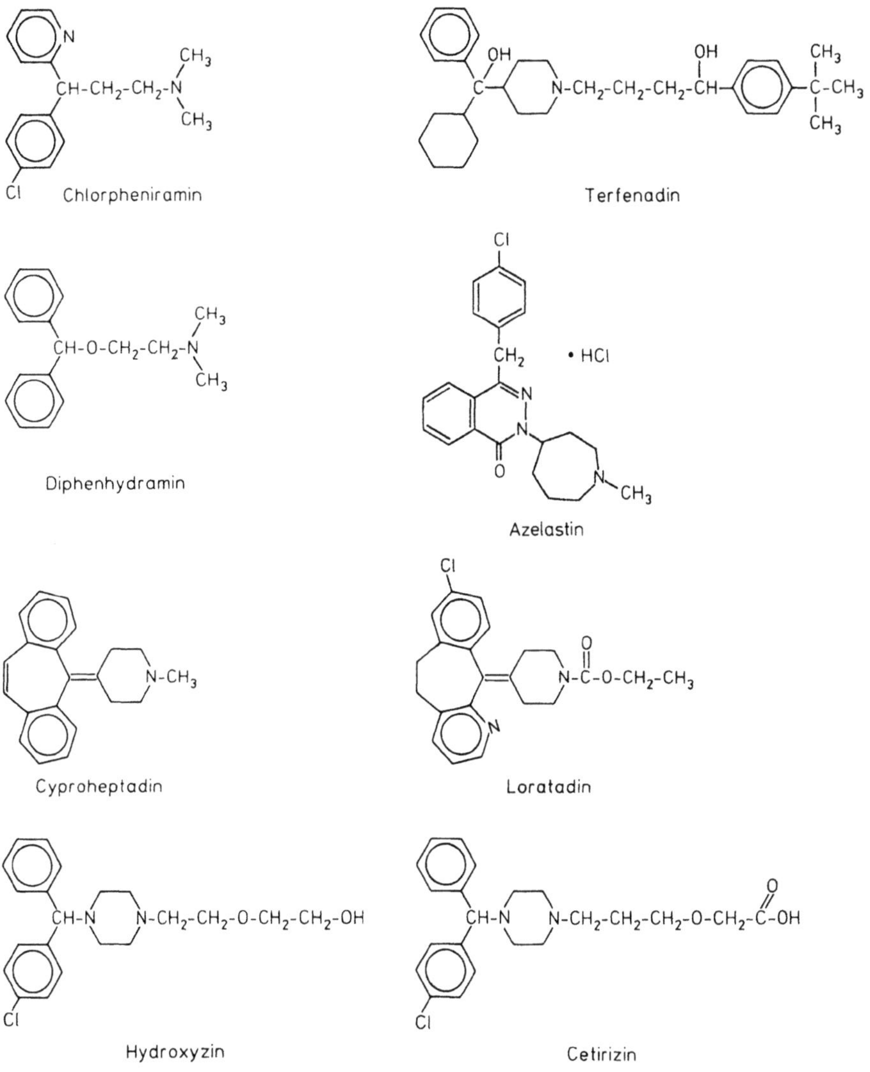

Therapie der Urtikaria

Abb. 11.2. Strukturformeln der wichtigsten Vertreter der H_1-Antagonisten der ersten (*links*) und der zweiten (*rechts*) Generation. Chlorpheniramin gehört zur Klasse der Alkylamine, Diphenhydramin zu den Ethanolaminen, Cyproheptadin zu den Piperidinen und Hydroxyzin zu den Piperazinen. Cetirizin ist ebenfalls ein Piperazin

tabolit von Hydroxyzin, wird nicht in der Leber metabolisiert, sondern zu einem größeren Teil direkt durch die Nieren ausgeschieden, so daß die Spiegel bei Patienten mit Nierenschäden und älteren Menschen erhöht sind. Alle H_1-Antagonisten werden in der Muttermilch ausgeschieden. Für eine Behandlung mit H_1-Blockern der ersten und zweiten Generation bei Kindern liegen bisher

Tabelle 11.1. Pharmakologische Eigenschaften und Besonderheiten der H_1-Antagonisten der zweiten Generation. Die Halbwertszeiten gelten für gesunde Erwachsene. T_{max} Zeit bis zum Erreichen der maximalen Serumkonzentration nach oraler Aufnahme; $t_{1/2}$ Halbwertszeit; * für den aktiven Loratadinmetaboliten: 17–24 h; + gilt für den aktiven Metaboliten von Terfenadin; ** erste und zweite Phase

Substanz	T_{max} [h]	$t_{1/2}$ [h]	Dosis (mg/Tag)	Besonderheiten
Cetirizin	0,9	7,4	10	Antieosinophilotaktisch Antineutrophilotaktisch Inhibition der LTC_4-, PGD_2-Freisetzung
Loratadin	1,0	7,8–11*	10	Inhibition der Histamin-, LTC_4-, PGD_2-Freisetzung Hemmung des Ca^{++}-Einstroms Reduktion der Bradykinin- und Tame-Esterase Aktivität
Terfenadin	1,0	17+	120	
Astemizol	3,0	≥228	10	Antiserotinerg Wochenlange biologische Wirkung
Ketotifen	2,9	3+20**	1–2	Anticholinerg
Azelastin	5,1	22,2	4	Inhibition der Histamin-, LTC_4-, PAF-Freisetzung, des Ca^{++}-Einstroms, der Ca^{++}-Freisetzung und der Sauerstoffradikalbildung

keine Gegenanzeigen vor, obwohl noch nicht alle Substanzen für dieses Alter zugelassen sind.

Die *biologische Wirksamkeit* bei einer Überprüfung der Histaminquaddeln im Pricktest ist nach einmaliger Gabe von 10 mg Cetirizin am stärksten und hält bis zu 24 h an. Terfenadin (120 mg) ist ebenso effektiv, aber die Wirkung läßt nach 24 h schon etwas nach. Loratadin (10 mg) ist in diesem Modell weniger, aber doch noch weitaus besser wirksam als Plazebo und Chlorpheniramin (4 mg), ein Antihistaminikum der älteren Generation.

In klinischen Studien ist die Potenz von Hydroxyzin und seinem nicht müde machenden Metaboliten, dem Cetirizin, vergleichbar. Cetirizin bewirkt neben der H_1-Blockade auch eine Inhibition der Einwanderung von eosinophilen und neutrophilen Granulozyten ins Gewebe und eine Inhibition der Leukotrien C_4-Freisetzung. Loratadin hat keine eindeutige Antieosinophilenwirkung beim Menschen, inhibiert jedoch die Zytokinfreisetzung aus Mastzellen. Damit können diese Substanzen auch die begleitende Entzündungsreaktion bei der Urtikaria potentiell günstig beeinflussen.

Therapie der Urtikaria

Tabelle 11.2. Potentielle Nebenwirkungen der H_1-Rezeptorantagonisten

Zielorgan	Nebenwirkung
ZNS	Sedierung, Müdigkeit, Trägheit, Koordinationsschwäche, Euphorie, Schlaflosigkeit, Zittrigkeit, Nervosität, Appetitsteigerung
Augen	Trübung der Sehschärfe, Schielen
Ohren	Ohrensausen, Schwindel
Muskeln	Schwäche, Muskelzucken
Gastrointestinaltrakt	Appetitlosigkeit, Mundtrockenheit, Übelkeit, Erbrechen, Durchfall, Verstopfung, Magenschmerzen
Immunsystem	Urtikaria, makulopapulöse Exantheme, Lichtüberempfindlichkeit (Promethazin, Tripolidin), Kontaktallergie
Teratogenität	Beim Tier: Piperazine wie Hydroxyzin; Beim Menschen: Brompheniramin; mögliche Assoziation mit retrolentaler Fibrose
Reproduktionssystem	Erektionsstörungen bei hohen Dosen

H_1-Antihistaminika der ersten Generation werden auch zur Verhinderung der Reisekrankheit und in höheren Dosen als lokal wirkende Antipruriginosa eingesetzt.

Die gravierendsten *unerwünschten Wirkungen* der Vertreter der ersten Generation der H_1-Antagonisten (Abb. 11.2) sind zentral sedierende Effekte (Tabelle 11.2). Diese Substanzen wurden daher in relativ niedriger und einschleichender Dosierung verordnet. Zusätzliche Nebenwirkungen sind hauptsächlich auf die antagonistischen Effekte gegen Serotonin und Acetylcholin zurückzuführen. Gegenüber den Müdigkeitserscheinungen tritt bei den meisten Patienten nach wenigen Tagen eine Gewöhnung ein. Antihistaminika kumulieren generell nicht und können offenbar ohne Zunahme der Nebenwirkungen über lange Zeiträume eingenommen werden.

Bei *Überdosierung* und bei Kindern kann es zur Erregung des ZNS, bei Epileptikern nach höherer Dosierung auch zu Anfällen kommen. Ein spezifisches Gegenmittel gibt es nicht; diese Wirkungen sind durch andere Mechanismen als durch eine H_1-Blockade zu erklären. Symptome einer Überdosierung sind Überaktivität, Schlaflosigkeit, Halluzinationen, Fieber, Weitstellung der Pupillen, Harnretention, erniedrigte Darmperistaltik, Blutdruckabfall, Tachykardie und Herzrhythmusstörungen. Der Tod erfolgt durch ein zentral ausgelöses Koma und durch Herzstillstand, bei den nicht zentral wirksamen Antihistaminika (bisher nur für Astemizol und Terfenadin bekannt) primär durch die kardiovaskulären Wirkungen (Blutdruckabfall, Herzstillstand). Wegen der potentiell lebensbedrohlichen Herzrhythmusstörungen bei Überdosierung mit den beiden letzteren Substanzen dürfen diese nicht gleichzeitig mit ebenfalls über das P_{450}-System in der Leber metabolisierten Medikamenten wie Erythromyzin und Ketokonazol oder mit QT-Intervall verlängernden Herzmedikamenten verabreicht werden (KEMP 1992).

Die *Antihistaminika der zweiten Generation* (Abb. 11.2) zeichnen sich dadurch aus, daß sie nicht die Blut-Hirn-Schranke durchdringen bzw. nicht an Rezeptoren im Gehirn binden. Daher bewirken sie in der empfohlenen Dosierung keine oder nur wenig Müdigkeit. Ketotifen und Astemizol sowie das ältere, sedierende Cyproheptadin regen bei einigen Patienten den Appetit an und bewirken eine Gewichtszunahme.

Bei der *Wahl der Antihistaminika* steht dem behandelnden Arzt z. Z. ein breites Spektrum an wirksamen Substanzen zur Verfügung. Er sollte mit den spezifischen Eigenschaften einiger ausgewählter Substanzen besonders gründlich vertraut sein. Bei einzelnen Patienten scheint auch die eine Substanz individuell besser wirksam oder besser verträglich zu sein als eine andere. Bisher gibt es noch nicht genügend Daten, um einzelnen Substanzen bei besonderen Formen der Urtikaria eine bevorzugte Stellung einzuräumen. In höherer Dosierung (bis 40 mg/Tag) soll Cetirizin bei einigen Patienten eine Besserung der Symptome bei der Druckurtikaria bewirken; allerdings treten dann auch starke Nebenwirkungen auf. Bei der cholinergischen Urtikaria wirkt Cetirizin dagegen aufgrund neuerer eigener Untersuchungen in einer Dosierung von 20 mg/Tag ohne nennenswerte Verstärkung der Nebenwirkungen (ZUBERBIER et al. 1995). Ketotifen soll in höherer Dosierung bei Patienten, deren cholinergische Urtikaria nur schlecht auf die empfohlene Dosierung ansprach, eine Linderung bringen. Jedoch werden auch die Nebenwirkungen dabei verstärkt (Impotenz, Gewichtszunahme). Die bei der Kälteurtikaria gegenüber anderen H_1-Rezeptorblockern in der Literatur oft als vorteilhafter angeführte Wirkung von Cyproheptadin läßt sich nach neueren Untersuchungen nicht bestätigen.

Bei der Behandlung der Urtikaria haben H_1-Blocker der ersten Generation noch immer einen festen Platz. Sie stehen als Suspensionen für Kinder und als Injektionslösungen zur Behandlung akuter anaphylaktischer Reaktionen zur Verfügung. Einige Repräsentanten dieser Gruppe (z. B. Chlorpheniramin) können u. U. auch bei Schwangeren eingesetzt werden. Bei dem als H_1-Blocker sehr potenten Hydroxyzin kann die sedierende Komponente durch Verordnung zur Nachtzeit geschickt zum zusätzlichen Wohle des Patienten genutzt werden.

H_2- und H_3-Antagonisten sind als Monotherapie bei der Urtikaria unwirksam. Eine Verstärkung der Wirkung von H_1-Antagonisten durch H_2-Blocker wird kontrovers diskutiert. Sicherlich sind H_2-Blocker zur Behandlung zusätzlicher Magenbeschwerden angezeigt. Doxepin, ein trizyklisches Antidepressivum, ist einer der potentesten H_1-Antagonisten mit zusätzlicher Wirkung auf H_2-Rezeptoren. Ein Therapieversuch mit dieser Substanz ist bei sehr schwe-

ren Formen der Urtikaria angezeigt. Allerdings sind auch die Nebenwirkungen nicht unerheblich, insbesondere im psychiatrischen Bereich.

Die Nebenwirkungen der gewöhnlichen H_2-Blocker sind nicht sehr gravierend. Interessant ist die Wirkung auf T-Lymphozyten und somit auf das zelluläre Immunsystem (Verstärkung der Tuberkulinreaktion!). Cimetidin bindet an Androgenrezeptoren (mögliche Gynäkomastie und Azoospermie als Nebenwirkung) und interferiert mit den Mikrosomen der Leber, so daß die Wirkungen vieler anderer Medikamente wie Warfarin, Hydantoin, Phenobarbital, Diazepam und Propanolol verstärkt werden. Dies gilt nicht für die neueren H_2-Blocker wie Ranitidin.

11.4.2
Weitere Therapiemöglichkeiten

Jedem Arzt sind aus der Praxis Patienten mit Urtikaria bekannt, die auf die bisher angeführten Therapiemöglichkeiten nicht reagieren. Dies gilt besonders für die Urtikaria-Vaskulitis und die verzögerte Druckurtikaria. Diese Urtikariaformen sprechen auf Kortikosteroide an, wobei man oft mit sehr niedrigen Dosen (5 – 10 mg Prednison täglich oder alle 2 Tage) zurechtkommt. Wegen ihrer potentiellen Nebenwirkungen sind diese Substanzen jedoch für eine Langzeittherapie ungeeignet.

Alternativen sind Kombinationsversuche von H_1- mit H_2-Blockern, β-adrenergen Substanzen, Kalziumantagonisten und Entzündungshemmern wie Dapson allein oder in Kombination mit Pentoxifyllin oder PUVA.

Therapeutische Möglichkeiten bei Patienten, die nicht auf gewöhnliche Maßnahmen und hochdosierte H_1-Rezeptorantagonisten ansprechen (CZARNETZKI 1984; FRADIN et al. 1991)

Kombination: H_1- und H_2-Blocker,
Kombination: H_1- und β-Sympathomimetikum (z. B. Terbutalin),
Kombination: Dapson und Pentoxifyllin
Kalziumblocker (Fluranizin, Nifedipin),
Komplementinhibitoren (Aprotinin, Tranexamsäure),
Danazol,
Dapson,
Interferon α,
PUVA,
Kortikosteroide,
DADPS,
Cyclosporin A,
Plasmapherese,

Chloroquin,
Sulfasalazin,
Immunglobuline.

Es gibt auch einzelne positive Berichte über Versuche mit Komplementinhibitoren (Tranexamsäure, Aprotinin) und dem Antiandrogen Danazol. Bei einigen Patienten mit langjährig andauernder, kortisonabhängiger, chronischer Urtikaria bzw. Urtikaria-Vaskulitis haben wir unter niedrig dosierter Interferon α-Behandlung (3mal 3 Mio. I.E./Woche) eine Vollremission erreicht (CZARNETZKI et al. 1994). Interferon γ war nicht wirksam. Auch eine Therapie mit Sulfasalazin (z. B. Azulfidine) oder die Kombination mit Dapson und Pentoxifyllin ist bei einzelnen Patienten mit steroidabhängiger chronischer Urtikaria oder der Urtikaria-Vaskulitis wirksam (NÜRNBERG et al. 1994).

11.5
Prophylaktische Therapie

Bei Patienten mit anamnestisch gut belegten, schweren Reaktionen gegen gewisse Diagnostika (Röntgenkontrastmittel) oder Therapeutika (z. B. Histaminliberatoren bei operativen Eingriffen, besonders bei Mastozytose) kann man unter dringenden Umständen dennoch eine Exposition wagen, indem man eine Prophylaxe mit Kortikosteroiden und Antihistaminika durchführt. Mehrere Schemata sind bisher geprüft worden. Dabei hat sich ergeben, daß Antihistaminika alleine ausreichend sind und sich die Zugabe von H_2-Blockern in den meisten Fällen günstig auswirkt. Kortikosteroide sind nicht unbedingt notwendig. Eine Urtikaria konnte allerdings nicht immer verhindert werden. Bisher hat man unter diesen Vorsichtsmaßnahmen keine schweren, lebensbedrohlichen Schockreaktionen beobachtet.

Notfallmaßnahmen bei akuter Urtikaria, Atemnot und Schock. Der Patient sollte bei 2 und 3 in Schockposition gelagert werden, und alle erforderlichen Hilfsmittel zur Wiederbelebung sind bereit zu halten

1. *Akute Urtikaria und Angioödem*
   a) Entfernung des Auslösers, falls möglich (Bienenstachel entfernen, Brechreiz induzieren, Tourniquet anlegen, starke Lokalreaktion mit Eis kühlen, evtl. mit Adrenalin 1:10000, maximal 3 ml umspritzen);
   b) Patienten beruhigen und unterrichten, daß er sich bei Atemnot sofort wieder vorstellen muß;
   c) Orale Therapie mit H_1-Blocker oder Prednison;
   d) Schüttelmixtur zur Lokalbehandlung, falls erwünscht.

Therapie der Urtikaria

2. *Atemnot*
a) Wie unter *1 a*; zusätzlich 0,3 – 0,5 ml Adrenalin 1 : 1 000 subkutan;
b) Volumengabe (z. B. 0,9% NaCl) per infusionem;
c) H_1-Blocker i. v. [z. B. 2 – 4 mg Clemastin (Tavegil)];
d) Kortikosteroide i. v.: 250 mg Prednisolon initial; bis zu 2 g/24 h;
e) β_2-Mimetika per inhalationem (z. B. Fenoterol); bei leichter Kreislaufreaktion Epinephrin per inhalationem (Adrenalin Medihaler), ggf. 0,3 – 0,5 ml Adrenalin 1 : 1 000 subkutan mehrfach alle 15 min;
f) Theophyllin (z. B. Solosin), 1 – 2 Amp. langsam i. v.;
g) O_2-Gabe;
h) Bei Larynxödem: Spraystöße z. B. mit Adrenalin Medihaler;
i) Bei schwerem, unbeeinflußbarem Larynxödem: Intubation, Koniotomie, Tracheotomie (Kontrolle von RR und Puls!).

3. *Schock*
a) Adrenalin 1 : 10 000, bis 1 ml langsam i. v.;
b) Weitere Therapie wie unter 2 b – d (ständige Kontrolle von RR und Puls!).

11.6
Notfallbehandlung

Die Behandlung von Notfällen nach Antigenexposition oder im Rahmen von Intoleranzreaktionen muß von jedem Arzt beherrscht werden. Auch das Pflegepersonal muß immer wieder diesbezüglich geschult werden. Die Notfallmedikamente müssen in regelmäßigen Abständen auf Vollständigkeit und Verfallsdaten überprüft werden.

Bei primär urtikariellen Reaktionen besteht i. allg. wenig Gefahr. Im Akutfall muß der Blutdruck überprüft, der Patient in Schockposition flach gelagert und nach oben genannten Notfallmaßnahmen vorgegangen werden. Falls der Patient nach 2 h Beobachtung außer einer Urtikaria keine Symptome hat, kann er mit Antihistaminikaschutz und evtl. auch unter Kortikosteroiden nach Hause entlassen werden.

Bei schweren Reaktionen ist Adrenalin das am schnellsten wirksame Medikament. Antihistaminika und Kortikosteroide sollten gleich zu Beginn ebenfalls injiziert werden. Sie benötigen jedoch selbst bei i. v.-Gabe wenigstens eine halbe Stunde, bis eine Wirkung einsetzt.

Kalziuminfusionen sind bei der Behandlung der Urtikaria und einer akuten Schocksymptomatik nicht wirksam. Sie sind allerdings hilfreich, wenn der Patient hyperventiliert und eine auftretende Tetanie anders nicht beeinflußbar ist. (Rückatmung ist i. allg. wirksamer!)

Literatur

Czarnetzki BM (1986) Urticaria. Springer, Berlin Heidelberg New York Tokyo
Czarnetzki BM, Algermissen B, Jeep S, Haas N, Nürnberg W, Müller K, Kropp J-D (1994) Interferon treatment of patients with chronic urticaria and mastocytosis. J Am Acad Dermatol 30: 500 – 501
Czarnetzki BM (1991) Chronic urticaria. In: Lichtenstein LM, Fauci AS (eds) Current therapy in allergy, immunology and rheumatology. 4th edn. Decker, Toronto, pp 49 – 52
Czarnetzki BM (1994) Neues zur Diagnostik und Therapie der Urtikaria. Allergologie 17: 2 – 5
DeVries JE (1994) Novel fundamental approaches to intervening in IgE-mediated allergic diseases. J Invest Dermatol 102: 141 – 144
Grabbe J, Czarnetzki BM (1992) Akute und chronische Urtikaria. Dt Med Wochenschr 117: 1365 – 1370
Keating MU, Kagey-Sobotka A, Hamilton RG, Yunginger JW (1991) Clinical and immunological follow-up of patients who stop venom immunotherapy. J Allergy Clin Immunol 88: 339 – 348
Kenneth CD, Ellis CN (1991) Pharmacologic therapy for urticaria. J Am Acad Dermatol 25: 176 – 189
Nürnberg W, Grabbe J, Czarnetzki BM (1994) Synergistic effects of combined pentoxifylline and dapsone in leukocytoclastic vasculitis. Lancet 343: 49
Kemp JP (1992) Antihistamines – is there anything safe to prescribe? Ann Allergy 69: 276 – 280
Fradin MS, Ellis CN, Goldfarb MT, Voorhees JJ (1991) Oral cyclosporin for severe chronic idiopathic urticaria and angioedema. J Am Acad Dermatol 25: 1065 – 1067
Simons FER (1992) The antiallergic effects of antihistamines (H1-receptor antagonists). J Allergy Clin Immunol 90: 705 – 715
Zuberbier T, Aberer W, Burtin M, Rihoux J-P, Czarnetzki BM (1995) Efficacy of cetirizine in cholinergic urticaria. Acta Derm Venereol (Stockh) 75: 147 – 149

Anhang A

Urtikariafragebogen

Name:
Geburtsdatum:

Heutiges Datum:

Ambulanz des Virchow-Klinikums
Medizinische Fakultät
der Humboldt Universität zu Berlin
Hautklinik, Hautpoliklinik u. Asthmapoliklinik

Sehr geehrte Patientin, sehr geehrter Patient!

Sie haben zur Abklärung Ihrer chronischen Urtikaria (Nesselsucht) die Universitätshautklinik in Berlin aufgesucht. Die Urtikaria ist durch das immer wiederkehrende Auftreten von Quaddeln und/oder Schwellungen gekennzeichnet. Unter einer Quaddel versteht man eine stecknadelkopfgroße bis beetartige, juckende Erhabenheit der Haut, die nach kurzer Bestandsdauer wieder verschwindet. Bei dieser Erkrankung kommt es häufiger auch zu tiefer liegenden Schwellungen z. B. der Augenlieder oder der Lippen. Der Urtikaria kann eine Vielzahl von Ursachen zugrunde liegen. Wir sind daher bei der Abklärung auf Ihre detektivische Mitarbeit angewiesen.

Bitte nehmen Sie sich Zeit, diesen Fragebogen möglichst genau auszufüllen. Lassen Sie bitte keine Frage aus. Die meisten Fragen sind so formuliert, daß Sie die richtige Antwort nur anzukreuzen brauchen. Wenn Sie eine Frage nicht beantworten können oder nicht verstehen, kreuzen sie bitte das Kästchen „unklar" an. Sie können uns den Überblick über Ihre Antworten erleichtern, wenn Sie zum Ausfüllen des Fragebogens einen roten Stift benutzen.

ja	un-klar	nein

1. Wie lange besteht die Urtikaria schon bei Ihnen?

   Seit:

2. Wie äußert sich die Erkrankung bei Ihnen?

   ☐ Es treten nur oberflächliche Quaddeln auf.
   ☐ Es treten nur tiefe Schwellungen auf.
   ☐ Es treten sowohl Quaddeln als auch Schwellungen auf.

3. Wie häufig treten die oberflächlichen Quaddeln bei Ihnen auf?

   ☐ täglich
   ☐ mehrfach wöchentlich
   ☐ mehrfach monatlich
   ☐ seltener, nämlich:

4. Wie häufig treten tiefer liegende Schwellungen bei Ihnen auf?

   ☐ täglich
   ☐ mehrfach wöchentlich
   ☐ mehrfach monatlich
   ☐ seltener, nämlich:

5. Wie lange dauert es, bis eine Quaddel wieder verschwunden ist?

   ☐ weniger als eine Stunde
   ☐ bis zu 24 Stunden
   ☐ länger als 24 Stunden

6. Wie lange dauert es, bis eine tiefe Schwellung wieder verschwunden ist?

   ☐ bis zu 24 Stunden
   ☐ bis zu 72 Stunden
   ☐ länger als 72 Stunden

7. Wie groß werden die Quaddeln?

   ☐ strecknadelkopf- bis linsengroß
   ☐ größer, nämlich so groß wie:

8. Bevorzugen die Quaddeln bestimmte Körperstellen?

   ☐ nein
   ☐ ja, sie treten vorwiegend an folgenden Stellen auf:
   ☐ ja, sie treten ausschließlich an folgenden Stellen auf:

9. An welchen Körperstellen treten die Schwellungen auf?

   ☐ an den Augenlidern
   ☐ an den Lippen
   ☐ an anderen Stellen, nämlich:

10. Haben Sie schon einmal eine Schwellungen der Zunge, des Gaumens, des Rachens gehabt? ☐ ☐ ☐

    Wenn ja, wo genau?

11. Hat eine Schwellung im Halsbereich schon einmal zu Luftnot geführt? ☐ ☐ ☐

Anhang A 179

	ja	un-klar	nein

12. Zu welcher Tageszeit treten die Quaddeln meistens auf?
    - ☐ morgens
    - ☐ mittags
    - ☐ nachmittags
    - ☐ abends
    - ☐ nachts

13. Wachen Sie manchmal nachts mit Quaddeln auf? ☐ ☐ ☐

14. Hinterlassen die Quaddeln nach ihrem Verschwinden bläuliche/bräunliche Flecken oder rote Punkte? ☐ ☐ ☐

15. Kommt es bei einem Quaddelschub zu Nasenlaufen oder Augentränen? ☐ ☐ ☐

16. Haben Sie bei einem Quaddelschub schon einmal asthmatische Beschwerden oder Luftnot gehabt? ☐ ☐ ☐

17. Haben Sie bei einem Quaddelschub schon einmal eines oder mehrere der folgenden Anzeichen bemerkt?
    - Gelenkschmerzen ☐ ☐ ☐
    - Gelenkschwellungen ☐ ☐ ☐
    - Bauchschmerzen ☐ ☐ ☐
    - Magenbeschwerden, Sodbrennen ☐ ☐ ☐
    - Übelkeit, Erbrechen ☐ ☐ ☐
    - Durchfall ☐ ☐ ☐
    - Fieber ☐ ☐ ☐
    - Augenentzündungen ☐ ☐ ☐
    - Lymphknotenschwellungen ☐ ☐ ☐
    - andere (welche?) ☐ ☐ ☐

18. Leidet oder litt ein Mitglied Ihrer Familie ebenfalls unter dem Auftreten von Quaddeln oder Schwellungen? ☐ ☐ ☐
    Wenn ja, wer?

19. Leidet oder litt ein Mitglied Ihrer Familie an einer der folgenden Erkrankungen?
    - Milchschorf (im Säuglingsalter) ☐ ☐ ☐
    - stark juckende Ekzeme in den Ellenbeugen oder Kniekehlen („Neurodermitis") ☐ ☐ ☐
    - Heuschnupfen, verstopfte Nase, Niesanfälle ☐ ☐ ☐
    - allergisches Asthma ☐ ☐ ☐
    Wenn ja, wer?

	jetzt	frü-her	un-klar	nein

20. Leiden oder litten Sie an einer der folgenden Erkrankungen?
    - Milchschorf (im Säuglingsalter) ☐ ☐ ☐ ☐
    - stark juckende Ekzeme in den Ellenbeugen oder Kniekehlen („Neurodermitis") ☐ ☐ ☐ ☐
    - Heuschnupfen, chronisch verstopfte oder laufende Nase, Niesanfälle ☐ ☐ ☐ ☐
    - allergisches Asthma ☐ ☐ ☐ ☐

	jetzt	früher	unklar	nein
• Leberkrankheiten (Leberentzündung, Gelbsucht)	☐	☐	☐	☐
• Nierenkrankheiten	☐	☐	☐	☐
• Erkrankungen der Schilddrüse	☐	☐	☐	☐
• rheumatische Erkrankungen, z. B. primär chronische Polyarthritis	☐	☐	☐	☐
• Entzündungen der Zähne oder des Zahnfleisches	☐	☐	☐	☐
• Entzündungen im Hals-Nasen-Ohren-Bereich (z. B. Mandelentzündung, vereiterte Nasennebenhöhlen)	☐	☐	☐	☐
• Magenbeschwerden, Sodbrennen	☐	☐	☐	☐
• bösartige Erkrankungen (wenn ja, welche?)	☐	☐	☐	☐

	ja	unklar	nein
21. Hatten Sie noch andere, nicht erwähnte Erkrankungen?	☐	☐	☐

Wenn ja, welche?

22. Können Sie sich zu Beginn der Quaddelsucht an besondere Ereignisse oder akute Erkrankungen erinnern? ☐ ☐ ☐

23. Haben Sie einen Zusammenhang zwischen dem Auftreten von Rötungen/Quaddeln und folgenden Auslösebedingungen bemerkt?

- Kälte (kaltes Wasser, kaltes Wetter, kalter Wind, kalte Gegenstände, kalte Speisen) ☐ ☐ ☐
- Wärme (warmes Wasser, warme Gegenstände, warme Speisen) ☐ ☐ ☐
- Überwärmung des Körpers (z. B. bei körperlicher Anstrengung, Sport, Schwitzen, Fieber) ☐ ☐ ☐
- Berührung mit Wasser ☐ ☐ ☐
- Sonnenstrahlen (auch künstliche UV-Bestrahlung) ☐ ☐ ☐

24. Entstehen Quaddeln wenige Minuten nach Kratzen oder Scheuern der Haut? ☐ ☐ ☐

25. Haben Sie bemerkt, daß Schwellungen an Körperstellen auftreten, die Sie einige Stunden zuvor längere Zeit belastet haben (z. B. Schwellungen an Fußsohlen nach langem Sitzen/Fahrradfahren)? ☐ ☐ ☐

26. Nehmen Sie ein Medikament gegen die Urtikaria ein? ☐ ☐ ☐

Wenn ja, welches und wie häufig?

27. Nehmen Sie regelmäßig andere Medikamente ein? ☐ ☐ ☐

Wenn ja, welche und wie häufig?

28. Nehmen Sie gelegentlich eines der folgenden Medikamente ein?

- Schmerzmittel (wie Aspirin) ☐ ☐ ☐
- Grippemittel ☐ ☐ ☐
- Rheumamittel ☐ ☐ ☐
- hustenreizstillende Mittel ☐ ☐ ☐
- Abführmittel ☐ ☐ ☐
- Schlafmittel ☐ ☐ ☐
- Hormone ☐ ☐ ☐

	ja	un-klar	nein

- Vitamine ☐ ☐ ☐
- Antibiotika, insbesondere Penicillin ☐ ☐ ☐
- homöopathische Mittel ☐ ☐ ☐
- andere ☐ ☐ ☐

Wenn ja, welche und wie häufig?

29. Bekommen Sie regelmäßig oder gelegentlich Spritzen oder Infusionen (z. B. Insulin, Vitamin B, Hyposensibilisierungsspritzen, Bluttransfusionen)? ☐ ☐ ☐

Wenn ja, welche und wie häufig?

30. Haben Sie schon einmal nach Einnahme eines Medikaments (z. B. Penicillin oder Aspirin), nach einer Spritze oder Infusion Quaddeln oder Schwellungen bekommen? ☐ ☐ ☐

Wenn ja, nach welchen?

31. Haben Sie schon einmal ein Medikament, eine Spritze oder Infusion nicht vertragen? ☐ ☐ ☐

Wenn ja, welche, und wie äußerte sich die Unverträglichkeit?

32. Sind Quaddeln/Schwellungen schon einmal im Anschluß an eine Untersuchung mit Röntgenkontrastmitteln aufgetreten? ☐ ☐ ☐

33. Sind Quaddeln/Schwellungen schon einmal nach Impfungen, z. B. gegen Tetanus, aufgetreten? ☐ ☐ ☐

34. Haben Sie schon einmal beim oder im Anschluß an den Verzehr bestimmter Nahrungsmittel (z. B. Fisch, Schalentiere, Milch, Nüsse, Tomaten, Schokolade, Gewürze, Käse, Erdbeeren, Äpfel, Konserven) folgende Anzeichen bemerkt?

- ein Kribbeln oder ein pelziges Gefühl auf der Zunge ☐ ☐ ☐
- eine Schwellung der Zunge oder der Lippen ☐ ☐ ☐
- andere Schwellungen oder Quaddeln ☐ ☐ ☐

Wenn ja, nach welchen Nahrungsmitteln?

35. Haben Sie schon einmal das Auftreten von Quaddeln/Schwellungen im Anschluß an den Verzehr bestimmter Getränke (z. B. Bier, Wein, andere Alkoholika, chininhaltige Erfrischungsgetränke wie Schweppes-Limonade) bemerkt? ☐ ☐ ☐

Wenn ja, nach welchen?

36. Haben Sie schon einmal das Auftreten von Quaddeln/Schwellungen nach dem Verzehr von Nahrungsmitteln oder Getränken bemerkt, die Konservierungsstoffe (z. B. Benzoesäure, Sorbinsäure) enthalten? ☐ ☐ ☐

Wenn ja, nach welchen?

37. Haben Sie eine Abneigung gegen bestimmte Nahrungsmittel? ☐ ☐ ☐

Wenn ja, gegen welche?

38. Verwenden Sie Süßstoff (z. B. Natreen) anstelle von Zucker? ☐ ☐ ☐

	ja	un-klar	nein

39. Rauchen Sie? ☐ ☐ ☐

   Wenn ja, was und wieviel?

40. Haben Sie schon einmal bemerkt, daß die **Berührung** der Haut mit folgenden möglichen Auslösern eine Rötung oder Quaddelbildung hervorgerufen hat?

   - Nahrungsmittel (Fleisch, Fisch, Kartoffeln, Gewürze, Salat, Ei, Mehl, Früchte, Gemüse, Getränke) ☐ ☐ ☐
   - Chemikalien, Berufsstoffe ☐ ☐ ☐
   - Salben ☐ ☐ ☐
   - Tiere ☐ ☐ ☐
   - Pflanzen ☐ ☐ ☐
   - Hölzer ☐ ☐ ☐
   - Textilien ☐ ☐ ☐
   - Arzneimittel ☐ ☐ ☐
   - Kosmetika, Parfums ☐ ☐ ☐
   - Wasser ☐ ☐ ☐

41. Was machen Sie beruflich?

42. Welche Hobbies haben Sie?

43. Sind Sie an Ihrem Arbeitsplatz oder bei Ihrer Hobbytätigkeit der Inhalation von Dämpfen oder Stäuben ausgesetzt? ☐ ☐ ☐

   Wenn ja, welchen?

44. Bessert sich oder verschwindet die Urtikaria im Urlaub? ☐ ☐ ☐

45. Befinden sich metallische Gegenstände (z. B. Schrittmacher, Gelenkprothesen, Metallplatten oder -schrauben, Zahnspangen) in Ihrem Körper? ☐ ☐ ☐

   Wenn ja, welche?

46. Sind Quaddeln/Schwellungen schon einmal in Anschluß an Insektenstiche aufgetreten? ☐ ☐ ☐

   Wenn ja, bei welchen Insekten?

47. Haben Sie schon einmal Quaddeln beim oder kurz nach dem Geschlechtsverkehr bekommen? ☐ ☐ ☐

Bei Frauen

48. Treten die Quaddeln/Schwellungen vorwiegend in den Tagen vor der Regelblutung auf? ☐ ☐ ☐

49. Nehmen Sie die „Pille" ein? ☐ ☐ ☐

   Wenn ja, welches Präparat und seit wann?

   Wenn ja, haben Sie bemerkt, daß die Quaddeln/Schwellungen an den Tagen nicht oder weniger häufiger auftreten, an denen Sie die „Pille" nicht einnehmen? ☐ ☐ ☐

Anhang B

Urtikariatagebuch

Datum	Tag	Quaddeln*	Juckreiz*	Bemerkungen
	1			
	2			
	3			
	4			
	5			
	6			
	7			
	8			
	9			
	10			
	11			
	12			
	13			
	14			
	15			
	16			
	17			
	18			
	19			
	20			
	21			
	22			
	23			
	24			
	25			
	26			
	27			
	28			
	29			
	30			

* 0 keine, 1 leicht, 2 mittel, 3 stark

Anhang C

Testbogen: physikalische Urtikaria

Physikalische Provokationstestung bei Urtikaria
(bei Reaktion bitte ankreuzen!)

Patientendaten

		Datum/Uhrzeit
Name:	Letzte Einnahme von	........../..........
Geburtsdatum:	a) Antihistaminika	
	Typ:	
	b) anderen Medikamenten mit Einfluß auf Quaddeln:	

---

1. Urticaria factitia   Datum/Uhrzeit ..../..........

Testinstrument:
Testort: oberer Rücken

Resultat

5 Min.			2 Std.		
Q	E	Pr	Q	E	Pr

Besonderheiten:
z.B. cholinergischer Dermographismus

---

2. Druckurtikaria   Datum/Uhrzeit ..../..........

Testort:

Resultat

Gewicht	Fläche	Dauer	Sofort			2 Std.			4 Std.			8 Std.		
			Q	E	Pr	Q	E	Pr	Q	E	Pr	Q	E	Pr
900 g		10 Min.												
900 g		20 Min.												
1800 g		10 Min.												
1800 g		20 Min.												
...... g		... Min.												

Besonderheiten:

3. Wärmekontakturtikaria

Datum/Uhrzeit
.........../..........

Bad   Arm
      Ganzkörper   37–41 °C, 3–10 Min.
                         (höher, falls neg.)

°C	Dauer der Applikation	sofort			2 (o.) Std.		
		Q	E	Pr	Q	E	Pr

Besonderheiten?

---

4. Kältekontakturtikaria

Datum/Uhrzeit
.........../..........

Testort:

Art	Dauer der Applikation	Sofort			nach 10 Min.			2 Std.			24 Std.		
		Q	E	Pr	Q	E	Pr	Q	E	Pr	Q	E	Pr
Eiswürfel (Becher)	3–5 Min.												
	.... Min.												
Armbad ... °C	5–10 Min.												
	.... Min.												
Kaltluft 4 °C bis Frösteln:	.... Min.												

Reflexquaddeln?
Besonderheiten?

---

5. Lichturtikaria

Datum/Uhrzeit
.........../..........

Testort: Rücken
Steigende Dosis

	Bis 2 Std.*			24 Std.			48 Std.		
	Q	E	Pr	Q	E	Pr	Q	E	Pr
UVA									
UVB									
sichtbares Licht									

Besonderheiten?   * Ablesungszeiten, siehe Kap. 5.6

Anhang C

6. Cholinergische Urtikaria

Körperliche Übung in der Wärme
(bis zum Schwitzen)

z. B. Übungsfahrrad,
Treppensteigen,
Kniebeugen

Datum/Uhrzeit
........../..........

Resultat

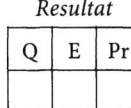

Besonderheiten:

Diagnose(n):   Durchführung durch:

                       Verantw. Arzt:

Q = Quaddel   E = Erythem   Pr = Pruritus

Anhang D: Diäten

1. Pseudoallergenarme Diät

(mod. nach ZUBERBIER und CZARNETZKI. Nahrungsmittelunverträglichkeit (II), Hautarzt 1993; 44:57–62)

Generell verboten:
Alle Nahrungsmittel, die Konservierungsstoffe, Farbstoffe und Antioxidanzien enthalten. Verdacht besteht bei allen industriell verarbeiteten Lebensmitteln.

	Erlaubt	Verboten
Grundnahrungsmittel	Brot, Brötchen ohne Konservierungsmittel, Gries, Hirse, Kartoffeln, Reis, Hartweizennudeln (ohne Ei), Reiswaffeln (nur aus Reis und Salz!)	Alle übrigen Nahrungsmittel (z. B. Nudelprodukte, Eiernudeln, Kuchen, Pommes frites)
Fette	Butter, Pflanzenöle (Kaltpressung)	Alle übrigen Fette (Margarine, Mayonnaise etc.)
Milchprodukte	Frischmilch, frische Sahne, Quark, Naturjoghurt, Frischkäse (ungewürzt), wenig junger Gouda	Alle übrigen Milchprodukte
Tierische Nahrungsmittel	Frisches Fleisch, frisches Gehacktes (ungewürzt)	Alle verarbeiteten tierischen Nahrungsmittel, Eier, Fisch, Schalentiere
Gemüse	Alle Gemüsesorten, außer den verbotenen, z. B. Salat (gut waschen!), Möhren, Zucchini, Rosenkohl, Weißkohl, Chinakohl, Broccoli, Spargel	Artischocken, Erbsen, Pilze, Rhabarber, Spinat, Tomaten und Tomatenprodukte, Oliven, Paprika
Obst	Keins	Alle Obstsorten und Obstprodukte (auch getrocknetes Obst wie Rosinen)
Gewürze	Salz, Schnittlauch, Zucker, Zwiebeln	Alle übrigen Gewürze, kein Knoblauch, keine Kräuter
Süßigkeiten	Keine	Alle Süßigkeiten, auch Kaugummi und Süßstoff
Getränke	Milch, Mineralwasser, Kaffee, schwarzer Tee	Alle übrigen Getränke, auch Kräutertees und Alkoholika
Brotbeläge	Honig und die in den vorhergehenden Spalten genannten Produkte	Alle nicht genannten Brotbeläge

2. Aufbaudiät

Diese Aufbaudiät kann begonnen werden, nachdem mit der strengen pseudoallergenarmen Diät Symptomfreiheit erzielt worden ist. Es sollte jedoch nur alle 3 Tage eines der Lebensmittel aus der Aufbaudiät eingeführt werden (nähere Anleitungen s. Text).

Milchprodukte	Buttermilch weitere junge Schnittkäse	
Tierische Lebensmittel	Fleisch	Bratenaufschnitt Roast Beef Putenfleisch
	Fisch	Seelachs Forelle Scholle Dorsch
	Eier	
Obst	Banane Reife (süße) Birne Wassermelone	
Diverses	Frische Kräuter Kräutertees Birnensaft Gemüsesäfte (erlaubte Sorten) Zuckerrübensirup als Brotbelag	

Anhang E

Pseudoallergenarme Kost – Rezeptideen

I. EHLERS

Rote Beete aus dem Ofen
(1 Person)

Zutaten:
1		große rote Beete
200 g		Kartoffeln
1		Zwiebel
1–2 EL		Olivenöl
		Salz

Die rote Beete putzen, schälen und in Würfel schneiden. Die Kartoffeln gut abbürsten oder schälen und ebenfalls würfeln. Die Zwiebel fein hacken und alles in eine Auflaufform geben. Das Öl darüberträufeln, und für 30–40 min bei 200 °C (vorgeheizter Ofen) zugedeckt backen, bis die rote Beete weich ist. Gegebenenfalls mit Salz nachwürzen.

Rote Beete mit Joghurt-Schnittlauch-Sauce
(1 Person)

Zutaten:
1		große rote Beete
150 g		Joghurt
1 Bd		Schnittlauch
		Salz

Die rote Beete putzen, in Alufolie wickeln und 40–50 min bei 200 °C backen. Inzwischen den Joghurt in eine Schüssel geben, den Schnittlauch in Röllchen schneiden und zum Joghurt geben. Mit Salz abschmecken.
Dazu schmecken Back- oder Pellkartoffeln.

Rote Beete-Möhren-Rohkost
(1 Person)

Zutaten:
1		kleine rote Beete
1		große Möhre
1		kleine Zwiebel
1 EL		Olivenöl

Das Gemüse putzen, schälen und raspeln. Die Zwiebel fein hacken und unter die Rohkost heben. Mit dem Olivenöl beträufeln.

Pellkartoffeln mit Quark
(1 Person)

Zutaten:

400 g	Kartoffeln	Die Kartoffeln waschen, in einem Topf mit Wasser zum Kochen bringen und bei milder Hitze garkochen. Quark und Joghurt in eine Schüssel geben, die Zwiebel fein hacken, den Schnittlauch in Röllchen schneiden und alles zu einer Quarkcreme verrühren. Mit etwas Salz abschmecken.
200 g	Quark	
100 g	Joghurt	
1	kleine Zwiebel	
1 Bd	Schnittlauch	
	Salz	

Kartoffeln in Salzkruste
(1 Person)

Zutaten:

400 g	Kartoffeln	Die Kartoffeln waschen und abbürsten. Das Salz in eine Auflaufform geben und die Kartoffeln auf dieses Salzbett geben. Bei 200 °C etwa 30–40 min backen, bis die Kartoffeln gar sind. Mit Olivenöl oder Butter servieren.
	grobes Salz	
1–2 EL	Olivenöl oder Butter	

Bratkartoffeln
(1 Person)

Zutaten:

400 g	gekochte Kartoffeln	Die Kartoffeln in Scheiben oder Würfel schneiden. Die Zwiebel hacken und in Olivenöl oder Butter anbraten. Die Kartoffelscheiben bzw. -würfel dazugeben und goldbraun braten. Dazu paßt Gurkensalat in Joghurt-Schnittlauch-Sauce.
1	große Zwiebel	
2 EL	Olivenöl oder Butter	

Gurkensalat in Joghurt-Schnittlauch-Sauce
(1 Person)

Zutaten:

300 g	Salatgurke	schälen und in dünne Scheiben reiben.
100 g	Joghurt	mit etwas Honig
	Honig	verrühren.
1 Bd	Schnittlauch	in Röllchen schneiden und unterrühren.
	Salz	Mit etwas Salz abschmecken.

Kartoffelbrei
(1 Person)

Zutaten:

350 g	Kartoffeln	Die Kartoffeln als Pellkartoffeln zubereiten, pellen und in einen Topf geben. Die Butter zufügen und nach und nach die Milch zugießen. Alles pürieren. Mit Salz abschmecken und mit Schnittlauch garnieren.
1 EL	Butter	
100 ml	Milch	
	Salz	
	Schnittlauch	

Kartoffelsuppe
(1 Person)

Zutaten:

250 g	Kartoffeln
150 g	Möhren
1	Zwiebel
1–2 EL	Olivenöl oder Butter
	Salz

Die Kartoffeln schälen und würfeln. Die Möhren ebenfalls schälen und in Scheiben schneiden. Die Zwiebel fein hacken und in Olivenöl oder Butter anbraten. Wenn die Zwiebeln glasig sind, die Kartoffeln und Möhren zugeben und kurz mitbraten. Mit Wasser angießen und mit Salz abschmecken. Evtl. passieren.

Hirse mit Zucchini-Möhren-Gemüse
(1 Person)

Zutaten:

50 g	Hirse
150 g	Möhren
100 g	Zucchini
1 EL	Butter
	Salz
50 ml	Sahne

Die Hirse waschen und mit 100–150 ml Wasser zum Kochen bringen. Ca. 20–30 min bei milder Hitze garen. In der Zwischenzeit das Gemüse waschen, putzen und in Scheiben schneiden. In Butter andünsten und mit Salz abschmecken. Die Sahne angießen und unterrühren. Als Sauce über die Hirse geben.

Gemüsepfanne
(1 Person)

Zutaten:

50 g	Reis
150 g	Broccoli
150 g	Möhren
150 g	Blumenkohl
1 EL	Butter
	Salz

Den Reis waschen und mit 100–150 ml Wasser zum Kochen bringen. Ca. 20–30 min bei milder Hitze garen. In der Zwischenzeit das Gemüse waschen und putzen. Broccoli und Blumenkohl in kleine Röschen zerteilen, die Möhren in Scheiben schneiden. In Butter andünsten und mit Salz abschmecken. Wenn das Gemüse gar ist, den Reis unterheben.

Möhrensuppe
(1 Person)

Zutaten:

300 g	Möhren
1 TL	Honig
100 ml	Sahne
	Salz

Die Möhren waschen, putzen und in kleine Stücke teilen. Mit wenig Wasser garen und danach passieren. Den Honig und die Sahne zugeben und mit Salz abschmecken. Nach Geschmack mit etwas Honig nachwürzen.

Steak mit Schnittlauchbutter
(1 Person)

Zutaten:

150 g	Steak	
1	große Zwiebel	
1 EL	Olivenöl	
1 EL	Butter	
1 EL	Schnittlauch	
1 TL	gehackte Zwiebel	

Das Steak leicht salzen. Die Zwiebel in Ringe schneiden und in dem Olivenöl glasig dünsten. Das Steak zugeben und nach Geschmack braten. Inzwischen die Butter mit dem Schnittlauch und der Zwiebel verrühren.
Mit Pell- oder Bratkartoffeln servieren.

Tip: Das Steak kann auch gegrillt werden.

Frikadellen
(1 Person)

Zutaten:

125 g	Rinderhack
2 EL	Magerquark
1	kleine Zwiebel
1	Prise Salz
1 EL	Olivenöl

Alle Zutaten bis auf das Olivenöl verkneten, 2 Steaks oder 6 Bällchen formen und diese etwa 10 min im Kühlschrank ruhen lassen.
Danach grillen oder mit Olivenöl braten.

Zucchini-Schiffchen
(1 Person)

Zutaten:

125 g	Rinderhack
2 EL	Magerquark
1	kleine Zwiebel
1	Prise Salz
1	Zucchini
1 TL	Olivenöl

Das Hack, den Quark, die Zwiebel und das Salz verkneten und den Fleischteig in den Kühlschrank stellen.
Die Zucchini waschen, putzen, aushöhlen und mit dem Öl bestreichen. Den Fleischteig in die Schiffchen füllen und mit wenig Wasser im Schmortopf garen oder im Backofen bei 200 °C backen.

Gebackene Zucchini
(1 Person)

Zutaten:

1	Zucchini
1	Zwiebel
1–2 EL	Olivenöl
50 g	junger Gouda

Die Zucchini waschen, putzen und in Scheiben schneiden. Die Zwiebel hacken. Eine Auflaufform mit einem Teil des Olivenöls fetten und die Zucchinischeiben hineinschichten. Die Zwiebeln obenauf geben und alles mit dem restlichen Olivenöl bestreichen. Den Gouda reiben und darüberstreuen. Den Auflauf bei 200 °C ca. 30 min backen.

Tip: Zu diesem Gericht eignen sich auch Gemüse wie Broccoli, Blumenkohl, Auberginen.

Sachverzeichnis

Abführmittel 22, 158
ACE-Hemmer 21, 43 ff.
Acetylcholin 101
Acetylsalicylsäure 15, 27, 105, 132
Adhäsionsmolekül 5
Adrenalin 49, 50, 76, 134, 151, 174, 175
β-adrenerge Substanzen 166
Akzeleratoren 107
Aldehyde 23
Alkohol 89, 134, 159
Allergie 139
- Nahrungsmittel 24
Amine 95
- biogene 160, 164, 165
- vasoaktive 24, 101, 145
Aminophyllin 76, 77
Ammoniumpersulfat 102
Ampicillin 22
Amyloidose 31
ANA 119, 140
Analgetika 143, 160 (s. auch Aspirin)
Anämie 131
β-perniziöse 32
Anamnese 139
Ananas 109
anaphylaktoide Reaktion 26
Anaphylatoxine 5, 8
Anaphylaxie 14, 145
Anästhetika 27
- i.v. 28
- lokal 28
Angioödem 2, 13, 43 ff., 53, 55, 56, 66, 70, 138, 139 (s. auch Quincke-Ödem, angioneurotisches Ödem)
- hereditäres 6, 43 ff.
- mit Hypereosinophilie 13, 44
- vibratorisches 53 ff., 75
Anis 165
Antibiotika 22, 72, 76, 146
Antidepressiva 144
Antihistaminika 39, 49, 50, 57, 62, 66, 76, 77, 80, 84, 86, 94, 104, 105, 112, 121, 132, 133, 134, 144, 145, 151, 158, 167 ff.
Anti-IgE 31
- Rezeptorantikörper 7, 31
Antikonzeptiva 22
Antikörper, monoklonale 22
Antioxidanzien 151, 159, 160, 165
Antiphlogistika 22
- nichtsteroidale 27
- - Intoleranzreaktion auf 7, 27
Antirheumatika, nichtsteroidale 121
Aprotinin 173
Armbad 92
Arthralgie 56, 63, 116, 118
Arthropoden 101
Arzneimittel 20, 21, 27, 146
Arzneimittelallergie 165
- Hydantoin 166
- Insulin 165
- Isoniazid 165, 166
- Penicillin 165
Arzneimittelreaktion 38, 120, 154
Aspirin 15, 27, 28, 62, 64, 67, 133, 144, 159
- Intoleranzreaktionen auf 7, 79, 149
Aspirintriade 28
Astemizol 144, 151, 168, 170, 172
Asthma 12, 23, 71, 72
Atopie 9, 38, 55, 64, 72, 79, 93, 104, 139
Atopiker 21, 100, 108
atopisches Ekzem 27, 145
Aufbaudiät (s. Diät) 190
Auslaßverfahren 159
Autoantikörper 19
Autoimmunerkrankungen 31, 120, 141
- M. Still 31
- Polymyositis 31
- rheumatisches Fieber 31
- SLE 31
Avocado 109
Azathioprin 122
Azelastin 169, 170

bakterielle Infektionen 29
Banane 109
Basophilendegranulationstest 149
Benzoesäure 27, 102, 164, 165
Benzoesäureestern 159
Bienengift
– Allergie 14, 165, 166
Bier 165
Blasen 125, 126, 154
– Bildung 10
β-Blocker 151
Blutinfusionen 23
Blutprodukte 22
Borreliose 7, 29, 71, 72, 73, 75, 154
Bradykinin 44
Brennessel (s. Urtica dioica, Urtica urens) 1, 34, 95, 97, 102
Bronchokonstriktion 27
Bronchospasmus 14, 92
Brot 163
Brotbelag 165
BSG 13, 66, 140, 141
Buchweizen 109
Bufexamac 102
Bullöses Pemphigoid 155
Butter 163
Butylhydroxianisol 165
Butylhydroxyanisol 152
Butylhydroxytoluen 102
Butylhydroxytoluol 152

C 1-Inhibitor 43ff., 137
C3, C4 140
Campylobacter pylori 29, 40, 140 (s. auch Helicobacter)
Candida 29, 30, 40, 138, 140, 158
Carbamat 102
Cephalosporin 22
Cetirizin 66, 132, 168, 169, 170, 172
– biologische Wirksamkeit 170
Chemotherapie 77, 122
Chinin 22
Chlamydia trachomatis 29
Chloramphenicol 22
Chloroquin 80, 121, 174
Chlorpheniramin 169, 170, 172
– biologische Wirksamkeit 170
Cholchicin 121
Cholesterin 130
Chondroitinschwefelsäure 130
Churg-Strauss-Syndrom 120
Cimetidin 173
Cinnerizin 77
Citronensäure 163

Cogan-Syndrom 29
Coxsackie 29, 154
Cromoglicinsäure 77, 132, 133, 144, 167
Cumin 165
Curare 22
Curry 165
Cyclophosphamid 122
Cyclosporin 173
Cyproheptadin 77, 169, 172

Danazol 49, 50, 173
Dapson 67, 76, 77, 80, 121, 173, 174
Darier-Zeichen 125, 127, 131
Dekompressionsurtikaria 54
Depressionen 33, 71
Dermographietest 57, 139
Dermographismus 54, 58, 59, 61, 64
– cholinergischer 58ff., 94
– urtikarieller 58ff.
– verzögerter urtikarieller 58, 59, 61, 132
Dermographometer 60
Desensibilisierung 165, 166
Diät 30, 40, 62, 138, 140, 141, 146, 147, 159ff.
– pseudallergenarme 151, 159ff., 189
Dinatrium-Cromoglykat 132 (s. auch Cromoglycinsäure)
Diphenhydramin 169
Diuretika 22
DMSO 100, 101
Doxepin 77, 172
Drucktest 65
Druckurtikaria 48, 53ff., 62ff., 104, 120, 121, 138, 173, 185
Durchfall 127
Dysästhesie 79
Dysproteinanämie 31
– Schnitzler-Syndrom 31

E-Nummer 162
Echinokokkus 29, 31
EIA (s. exercise-induced anaphylaxis) 93
Eier 24, 164
Eiswürfeltest 73
Ekzem 100, 104
Eosinophilie 43, 44, 49, 130, 140
– im Gewebe 66, 76, 170
Epidemiologie 8, 28, 44, 54, 62, 68
Epikutantest 144
Episkleritis 117
Epsilon-aminocapronsäure 49, 50
Epstein-Barr-Virus 29, 73, 75

Sachverzeichnis

Erdbeeren 160
Erdnuß 152
Erysipel 48, 66, 104
Erythema
- anulare centrifugum 154
- chronicum migrans 154
- exsudativum multiforme 120, 154, 155
- marginatum 45, 154
Erytheme, cholinergische 94
Essera 1
Eßkastanie 109
Ethylenoxyd 24
Exanthem
- makulopapulöses 154
- morbiliformes 25
exercise-induced anaphylaxis (s. EIA) 54, 55, 93
Expositionstest 103
Externa bei Kontakturtikaria 99
extrakutane Symptome 12

Farbstoffe 151, 152, 160, 163, 165
Fasciola Ancyclostomata 29
Feige 109
Fettnekrose 76
Fieber 56, 63, 90, 118, 128
Fisch 27, 160, 164
Fleisch 164
Fluranazin 173
Flush 127, 128, 131, 132
Fokus 40
Formaldehyd 102
Fremdserum 14
Frischplasma 50
Früchte (s. Obst) 109, 162

Gastrointestinaltrakt 12, 40, 56, 127
Gastroskopie 141
Gefäßsystem 12
Gelatine 28
Gemüse 152, 160
Gesamt-IgE-Spiegel 148
Getränke 165
Getreide 24
Gewürze 160, 164, 165
Giardia lamblia 29
Gleich-Syndrom 44
Glykosaminoglykane 130
Granuloma anulare 154
Granulozyten, neutrophile 170
Gries 163
Griseofulvin 22, 72
Guar 164

Gummi 105
- Inhaltsstoffe 102

H_1-Antagonisten (s. Antihistaminika)
Handschuhprovokation 109
Handschuhpuder 107
Hauttestung 103, 108, 137, 141, 142ff.
Helicobacter-pylori 29, 40, 140, 158
Hepatitis 29, 71, 72, 115, 120, 121, 154
Herpes 29
Herzrhythmusstörungen 14, 171
Hevea brasiliensis 105
Hirse 163
Histamin 1, 5, 6, 27, 53, 56, 57, 100, 127, 130, 132, 143, 144, 164, 168
- Freisetzung (in vitro) 149
- Liberatoren 6, 7, 22, 43, 95, 100, 145, 160, 174
histamine releasing factor 20
Histologie 2, 119, 129, 141
HIV 71ff.
Honig 165
Hormone 11, 32, 141
Hyaluronsäure 130
Hydantoin 166
Hydroxybenzoesäure 149, 151, 152, 160, 165
Hydroxyzin 77, 132, 169ff.
Hypereosinophilie (s. Eosinophilie) 13
Hyperpigmentierung
- postinflammatorische 72, 76, 116
Hyposensibilisierung 23, 105, 166

Idiosynkrasie 26 (s. auch Pseudoallergie)
IgE 1, 6, 19, 53, 98, 108, 110, 119, 137, 141
- Rezeptor 19
IgM 13
Immunfluoreszenz 117
Immunglobuline 6, 174
Immunkomplex 13, 48, 119
Immuntherapie 165, 166
Impfstoffe 22
Implantat 22, 158
Indometacin 67, 121
Infektionen 20, 29, 38ff., 40, 71, 137, 139, 141, 158
infektiöse Mononukleose 71, 72
Infestationen 29ff., 141
Infiltrat, entzündliches 5, 119
Inhalationsallergene 23, 166
innere Erkrankungen 31
Insekten 34
Insektengift 134, 166
- Stich 61, 71, 72, 139

Insulin 33, 165
Interferon 22, 77, 121, 133, 173, 174
Interleukin 5, 6, 20
Intoleranzprovokation 16, 141
Intoleranzreaktion 7, 15ff., 26ff., 39, 138, 149, 150, 152, 161
- Charakteristika 26
- Klinik der 15ff.
Intrakutantest 137, 143, 144
Isoniazid 165

Joghurt 163, 164
Johannisbrotkernmehl 164
Juckreiz 11, 44, 45, 59, 62, 63, 78, 96, 97, 112, 127, 128

Kaffee 165
Kälteagglutine 75
Kälteerythem 75
Kältehämolysine 72
Kältejuckreiz (s. Prurigo hiemalis) 75
Kältekontakturtikaria (s. Kälteurtikaria)
Kältepannikulitis 75, 76
Kälteprurigo 75
Kältereflexurtikaria, lokalisierte 68
Kältestimulationszeittest 73
Kältetoleranz 76ff.
Kälteurtikaria 6, 53, 54, 55, 67 ff., 79, 112, 120, 121, 186
- cholinergische 68, 70
- familiäre 55, 56, 68, 70
- familiäre vom verzögerten Typ 70
- follikuläre 70
- generalisierte 70
- lokalisationsabhängige 70
- perifollikuläre 68
- verzögerter Typ 68, 70
Kaltlufttest 73
Kaltwasserarmbad 73
Kalzium 130, 131
- Antagonisten 173
- Blocker 167
- Infusionen 175
Kartoffeln 163
Karzinome 31
Käse 160, 163, 164
- fermentierter 160
Katheter 110
Kaugummi 165
Ketotifen 170, 172
Knidosis 1
Knochenmark 126ff., 141
Kobaltchlorid 100

Köbner-Phänomen 66
Kodein 143
Kohl 164
Kollagenose 120
Komplement 5, 43, 47, 48, 72, 116, 118, 119, 121, 137, 174
- Aktivierung 19
Konservierungsstoffe 151, 159, 160, 162, 165
Kontaktekzem 61, 100
- photoallergisches 84
- phototoxisches 84
Kontakturtikaria 54, 95 ff.
- allergische 95
- immunologische 98
- nichtallergische 95, 98, 100
- nichtimmunologische 98
Kontrazeptiva 33, 46, 72
Kopfschmerzen 63, 70, 79, 90, 92, 117, 127, 128
Kortikosteroide 39, 49, 50, 57, 65ff., 77, 133, 134, 144, 151, 167, 173ff.
Kost, pseudoallergenarme (s. pseudoallergenarme Diät) 189, 191
- Rezeptideen 191
Kostaufbau 161
Krampfanfälle 127
Kräuter 164, 165
Kreuzreaktion 25, 109
Krustentiere 160
Kryofibrinogen 75
Kryofibrinogenämie 71
Kryoglobuline 71ff., 75, 77, 119, 120, 137, 140
Kryohämolysine 75

Laborveränderungen 13
Laktose 152
Larva migrans 31
Larynxödem 14, 46, 175
Latenzzeit 15
Latex 105ff.
- Allergie 96, 105 ff.
- - Krankenschwestern 107
- - Spina-bifida-Patienten 107
- - Zahnmedizinstudenten 107
- Produkte 105, 106
Lebensmittel 20, 24ff., 93, 99, 100, 134, 141, 159ff., 160, 162, 163
- Allergie 12, 24ff., 109, 110, 140, 147
- Pseudoallergene (s. Parastoffe) 27, 28, 159ff.
Leber 121, 127, 131
Leukämie 31, 32, 71, 77, 130

Sachverzeichnis

Leukotrien 101, 170
Leukozytoklasie 117
Leukozytose 56, 66, 131
Lichtdermatose, polymorphe 82, 84, 85
Lichtschutz 86
Lichttestung 83, 84
Lichttherapie (s. UV-A, PUVA) 86
Lichturtikaria 6, 53ff., 71, 79, 80, 81ff., 158, 186
Lidocain 62, 153
Lokalanästhetika 22, 27, 28, 62, 146, 153
Loratadin 169, 170
- biologische Wirksamkeit 170
Lues 73, 75
Lunge 56, 116, 118, 122
Lupus erythematodes (s. SLE) 31, 73, 81, 83, 84, 115, 120
Lymphadenopathie 14
Lymphome 31, 32, 48
Lymphosarkom 71
Lymphozytentransformationstest 149

M. Hodgkin 31
M. porcellaneus 1
M. Still 31, 32
M. Waldenström 71
Magensäure 71
Malaria 29, 31
maligne Entartung (bei Mastozytose) 124
maligne Erkrankungen 13, 31, 71, 73, 120, 133
Margarine 163
Masern 29, 71, 72
Mastozytom 123, 124
Mastozytose (s. Urticaria pigmentosa) 7, 22, 61, 123 ff., 138, 167
- maligne 127
Mastzelle 1, 6, 7, 53, 66, 129
- Degranulation 7, 53, 100ff., 134
- Leukämie 131
- Modulierbarkeit der Reaktivität 6
- Vermehrung 7, 117, 129
- Wachstumsfaktor (s. SCF) 129
Mediatoren 6
- chemotaktische 5
Medikamente (als Auslöser) 21ff., 27, 61, 62, 99, 134
Meerestiere 27, 101
Melkerson-Rosenthal-Syndrom 48
Melone 109
Metabisulfit 152, 153
Methotrexat 122
Milch 24ff., 38, 145, 163, 164

Miliaria 93
Milzvergrößerung 127
Möhren 164
Mononukleose, infektiöse 30, 72, 120
Monozyten 5, 13
Muckle-Wells Syndrom 31, 32
Myelom 71, 72

Nahrungsmittel 20, 24ff., 93, 99, 102, 134, 141, 159ff.
- Allergie 12, 24ff., 71, 72, 109, 110, 140, 147
- Inhaltsstoffe (Pseudoallergene) 27, 28, 159
Nahrungsmittelzusatzstoffe, Intoleranzreaktion auf (s. Intoleranzreaktion) 27, 28, 159ff.
Narkosezwischenfall 107
Natriumbenzoat 102, 152
Natriummetabisulfit 152
Neoplasie 9, 13, 31, 71, 73, 115, 120, 124, 153
Nephritis 14, 116, 118, 119
Nervenenden, freie 5
Nervensystem 12, 33
Neuroleptika 144
neurologische Faktoren 33
Neurotransmitter 33
Neutrophile 5
Neutrophilie 13
Nickel 102
Nieren 116, 118, 119
Nierenamyloidose 32
Nifedipin 173
Nitritpökelsalz 164
Notmaßnahmen 174
Nudeln 163
Nüsse 160

Obst 160, 164
Ödem, angioneurotisches (s. Angioödem) 10, 43ff.
Öle 163
Onchocerca volvulus 29
Onchozerkose 29, 31
Opiate 22, 134
Orange 109
Orangensaft 153
Oregano 165
Osteolyse 127
Osteosklerose 127
Oxyuren 29
Oxyuriasis 29, 30

Papeln, persistierende 10
Paprika 165
Paraphenylendiamin 102
Parasiten 29ff., 48, 137, 140, 141, 158
Parästhesie 127
Parastoffe (s. Lebensmittelpseudoallergene) 27, 28, 159ff.
Passionsfrucht 109
Pathogenese 4
Penicillin 20ff., 61,62, 72, 76, 77, 165, 166
- Allergie 21ff., 166
Pentoxifyllin 121, 173, 174
Peptide, vasoaktive 95
Peptidhormone 134
peptisches Ulkus (s. Ulkus) 128
Persönlichkeit 33
Pfeffer 165
Pfirsich 109
Pflanzen 34, 99, 101
- Kontakt 97
PGD2 130
Phosphatase, alkalische 130, 131
Phosphor 130, 131
Photoallergene 81
photoallergische Reaktion 84
phototoxische Reaktion 84
Pilze
- Candida 29, 30, 40, 138, 140, 158
- Trichophyton 29, 30
Plasma
- Expander 22, 27
- Pherese 86, 122, 158, 174
Plazeboeffekt 34
Pollenallergie 23
Polyäthylenglykole 102
Polycythaemia vera 31, 112
Polymyositis 31
Polyvinylchlorid 102
Porphyrie 81, 83, 84
Porree 164
Prausnitz-Küstner-Test, passiver Transfer 6
Prävalenz 8
Pricktest 103, 108, 137, 142ff., 166
prodromale Symptome 12
Progesteron 32, 166
Propanolol 93
Prophylaxe 174
Propylgallat 152
Proteinkontaktdermatitis 100
Protoporphyrie, erythropoietische 54
Provokationstestung 92, 141, 146 ff., 150ff.
- physikalische 57, 185
Prurigo hiemalis (s. Kältejuckreiz) 75

Pruritus (s. Juckreiz) 11, 75, 128
- aquagener 112
- cholinergischer 94
Pseudoallergie 16, 26, 40, 43, 142, 159ff.
psychische Faktoren 33
psychosomatische Veränderungen 34
Purpura 72, 116
PUVA 85, 86, 112, 124, 133, 167, 173
Pylorusstenose 147

Quaddel (s. Urtica) 2, 10
Quallengifte 71
Quark 163, 164
Quincke-Ödem (s. Angioödem) 43ff.

Ranitidin 173
RAST 137, 148
Raynaud-Phänomen 72, 117
Reaktion
- anaphylaktoide (s. pseudoallergische)
- pseudoallergische 16, 26ff., 40, 43, 142, 159ff.
Reflexerythem 10
Refraktärperiode 16, 149
Refraktärphase 16, 57, 77, 90, 112, 151, 167
Reibtest 103, 128, 143
Reis 24, 163
Retinoide 20
Rezeptideen 191
Rezeptoren, H1 168, H2 168, H3 168
Rezeptvorschläge 162, 191
Rheumafaktoren 140, 141
rheumatisches Fieber 31
rheumatoide Arthritis 120
Rhinitis (allergisch) 23
Rhinorrhöe 92
Röntgenkontrastmittel 22, 27, 28, 134, 174
Röntgenuntersuchung 131, 138, 141
Röntgenurtikaria 53, 54
Rubber elongation factor 108

Sahne 163
Salat 164
- Sauce 163
Salicylat 27, 149, 151, 152, 159, 160, 164, 165
Samenflüssigkeit 33, 105
Sarkoidose 31
SCF (s. Mastzellwachstumsfaktor) 7, 129

Sachverzeichnis

Schellfisch 160
Schilddrüsenantikörper 31
Schilddrüsenerkrankung 32
Schistosoma 29, 31
Schlangengift 134
Schmerzmittel (s. Aspirin) 146, 160
Schnellhyposensibilisierung 134, 166
Schnittlauch 165
Schnitzler-Syndrom 13, 31, 32
Schock 14, 19, 92, 98, 128, 133, 174
- anaphylaktischer 14, 19, 92, 98, 174
Schokolade 152, 165
Schüttelmixturen 167
Schwangerschaft 33, 61, 120, 121, 144
Schwefel 162, 165
Scratchtest 103, 142ff.
Seminalplasma 33, 105
Senf 165
Sensibilisierung 8, 19
Serotonin 101
Serumalbumin 13
Serumkrankheit 13, 14, 21, 120
Sinusitis 29, 140
Sjögren-Syndrom 120
Skabies 31
SLE 31, 73, 81, 83, 84, 115, 120
Soforttypreaktion 14, 19, 103, 108, 142ff.
Sojaprodukte 152
Sorbinsäure 102107, 152, 162, 163, 165
Spargel 164
Stanazolol 50, 76, 77
Streptokokken 29
Streptokokkentonsillitis 29, 140
Streptomycin 22
Streß 6, 33, 45, 54, 63, 89, 90, 93
Strongyloides 29
Substanz P 5
Sulfasalizin 174
Sulfonamide 22
Süßigkeiten 165
Süßstoff 151
Süßwaren 163
Sweet-Syndrom 154, 156
Sympathomimetika 76, 77, 144, 145
Syphilis 71, 72
systemische Beteiligung 12
systemischer Lupus erythematodes (s. SLE)

T-Helferlymphozyten 5
Tagebuch 137, 138, 140, 183
Tartrazin 152

Tätowierung 61
Tee 165
Teleangiektasien 125
Terbutalin 173
Terfenadin 169, 170
Testbogen 185
Tetrazyklin 22, 77
Textilien 99
Theophyllin 144, 175
Therapie (allgemein) 157ff.
Thiurame 102
Thromboxan 130
Tierische Stoffe 99, 101
Tocopherol 152
Toleranz 165
Tomate 24, 109, 164
Tonsillitis 29, 140
Toxine 101, 134, 145
Toxocara 29
Tranexamsäure 49ff., 173
Trauma 45
Trichinosen 29, 31
Trichomonas 29
Trichophyton 29, 30
Tryptase 130
Tumor 120
Typ-I-Allergie 14, 19, 103, 108, 142ff.

Überanstrengung 159
Ulkus (Magen, Duodenum) 128
Uredo 1
Urtica (s. Quaddel) 2
Urtica dioica (s. Brennessel, Urtica urens) 95
Urtica urens (s. Brennessel, Urtica dioica) 1, 95
Urticaria factitia 6, 53ff., 58ff., 71, 75, 112, 139, 145, 185
- kälteabhängige 68
- kältekontaktabhängige 70
- tarda 64
Urticaria pigmentosa (s. Mastozytose) 48, 123ff., 167
Urticatio 1
Urtikaria
- adrenerge 93
- akute 3, 37 ff., 57, 61, 138
- aquagene 55, 61, 71, 75, 92, 93, 110 ff.
- cholinergische 54, 55, 60, 61, 71, 80, 89ff., 104, 107, 111, 112, 137, 187
- chronische 37 ff., 55, 57, 61, 138
- Diagnostik 137 ff.
- Fragebogen 177 ff.

- idiopathische 8
- immunologisch vermittelte 4
- Klassifikation der 3
- lokalisierte physikalische 55
- nichtimmunologische 4
- papulöse 34
- physikalische 53 ff., 104, 107
- solare (s. Lichturtikaria) 6, 53ff., 71, 79, 80, 81ff., 93, 158, 186
- Sonderformen der 3
- Tagebuch 183
- Therapie 157 ff.

Urtikaria Vaskulitis 10, 43, 115 ff., 138, 173, 174
UV-A 85, 86, 133
Uveitis 117

Varizellen 29, 71, 72
Vaskulitis 71, 115ff., 138
- hypokomplementämische 115
- nonkomplementämische 115
Vasodilatation 5
Venulitis 117
Vibration 43, 44, 49, 53ff.
vibratorisches Angioödem 53ff., 75
Viruserkrankungen 6, 13, 20, 29, 30, 38, 154, 159
Vitiligo 32
Vollbad 92, 111
Volumenersatzmittel 134

Wärme 159
Wärmeurtikaria 53ff., 71, 78 ff., 84, 92, 112, 186
- hereditäre vom verzögerten Typ 78
Wasser (s. aquagene Urtikaria) 54, 69, 111
Wein 160, 165
Weintraube 109
Wespengiftallergie 14, 165, 166
Wespenstich 134, 158
Würmer 30, 31, 138
Wurst 164

Xantelasma 125

Zahn
- Entzündung 29, 140
Zigarettenrauch 23, 122
Zimtaldehyd 102
Zimtsäure 102
Zitronensäure 153
Zitrusfrüchte 165
ZNS 71, 118
Zucchini 164
Zusatzstoffe 162
Zwiebel 165
Zyklooxygenasehemmer 105 (s. auch Aspirin)
Zytokine 6, 22
Zytomegalie 154

Springer-Verlag und Umwelt

Als internationaler wissenschaftlicher Verlag sind wir uns unserer besonderen Verpflichtung der Umwelt gegenüber bewußt und beziehen umweltorientierte Grundsätze in Unternehmensentscheidungen mit ein.

Von unseren Geschäftspartnern (Druckereien, Papierfabriken, Verpackungsherstellern usw.) verlangen wir, daß sie sowohl beim Herstellungsprozeß selbst als auch beim Einsatz der zur Verwendung kommenden Materialien ökologische Gesichtspunkte berücksichtigen.

Das für dieses Buch verwendete Papier ist aus chlorfrei bzw. chlorarm hergestelltem Zellstoff gefertigt und im ph-Wert neutral.

MIX
Papier aus verantwortungsvollen Quellen
Paper from responsible sources
FSC® C105338

If you have any concerns about our products,
you can contact us on
ProductSafety@springernature.com

In case Publisher is established outside the EU,
the EU authorized representative is:
**Springer Nature Customer Service Center GmbH
Europaplatz 3, 69115 Heidelberg, Germany**

Printed by Libri Plureos GmbH
in Hamburg, Germany